四訂 応用栄養学実習

ケーススタディーで学ぶ栄養マネジメント 〔第3版〕

五関 正江・小林三智子 編著

旭 久美子・池田 尚子・中岡加奈絵
三浦 綾子・本 国子・柳沢 香絵 共著

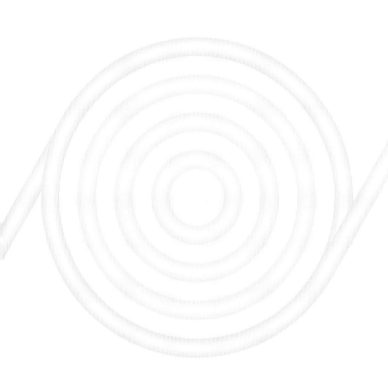

建帛社
KENPAKUSHA

はしがき

　近年，食生活は大きく変貌し，栄養学的にも多くの課題があり，社会の疾病構造にまで多大な影響を与えるようになっている。いま，わが国は，世界に冠たる長寿を誇っているが，一方では，寝たきりや生活習慣病等により要介護高齢者が増加し，健康寿命や生活の質（QOL）が問われている。食事は，糖尿病やがん等の生活習慣病の予防や治療の根本であるばかりでなく，健康状態の維持増進と生活の質を高める基本要素でもある。

　このような状況を踏まえ，21世紀における国民健康づくり運動「健康日本21」が推進され，平成20（2008）年度からは，特定健康診断・特定保健指導も始まり，管理栄養士・栄養士に対する社会の期待はますます高まると同時に，その責任もより重大になってきている。

　平成14（2002）年に栄養士法の一部が改正され，併せて管理栄養士養成カリキュラムが大幅に改正され，教育内容がより一層充実し，「専門分野」の科目として，「基礎栄養学」，「応用栄養学」，「栄養教育論」，「臨床栄養学」，「公衆栄養学」，「給食経営管理論」が位置付けられた。これらの専門科目の中において，「応用栄養学」では，「栄養状態や心身機能に応じた栄養ケア・マネジメントの考え方を理解すること」を教育目標としている。

　すなわち，妊娠や発育，加齢など人体の構造や機能の変化に伴う栄養状態等の変化について，十分に理解することにより，栄養状態の評価・判定（栄養アセスメント）の基本的考え方を修得すること，また，健康増進，疾病予防に寄与する栄養素の機能等を理解し，健康への影響に関するリスク管理の基本的考え方や方法について理解することが求められている。そこで，本実習書では，とりわけ栄養アセスメントに重点を置き，ケーススタディーを通して，身体状況や栄養状態に応じた栄養ケア・マネジメントの考え方を理解し，活用できるように配慮した。

　本実習書は14章から成り，第1章から第4章では，栄養ケア・マネジメントの概要，栄養必要量の科学的根拠，エネルギー・栄養素等の摂取量の算出，栄養適正量の算定と献立作成について，最新の「日本人の食事摂取基準」に準拠して要点をまとめた。

　第5章から第12章では，各ライフステージ（妊娠期，授乳期，新生児期，乳児期，幼児期，学童期，思春期，成人期，更年期〔閉経期〕，高齢期）における特性を理解し，ライフステージにあわせた栄養アセスメント，栄養関連の病態・疾患，栄養ケア・マネジメント，食事摂取基準，食品構成と献立例，ケーススタディー等について詳しく説明した。

　第13章では，運動・スポーツについて，エネルギー代謝，健康増進と運動，スポー

ッと体力，トレーニングと栄養補給，エネルギー別食品構成，ケースタディー等について記述した。

さらに，第14章では，環境と栄養管理について概説した。

このように，本実習書では，応用栄養学分野の必要領域をすべて網羅しており，実習テキストとしてだけでなく，「応用栄養学」の講義科目のまとめや復習にも活用できる内容とした。

本実習書は，それぞれの分野の一線で教育・研究に活躍している専門の先生方に執筆を依頼し，ご尽力いただいた。この場を借りて深く感謝申し上げる。また，本書を一層役立つ実習書に育てていくために，利用される方々からの忌憚のないご指摘，ご指導をお願い申し上げる次第である。

最後に，本実習書出版の機会をいただき，企画から制作にいたるまで，多大なご支援とご協力を賜った株式会社建帛社 松崎克行氏ならびに宮﨑潤氏に厚く御礼申し上げる。

2010年10月

編　者　　五関　正江
　　　　　小林三智子

四訂第3版にあたって

本書は，平成22（2010）年10月の初版発行以来，「日本人の食事摂取基準」，「日本食品標準成分表」，「管理栄養士国家試験ガイドライン」に準拠する形で，これまで改訂を重ねてきた。直近では「日本人の食事摂取基準（2020年版）」，「日本食品標準成分表2020年版（八訂）」に対応して，令和2（2020）年に四訂版，令和4（2022）年に四訂第2版を発行した。

そして，令和5（2023）年2月に公表された「管理栄養士国家試験ガイドライン」の改定を受け，「栄養管理」や「栄養ケア・マネジメント」といったアプローチのあり方に留意しつつ，新たに取り扱うこととなった疾病への対応，統計データの更新など一部見直しを行い，このたび「四訂第3版」とした。

2024年2月

編　者　　五関　正江
　　　　　小林三智子

ケーススタディーの活用例

　本書では，第5章～13章の各章末に，栄養アセスメント・マネジメントを行うための演習として「ケーススタディー」を設けている。このケーススタディーの活用例を以下に示したので，演習を進めるための参考にしてほしい。

ケーススタディー

【対象者プロフィール】
Aさん　年齢20歳，女性，大学2年生
【栄養アセスメント結果】
身体計測：身長158.5cm，体重44.7kg，BMI 17.8kg/m²，体脂肪率19.1%
臨床検査：赤血球数380万/μL，ヘモグロビン12g/dL，ヘマトクリット34%，HDL-コレ
　　　　　ステロール68mg/dL，LDL-コレステロール82mg/dL，トリグリセライド
　　　　　59mg/dL，空腹時血糖94mg/dL，血圧104/60mmHgである。
食事調査：非連続の2日間，秤量法（**表1**）
生活活動調査：PALは1.68となり，ふつう（Ⅱ）である。通学は徒歩，電車で片道1時間。
　　　　　　　特に運動はしていない。
その他：顔色が悪い，疲れやすい。睡眠不足。家族と同居。
【栄養アセスメントのポイント】
・個人の摂取量と食事摂取基準の指標から，栄養素等の摂取不足や過剰摂取の可能性等を
　推定する。
・若年女性の場合には，妊娠・出産を見据えた栄養素の摂取に留意する（特に，鉄，カル
　シウム，葉酸などの栄養素について）。
・エネルギー摂取の過不足の評価は，BMIを用いる。
・栄養素の摂取不足の評価には，推定平均必要量，推奨量を用いて，栄養素の摂取不足の
　可能性とその確率を推定する。
・耐容上限量を用いて，栄養素の過剰摂取の可能性の有無を推定する。
・目標量を用いて，生活習慣病予防の観点から評価する。

1　食事記録から，1日のエネルギー，各栄養素の摂取量を算出してみましょう。
2　栄養アセスメントの内容を評価し，結果から対象者の問題点をあげてみましょう。
3　上記の評価項目をもとにAさんの改善目標とケアプランを立ててみましょう。

各設問の解答例

1　食事記録から，1日のエネルギー，各栄養素の摂取量を算出してみましょう。

　表2を参照。

2　栄養アセスメントの内容を評価し，結果から対象者の問題点をあげてみましょう。

　対象者から得られた情報は，SOAPに分けて記載し，問題点を抽出する。SOAPのSは
subjective（主観的），Oはobjective（客観的），Aはassessment（アセスメント），Pはplan
（計画）を表す。SOAPは問題志向型の診療記録のひとつである。

S：主観的データ。対象者の問診結果や病歴など。
O：客観的データ。身体計測値や臨床検査値など。
A：アセスメント。SとOから評価・判定する。
P：計画。S，O，Aを基にした指導計画，改善目標など。

Aさんの場合　→　S（主観的データ）とO（客観的データ）からA（アセスメント）を行う。

S：顔色が悪い，疲れやすい。睡眠不足。　O：身体計測値，臨床検査値，食事調査
A：アセスメント

Ⅰ．身体計測および臨床検査の評価

検査項目（単位）	Aさんの検査値	基準値[*1]（成人女性）	評価
BMI[*2]（kg/m²）	17.8	18.5以上25.0未満	低体重（やせ）に分類される
体脂肪率（%）	19.1	21～27	低値
赤血球数　RBC（万/μL）	380	380～490	基準値内　最低値
ヘモグロビン（Hb）(g/dL)	12	12～16	基準値内　最低値
ヘマトクリット（Ht）(%)	34	34～45	基準値内　最低値
HDL-コレステロール（mg/dL）	68	35～80	基準値内
LDL-コレステロール（mg/dL）	82	60～139	基準値内
中性脂肪（mg/dL）	59	50～149	基準値内
空腹時血糖（mg/dL）	94	65～110	基準値内
血圧（mmHg）	104/60	129/80未満（正常高値）	基準値内

＊1：改訂 臨床栄養管理ポケット辞典（建帛社）参照　　＊2：BMI計算式　体重（kg）／身長（m）²

評価：Aさんは，低体重であり，貧血の指標である赤血球数，ヘモグロビン，ヘマトクリットが基準値内の最低値である。

Ⅱ．食事調査に関する評価（表2）

1）エネルギー

2日間の平均の摂取エネルギーは，1,307kcalであった。BMIが17.8（kg/m²）と低いことから，Aさんの摂取エネルギー量は不足していると考えられる。

2）各栄養素

・カルシウムおよび鉄の摂取量は，推定平均必要量未満であり不足の確率が50%以上で，摂取量を増やすための対応が必要である。

・葉酸の摂取量は推奨量以上であり，不足のリスクはほとんどないと判断される。ただし，妊娠を計画している女性，または妊娠の可能性がある女性は，神経管閉鎖障害のリスクの軽減のために，付加的に400μg/日のプテロイルモノグルタミン酸の摂取が望まれている。

・食物繊維を目標量の2/3程度しか摂取していない。また，野菜の2日間の平均摂取量が246gであり，1日に推奨されている摂取量350g以上に達していないことが分かる。

3）食事バランス

・1日のエネルギー摂取量は少ないと推定されるが，3食におけるエネルギー配分はほぼ等しい。2日間の平均のPFC比はP：14.6，F：33.3，C：52.1であり，脂質のエネルギー比率がやや高い。

・食事では，主食・主菜・副菜のそろった献立が望ましい。

3 上記の評価項目をもとにＡさんの改善目標とケアプランを立ててみましょう。

アセスメント（A）した結果から計画（P）を立てる。

Ⅰ．改善目標
・目標とするBMIの範囲となるように，適正なエネルギー量を摂取する。すなわち，現在の BMI 17.8（kg/m²）をふつう体重（18.5以上25.0未満）の範囲内となることを目指す。
・適正なエネルギー摂取量を確保した上で，たんぱく質（P）13〜20（％エネルギー），脂質 （F）20〜30（％エネルギー），炭水化物（C）50〜65（％エネルギー）の範囲になるように 食事計画を立てる。
・各栄養素の摂取で過不足が生じないように，推定平均必要量，推奨量，耐容上限量を参照 して食材の選択・組み合せや調理方法の工夫などを行う。

Ⅱ．ケアプラン
・BMIまたは体重変化量を用いて，エネルギー摂取の過不足を評価して，適正なエネルギー 摂取量を目指す（「Ⅲ．評価項目」にある【食事摂取基準：計算式】の表を参照して，推定 エネルギー必要量を算定する。また，生活時間調査法などにより消費エネルギーを算定し て，エネルギー収支バランスについて留意する）。
・エネルギー産生栄養素バランス（％エネルギー）については，たんぱく質（P）13〜20，脂 質（F）20〜30，炭水化物（C）50〜65として，その範囲に基づいて食事計画を立案する。 それぞれのたんぱく質，脂質，炭水化物の摂取量（g）の範囲については，【食事摂取基準： 計算式】の表を参照して算定する。また，各栄養素で過不足が生じないように留意する。
・生活習慣病予防のために，脂質や食塩相当量などについては，目標量（または範囲内）に なるように食事計画を立案する。
・食事では，主食・主菜・副菜のそろった献立を心がける（食事レベル）。
・野菜を1日350g（緑黄色野菜120g，その他の野菜230g）以上摂取できるようにする（食 品構成レベル）。
・鉄やカルシウムを豊富に含む食材を取り入れ，それぞれの推奨量を目指して不足しないよ うにする（食品レベル）。

Ⅲ．評価項目
・体重の変化　・貧血に関する臨床検査値　・食事調査（栄養素等摂取）　・生活時間調査

【食事摂取基準：計算式】例）成人女性（20歳）Ａさんの場合

エネルギー　（　　　　　） 推定エネルギー必要量（kcal/日）＝基礎代謝基準値（kcal/kg体重/日）×参照体重（kg）×身体活動レベル（PAL）
たんぱく質（　　　　　）エネルギー比率（％） 推定平均必要量算定の参照値（g/kg体重/日）＝たんぱく質維持必要量÷消化率 推定平均必要量（g/日）＝推定平均必要量算定の参照値（g/kg体重/日）×参照体重（kg） 推奨量（g/日）＝推定平均必要量（g/日）×推奨量算定係数 $\left(\begin{array}{l}\text{Ａさんのたんぱく質エネルギー比率（g）}\\ \text{たんぱく質摂取量（g/日）×4kcal÷総エネルギー摂取量（kcal/日）×100}\end{array}\right)$
脂質（脂肪エネルギー比率）（　　　　　　　　　） $\left(\begin{array}{l}\text{Ａさんの脂肪エネルギー比率（％）}\\ \text{脂質摂取量（g/日）×9kcal÷総エネルギー摂取量（kcal/日）×100}\end{array}\right)$

炭水化物（　　　　　　）エネルギー比率（%） 炭水化物%E＝100－たんぱく質%E－脂質%E
ビタミンA（　　　　　） 推定平均必要量の参照値（μgRAE/日）＝推定平均必要量の参照値（μgRAE/kg体重/日） 　　　　　　　　　　　　　　　　　　　　　　　×参照体重（kg） 推奨量（μgRAE/日）＝推定平均必要量（μgRAE/日）×推奨量算定係数
ビタミンB$_1$（　　　　　） 推定平均必要量の参照値（mg/日）＝チアミン塩酸塩量（mg/1000kcal/日） 　　　　　　　　　　　　　　　　　×推定エネルギー必要量（kcal/日）÷1000kcal 推奨量＝推定平均必要量の参照値（mg/日）×推奨量算定係数
ビタミンB$_2$（　　　　　） 推定平均必要量の参照値（mg/日）＝リボフラビン量（mg/1000kcal/日） 　　　　　　　　　　　　　　　　×推定エネルギー必要量（kcal/日）÷1000kcal 推奨量＝推定平均必要量の参照値（mg/日）×推奨量算定係数
ビタミンC（　　　　　） 推定平均必要量（mg/日）＝85mg/日 推奨量（mg/日）＝推定平均必要量（mg/日）×推奨量算定係数
葉酸（　　　　　） 推定平均必要量（μg/日）＝200μg/日 推奨量（μg/日）＝推定平均必要量（μg/日）×推奨量算定係数
カルシウム（　　　　　）要因加算法 推定平均必要量（mg/日）＝{体内蓄積量（mg/日）＋尿中排泄量（mg/日） 　　　　　　　　　　＋経皮的損失量（mg/日）}÷見かけの吸収率（%）×100 推奨量（mg/日）＝推定平均必要量（mg/日）×推奨量算定係数
鉄（　　　　　）要因加算法（月経あり） 推定平均必要量（mg/日）＝{基本的鉄損失（mg/日）＋月経血による鉄損失（mg/日）} 　　　　　　　　　　　　÷吸収率（%）×100 推奨量（mg/日）＝推定平均必要量（mg/日）×推奨量算定係数
食塩相当量（　　　　　） 目標量（g/日）＝{WHOガイドライン推奨値（g/日） 　　　　　　＋平成28年国民健康・栄養調査における摂取量の中央値（g/日）}÷2
食物繊維（　　　　　） 目標量（g/日）＝〔{メタ・アナリシスによる推奨値（g/日）＋平成28年国民健康・栄養調査における摂取量の中央値（g/日）}÷2〕×{参照体重（kg）÷参照体重の平均値（kg）}$^{0.75}$

表1　2日間の食事記録

食事記録（1日目）

区分	料理名	食品名	目安量	重量(g)
朝食	トースト	食パン（市販品）	6枚切り1枚	60
		ソフトタイプマーガリン		10
	サラダ	ぶた・ロースハム	薄切り1枚	20
		きゅうり-生	1/2本	50
		ミニトマト-生	3個	30
		マヨネーズ・全卵型		10
	紅茶	紅茶・浸出液	1カップ	200
昼食	おにぎり	水稲めし・精白米,うるち米	おにぎり1個	100
		べにざけ-焼き		15
		あまのり-焼きのり		1
		食塩		1
		水稲めし・精白米,うるち米	おにぎり1個	100
		すけとうだら・からしめんたいこ		15
		あまのり-焼きのり		1
		食塩		1
	漬物	たくあん漬・塩押し大根漬	2切れ	10
	お茶	せん茶・浸出液	1カップ	200
夕食	ご飯	水稲めし・精白米,うるち米	茶碗小盛　1杯	120
	里芋とイカの煮物	さといも-水煮		50
		するめいか-水煮	3切れ	20
		いんげんまめ・さやいんげん-ゆで	3本	6
		車糖・上白糖		2
		かつおだし		40
		こいくちしょうゆ		4
		食塩		1
		清酒・普通酒		5
	青梗菜と豆腐のスープ	チンゲンサイ-ゆで		50
		絹ごし豆腐		50
		根深ねぎ-生		10
		鳥がらだし		75
		清酒・普通酒		5
		食塩		1
		うすくちしょうゆ		3
	きくらげの中華サラダ	きくらげ-ゆで		30
		若鶏肉・ささ身-ゆで	2切れ	30
		きゅうり-生	1/5本	20
		こいくちしょうゆ		5
		ごま油		5
		穀物酢		5
	お茶	せん茶・浸出液	1カップ	200

食事記録（2日目）

区分	料理名	食品名	目安量	重量(g)
朝食	バターロール	ロールパン	2個	60
		ソフトタイプマーガリン		10
	スクランブルエッグ	鶏卵・全卵-生	1個	55
		調合油		5
		トマトケチャップ		10
	サラダ	ぶた・ロースハム	薄切り2枚	40
		きゅうり-生	1/2本弱	40
		トマト-生	2切れ	40
		マヨネーズ・全卵型		10
	紅茶	紅茶・浸出液	1カップ	200
昼食	チャーハン	水稲めし・精白米,うるち米	茶碗小盛1杯	120
		若鶏肉・もも,皮つき-生	3切れ	50
		食塩		1
		鶏卵・全卵-生	1/2個	30
		たまねぎ-生	みじん切り大さじ1強	20
		にんじん,皮なし-生	みじん切り大さじ1強	20
		青ピーマン-生	みじん切り大さじ1	15
		食塩		1
		こしょう・白,粉		0.1
		有塩バター		5
		こいくちしょうゆ		8
		調合油		4
	お茶	ウーロン茶・浸出液	1カップ	180
夕食	ご飯	水稲めし・精白米,うるち米	茶碗小盛1杯	120
	ゴーヤチャンプル	にがうり-生	1/2本	80
		絹ごし豆腐		50
		米みそ・淡色辛みそ		5
		こいくちしょうゆ		5
		清酒・普通酒		2
		みりん・本みりん		2
		調合油		3
	ホウレンソウのお浸し	ほうれんそう-ゆで	小鉢1	50
		こいくちしょうゆ		5
		かつお節		0.5
間食	ヨーグルト	ヨーグルト・脱脂加糖	小カップ1	120
	ポテトチップス	ポテトチップス	1/3袋	30

表2 食事調査による1日の栄養摂取量

		エネルギー (kcal)	たんぱく質 (g)	脂質 (g)	ビタミンA (μgRAE)	ビタミンB$_1$ (mg)	ビタミンB$_2$ (mg)	ビタミンC (mg)	カルシウム (mg)	鉄 (mg)
1日目	朝食	347	10.3	21.4	44	0.22	0.11	22	35	0.7
	昼食	368	13.8	2	54	0.13	0.26	32	26	1
	夕食	397	22.7	8.1	99	0.2	0.32	32	131	2.6
	1日計	1112	46.8	31.5	197	0.55	0.69	86	192	4.3
2日目	朝食	556	21.4	37.8	156	0.41	0.34	22	72	1.7
	昼食	417	16.1	18.6	252	0.12	0.29	16	38	1.2
	夕食	288	9.3	5.7	189	0.18	0.21	78	85	2.4
	間食	240	6.6	10.8	0	0.11	0.2	5	149	0.6
	1日計	1501	53.4	72.9	597	0.82	1.04	121	344	5.9
2日間の1日平均		1307	50.1	52.2	397	0.685	0.865	103.5	268	5.1

		葉酸 (μg)	食物繊維 (g)	食塩相当量 (g)
1日目	朝食	47	3	1.5
	昼食	87	4	3.2
	夕食	115	6	4.1
	1日計	249	13	8.8
2日目	朝食	76	2	2.5
	昼食	43	3	3.5
	夕食	179	6	2.1
	間食	25	1	0.5
	1日計	323	12	8.6
2日間の1日平均		286	12.5	8.7

・1日平均のPFC比　P：15.3, F：36.0, C：48.7
・食塩相当量はナトリウム量から計算した値

18〜29歳女性の食事摂取基準（2020年版）
（身体活動レベルⅡ）

推定エネルギー必要量(kcal／日)	2,000

	推定平均必要量	推奨量
たんぱく質（g／日）	40	50
ビタミンA（μgRAE／日）	450	650
ビタミンB$_1$（mg／日）	0.9	1.1
ビタミンB$_2$（mg／日）	1.0	1.2
ビタミンC（mg／日）	85	100
カルシウム（mg／日）	550	650
鉄（mg／日）（月経あり）	8.5	10.5
葉酸（μg／日）	200	240

	目標量
脂質エネルギー比（%）	20〜30
食物繊維（g／日）	18以上
食塩相当量（g／日）	6.5未満

もくじ

第7章　幼児期の栄養管理

第8章　学童期の栄養管理

第9章　思春期の栄養管理

第10章　成人期の栄養管理

第11章　更年期（閉経期）の栄養管理

第12章　高齢期の栄養管理

第13章　運動・スポーツと栄養管理

第14章　環境と栄養管理

第1章

栄養ケア・マネジメント

1 栄養ケア・マネジメントの概要（定義，過程）

　栄養ケア・マネジメント（nutrition care and management, NCM）とは，対象とする個人や集団の栄養状態を評価・判定し，改善すべき栄養上の問題を解決するために，対象者に最適な栄養ケアを行い，その実務遂行上の機能や方法，さらに手順を効率的に行うためのシステムをいう。

　栄養マネジメントの目的（ゴール）は，対象者の栄養状態，健康状態を改善して，QOL（quality of life：生活の質，人生の質）を向上させることにある。

　栄養マネジメントの過程では，対象者の栄養状態を評価・判定するために栄養スクリーニング（すべての対象者に栄養アセスメントを行う必要がない場合，栄養スクリーニングを行うことにより，リスク者を選ぶ），栄養アセスメントを行い栄養状態を的確に把握して，栄養ケアを計画，実施し，栄養状態変化のモニタリングから，さらに評価（計画などの評価と再栄養アセスメント）してフィードバックする（図1-1）。

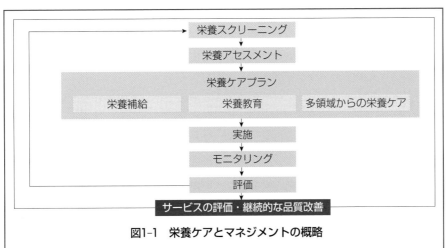

図1-1　栄養ケアとマネジメントの概略

（出典）厚生省老人保健事業推進等補助金研究：高齢者の栄養管理サービスに関する研究報告書，1997

2　栄養アセスメントの方法

　栄養アセスメント（nutritional assessment）とは，対象とする個人や集団の栄養状態を評価・判定することである。

1．健康状態のアセスメント

　健康状態のアセスメントとは，問診（主訴，現病歴，既往歴，家族歴など）や身体診察（理学的検査：視診，触診，打診，聴診）などの一般診察を行い，対象とする個人や集団の健康状態に関する情報を収集し，それを裏付ける情報（臨床検査などの客観的情報）から，総合的に健康状態を把握して評価することである。

2．栄養アセスメントの意義・目的

　対象とする個人や集団の栄養状態をいろいろな栄養指標を用いることにより，客観的・総合的に把握して評価することである。

　目的としては，①栄養管理を行うことにより，栄養状態の改善や維持が可能な対象者を選別すること，②適切に栄養療法を実施するための指標となること，③対象者の栄養状態を的確にチェックし，栄養療法の効果に関して評価することがあげられる。

3．アセスメントの分類

（1）静的栄養アセスメントと動的栄養アセスメント

　栄養アセスメントには，静的栄養アセスメント，動的栄養アセスメントがある。

　静的栄養アセスメントとは，個人あるいは集団の栄養状態について，ある一時点で栄養障害の有無，その程度などを把握しようとするものであり，摂取した栄養素の過不足や疾患特有の栄養状態を把握することができる。

　動的栄養アセスメントとは，経時的な栄養状態の変化を評価するもので，栄養ケア開始後の効果判定や病態の推移の観察に役立てられる。適切な栄養補給や病状の変化によって，短期間に変動する評価項目が用いられる（表1-1）。

（2）臨 床 診 査

　栄養障害に関連した身体の様々な徴候や，健康・栄養状態に影響を与える因子を把握して，栄養状態の評価を行う。

（3）臨 床 検 査

　栄養状態を反映する臨床検査項目について評価することにより，対象者の栄養状態を客観的に診断する。血液生化学検査，尿生化学検査，免疫学的検査の中から栄養障

表1-1　静的栄養指標と動的栄養指標

静的栄養指標	
1. 身体計測	1) 身長・体重, 体重変化率, %平常時体重, 身長体重比, %標準体重, BMI 2) 皮下脂肪厚：上腕三頭筋皮下脂肪厚（TSF）, 肩甲骨下部皮下脂肪厚（SSF） 3) 筋：上腕筋囲（AMC）, 上腕筋面積（AMA） 4) 体脂肪率 5) ウエスト／ヒップ比, 腹囲 6) 骨密度：二重エネルギーX線吸収法（dual energy x-ray absorptio-metry：DEXA）
2. 血液生化学検査	1) 血清総タンパク, アルブミン, コレステロール, コリンエステラーゼ 2) 血中ヘモグロビン：貧血の判定 3) クレアチニン身長係数, 尿中クレアチニン：全身の筋肉量と関連 4) 血中ビタミン濃度, 血中微量元素濃度 5) 末梢血中総リンパ球数 6) 血清ヘモグロビンA1$_c$：約2か月間の血糖値の平均を反映
3. 皮内反応	1) 遅延型皮膚過敏反応：免疫力の状態を反映
動的栄養指標	
1. 血液生化学検査	1) rapid turnover protein（：RTP半減期の短いタンパク質） 　トランスフェリン, レチノール結合タンパク質, プレアルブミン（トランスサイレチン）など 2) タンパク代謝動態 　窒素平衡, 尿中3-メチルヒスチジン：筋肉の異化を判定 3) アミノ酸代謝動態 　アミノグラム, Fischer比（分岐鎖アミノ酸／芳香族アミノ酸） 　BTR（分岐鎖アミノ酸／チロシン）
2. 間接熱量測定	安静時エネルギー消費量（REE）

（出典）管理栄養士国家試験教科研究会編：応用栄養学, 第一出版, 2009より改変

害と関連のあるものについて検査する。

1）血液生化学検査

　血液生化学検査は，各施設によって測定方法が異なり，基準値も若干異なることがあるので注意する。赤血球数，ヘモグロビン（ヘモグロビンは赤血球に含まれる血色素）濃度，ヘマトクリット値（血液中に占める赤血球などの有形成分の割合）などは貧血の指標として，感染症や炎症の指標としては白血球数などが用いられる。

　貧血の診断にあたっては，ヘモグロビンとヘマトクリットの測定値を用いる。WHO（世界保健機関）の基準値が使用される（表1-2）。

　タンパク質検査として，血清総タンパク質濃度では，高値の場合は，脱水症，高グ

表1-2　貧血の診断基準

	ヘモグロビン（g/dL）	ヘマトクリット（%）
幼児（6か月～6歳）	＜11.0	＜33.0
小児（6～14歳）	＜12.0	＜36.0
成人男性	＜13.0	＜39.0
成人女性（非妊娠時）	＜12.0	＜36.0
成人女性（妊婦）	＜11.0	＜33.0

ロブリン血症（肝硬変，慢性肝炎，がんなど）など，低値の場合は，低アルブミン血症（低栄養，急性肝炎，肝硬変，ネフローゼ症候群，急性腎炎など），などが疑われる。血漿総タンパク質の約50〜70%がアルブミンである。アルブミンの半減期は，18〜23日と長いため，比較的長期のたんぱく質の栄養状態の指標として用いられる。比較的短期のたんぱく質栄養状態の指標として，トランスフェリン（鉄を運搬するたんぱく質，半減期は7〜10日），トランスサイレチン（プレアルブミン）（半減期は2〜3日），レチノール結合タンパク質（半減期は0.4〜0.7日）などが用いられる。

　血清LDL-コレステロール値，HDL-コレステロール値，中性脂肪（トリグリセライド値）が脂質異常症の診断に用いられる。トリグリセライドは，血中では食事に由来するカイロミクロンに含まれるものと体内で合成されVLDL（超低比重リポたんぱく質）

表1-3 栄養障害に関係した自他覚症状

一般症状	〈低栄養〉 ・乳幼児及び小児：食欲不振，体重増加停止，筋肉及び精神的発育の遅延，活動性の低下，不眠，無感覚，慢性下痢あるいは便秘。 ・成人：食欲不振，吐き気，口唇・舌あるいは肛門の腫脹，眼球の痒み，倦怠，疲労，不眠症，抵抗力減退，感情的な混乱，手・足・舌の知覚異常，消化機能障害，労働後の一時浮腫。 〈過剰栄養〉 体脂肪の増加，活動性の低下，疲労，動悸，息切れ，関節痛などを訴える。
脈拍・血圧	栄養失調の際，脈拍数は減少し，1分間40以下，ときに30以下になることがある。また血圧は収縮期及び拡張期とも降下がある。
毛髪	重症のたんぱく質・エネルギー栄養不良では毛が形態的に違うことが立証されている。特に毛根の径は栄養状態を反映する。
眼	角膜及び上皮は栄養不良によって構造的にしばしば影響を受ける。角膜はビタミンA，ナトリウムの欠乏で，レンズはカルシウム，ビタミンB_2及びトリプトファンの欠乏で，網膜はコリン欠乏及びビタミンA過剰で影響を受ける。
舌及び口唇	鉄の欠乏により舌乳頭の萎縮が起こり，悪性貧血の場合，舌がすべすべとなり，ビタミンB_2の欠乏により口角炎が起こる。
皮膚及び粘膜	角質増殖を伴った皮膚の乾燥症はビタミンA欠乏，脂漏性皮膚炎はビタミンB_2欠乏にみられ，ニコチン酸欠乏により身体の両側に対称的にいわゆるペラグラ皮膚炎が起こる。
軟骨及び骨	軟骨及び骨は特殊化した結合組織であり，カルシウム，リン，ビタミンD，ビタミンA，マンガンの欠乏によって影響を受ける。
浮腫	栄養性浮腫は次の3つの場合が考えられる。 ・ビタミンB_1が欠乏し，しかも食事が炭水化物に偏り，脚気状態になった場合。 ・血漿タンパク質，特にアルブミン濃度の低下，その結果，浸透圧の降下を伴った場合。 ・エネルギー欠乏によって起こる「飢餓浮腫」と呼ばれるもの。
貧血	鉄，たんぱく質，総エネルギーの不足により貧血は起こる。かつて農村夫人に貧血が多発したが，これは良質のたんぱく質不足と過酷な労働のため。近年，都市の若年女性に貧血がみられるが，不必要な減食，節食によるものが多いといわれている。
無月経	極端な減食により低栄養状態となり，そのために生殖機能が低下し，無月経になる場合がある。

（出典）中村丁次：健康づくり指導者養成テキスト，㈶東京都健康づくり推進センター，1999，p.46

に組み込まれて運搬されるものがある。低栄養状態では低下するが，脂質異常症，肥満症，糖尿病などで上昇する。

空腹時血糖値やHbA1c（ヘモグロビンエーワンシー）などは，糖尿病の診断に用いられる。HbA1cは，赤血球中のヘモグロビンAとグルコースが結合したもので，ヘモグロビンの寿命が約120日であることから，過去1〜2か月の平均血糖値を反映する。

フェリチンは，鉄貯蔵たんぱく質の一種で，血清フェリチン値は，鉄代謝異常の評価に用いられる。

2）尿生化学検査

尿の成分，代謝産物を分析する検査である。尿量や比重は体内水分出納の指標であり，クレアチニンの尿中への排泄量（24時間）は，筋肉量を反映する。

3）免疫学的検査

免疫能には細胞性免疫と体液性免疫があり，いずれも栄養障害で低下する。細胞性免疫では，末梢血総リンパ球数の低下が認められる。

（4）身体計測

身長と体重からの各種体格指数，皮下脂肪厚，体脂肪率，上腕囲，ウエスト／ヒップ比などがある。

1）身長・体重

身長と体重から対象者の年齢に応じた体格指数を算定し，栄養状態や肥満の判定を行う。

乳幼児期：カウプ指数：体重(g) ÷ 〔身長(cm)〕^{2} × 10
（15〜18，20以上を太りすぎ。ただし年齢とともに変化）
学童期：ローレル指数：体重(kg) ÷ 〔身長(cm)〕^{3} × 10^7（116〜144，肥満は160以上）
成人の肥満判定：体格指数（body mass index：BMI）：体重(kg) ÷ 〔身長(m)〕^{2}

表1-4　BMIによる肥満の判定基準

BMI	判定
＜18.5	低体重
18.5 ≦〜＜25	普通体重
25 ≦〜＜30	肥満1度
30 ≦〜＜35	肥満2度
35 ≦〜＜40	肥満3度
40 ≦	肥満4度

（日本肥満学会）

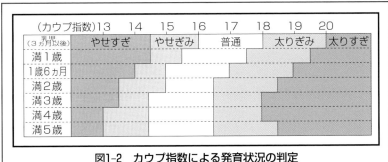

図1-2　カウプ指数による発育状況の判定

（出典）今村榮一・巷野悟郎：新・小児保健　第8版，診断と治療社，2004

2）皮下脂肪厚

皮下脂肪を測定して体脂肪量を推定する方法で，測定部位は，上腕三頭筋部と肩甲

骨下部等が検討されている。皮下脂肪部分をつまんでキャリパーで厚みを測定する。超音波や放射性物質（^{40}K）を測定するヒューマンカウンター，電気抵抗の差を利用したインピーダンス法などにより，体脂肪率が測定できる。

3）上腕筋囲，上腕筋面積

筋肉量を推定する方法として，上腕周囲長（arm circumference：AC），上腕三頭筋皮下脂肪厚（triceps skinfold thickness：TSF）を測定する方法がある。

上腕筋囲(cm) ＝ AC(cm) － π × TSF(cm)

$$上腕筋面積(cm^2) ＝ \frac{〔AC(cm) － \pi × TSF(cm)〕^2}{4\pi}$$

4）ウエスト周囲長（腹囲）

体脂肪の分布状況，特に腹腔内内臓脂肪蓄積量を推定する方法として，臍の位置における横断面に沿った周径囲を測定する。ウエスト周囲長が，男性で85cm以上，女性で90cm以上の場合は，内臓脂肪蓄積型で高リスク肥満と判定される。

（5）食 事 調 査

食事調査は，体内に摂取された栄養素の内容や量を知るために行われる。食事記録法，24時間思い出し法，陰膳法（かげぜんほう），食物摂取頻度調査法，食事歴法，生体指標などがある（表1-5）。それぞれの特徴があるので，対象とする個人や集団の特性，調査の目的，期間，コストなどにあわせて方法を選択する。

3 栄養ケア・栄養プログラム

栄養ケア・栄養プログラムでは，対象とする個人や集団のアセスメントに基づいて，問題の要点を明確化して，目標の設定を行う。問題解決のために実現可能かどうか必要性・優先順位を考えて計画を立案する。資源（人的資源，物質的資源，社会的資源）を有効に活用して，実施後の目標の達成などの評価を行う。

なお，栄養ケア・栄養プログラムの実施に当たっては，各種組織・従事者・対象者の連携を効率的に行い，対象者のQOLの向上に重点を置いた栄養ケアを行う。もし，修正が必要であれば，栄養ケア・栄養プログラムの計画・実施へフィードバックする。

栄養リスクが改善されるまで，Plan（計画）→ Do（実施）→ Check（検証）→ Act（改善）を繰り返し（図1-3），対象とする個人または集団のQOLの向上を目指す。

食事調査により得られた摂取量と食事摂取基準で示されている値を比較することによって，各栄養素の摂取状況のアセスメントを行うことができる。ただし，エネルギー摂取量の過不足の評価には，BMIまたは体重変化量を用いる（図1-4）。

対象者のデータを集めて分析し，問題点を的確に抽出して改善方法を検討することが大切である。そのための作業システムとして，「問題志向型システム（Problem Oriented System：POS）」がある。POSを実施するために，「SOAP（ソープ）」形式に

よる記録方法が用いられる。すなわち，対象者から得られたデータを「主観的データ（Subject：S）」，「客観的データ（Object：O）」に分類し，「SとOの情報から栄養状態を評価し（Assessment：A）」，さらに「S，O，Aに基づいた栄養ケア・栄養プログラムの計画（Plan：P）」の4つの項目に分けて整理して記録することにより，対象者の問題

表1-5　食事摂取状況に関する調査法のまとめ

	概　要	長　所	短　所	習慣的な摂取量を評価できるか	利用に当たって特に留意すべき点
食事記録法	・摂取した食物を調査対象者が自分で調査票に記入する。重量を測定する場合（秤量法）と，目安量を記入する場合がある（目安量法）。食品成分表を用いて栄養素摂取量を計算する。	・対象者の記憶に依存しない。・ていねいに実施できれば精度が高い。	・対象者の負担が大きい。・対象者のやる気や能力に結果が依存しやすい。・調査期間中の食事が，通常と異なる可能性がある。・データ整理に手間がかかり，技術を要する。・食品成分表の精度に依存する。	・多くの栄養素で長期間の調査を行わないと不可能。	・データ整理能力に結果が依存する。・習慣的な摂取量を把握するには適さない。・対象者の負担が大きい。
24時間食事思い出し法	・前日の食事，または調査時点からさかのぼって24時間分の食物摂取を，調査員が対象者に問診する。フードモデルや写真を使って，目安量をたずねる。食品成分表を用いて，栄養素摂取量を計算する。	・対象者の負担は，比較的小さい。・比較的高い参加率を得られる。	・熟練した調査員が必要。・対象者の記憶に依存する。・データ整理に時間がかかり，技術を要する。・食品成分表の精度に依存する。	・多くの栄養素で複数回の調査を行わないと不可能。	・聞き取り者に特別の訓練を要する。・データ整理能力に結果が依存する。・習慣的な摂取量を把握するには適さない。
陰膳法	・摂取した食物の実物と同じものを，同量集める。食物試料を化学分析して，栄養素摂取量を計算する。	・対象者の記憶に依存しない。・食品成分表の精度に依存しない。	・対象者の負担が大きい。・調査期間中の食事が通常と異なる可能性がある。・実際に摂取した食品のサンプルを，全部集められない可能性がある。・試料の分析に，手間と費用がかかる。		・習慣的な摂取量を把握する能力は乏しい。
食物摂取頻度法	・数十～百数十項目の食品の摂取頻度を，質問票を用いて尋ねる。その回答をもとに，食品成分表を用いて栄養素摂取量を計算する。	・対象者1人当たりのコストが安い。・データ処理に要する時間と労力が少ない。・標準化に長けている。	・対象者の漠然とした記憶に依存する。・得られる結果は質問項目や選択肢に依存する。・食品成分表の精度に依存する。・質問票の精度を評価するための，妥当性研究を行う必要がある。	・可能。	・妥当性を検証した論文が必須。また，その結果に応じた利用に留めるべき。（注）ごく簡易な食物摂取頻度調査票でも妥当性を検証した論文はほぼ必須。
食事歴法	・上記（食物摂取頻度法）に加え，食行動，調理や調味などに関する質問も行い，栄養素摂取量を計算に用いる。				
生体指標	・血液，尿，毛髪，皮下脂肪などの生体試料を採取して，化学分析する。	・対象者の記憶に依存しない。・食品成分表の精度に依存しない。	・試料の分析に，手間と費用がかかる。・試料採取時の条件（空腹か否かなど）の影響を受ける場合がある。摂取量以外の要因（代謝・吸収，喫煙・飲酒など）の影響を受ける場合がある。	・栄養素によって異なる。	・利用可能な栄養素の種類が限られている。

（出典）厚生労働省：「日本人の食事摂取基準（2020年版）」策定検討会報告書，2019，p.25

点や改善方法を明確にすることができる。

　健康な個人または集団を対象として，健康の保持・増進，生活習慣病の発症予防および重症化予防のための食事改善に，食事摂取基準を活用する場合は，PDCAサイクルに基づく活用を基本とする（図1-3）。

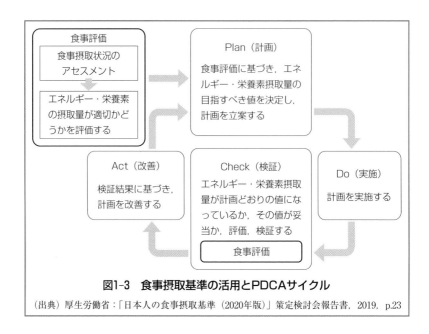

図1-3　食事摂取基準の活用とPDCAサイクル

（出典）厚生労働省：「日本人の食事摂取基準（2020年版）」策定検討会報告書，2019，p.23

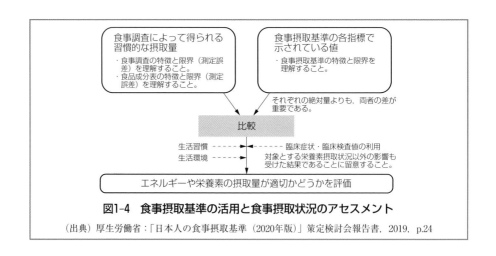

図1-4　食事摂取基準の活用と食事摂取状況のアセスメント

（出典）厚生労働省：「日本人の食事摂取基準（2020年版）」策定検討会報告書，2019，p.24

第2章

栄養必要量の科学的根拠

1 生活活動とエネルギー代謝

1．1日に消費するエネルギー量について

（1）基礎代謝量

基礎代謝量は，早朝空腹時に快適な室内（室温など）において安静仰臥位・覚醒状態_{あんせいぎょうがいかくせい}で測定される。数多くの報告に基づいて，体重1kg当たりの基礎代謝量の代表値が求められ，これを基礎代謝基準値と呼んでいる（表2-1）。

表2-1　参照体重における基礎代謝量

性別	男性			女性		
年齢（歳）	基礎代謝基準値（kcal/kg体重/日）	参照体重（kg）	基礎代謝量（kcal/日）	基礎代謝基準値（kcal/kg体重/日）	参照体重（kg）	基礎代謝量（kcal/日）
1〜2	61.0	11.5	700	59.7	11.0	660
3〜5	54.8	16.5	900	52.2	16.1	840
6〜7	44.3	22.2	980	41.9	21.9	920
8〜9	40.8	28.0	1,140	38.3	27.4	1,050
10〜11	37.4	35.6	1,330	34.8	36.3	1,260
12〜14	31.0	49.0	1,520	29.6	47.5	1,410
15〜17	27.0	59.7	1,610	25.3	51.9	1,310
18〜29	23.7	64.5	1,530	22.1	50.3	1,110
30〜49	22.5	68.1	1,530	21.9	53.0	1,160
50〜64	21.8	68.0	1,480	20.7	53.8	1,110
65〜74	21.6	65.0	1,400	20.7	52.1	1,080
75以上	21.5	59.6	1,280	20.7	48.8	1,010

（出典）厚生労働省：「日本人の食事摂取基準（2020年版）」策定検討会報告書，2019，p.74

（2）総エネルギー消費量

1日当たりのエネルギー消費量（総エネルギー消費量）は，「基礎代謝量」「身体活動に伴うエネルギー」および「食事による産熱（食事誘発性熱産生，diet induced thermogenesis：DIT）」で構成される。成長期である小児（1〜17歳）では，身体活動

に必要なエネルギーに加えて，組織合成に要するエネルギーと組織増加分のエネルギー（エネルギー蓄積量）が必要である。それらのうち，組織の合成に消費されるエネルギーは総エネルギー消費量に含まれるが，組織増加分のエネルギーは，総エネルギー消費量には含まれない。そのため，エネルギー必要量を決めるには，総エネルギー消費量にエネルギー蓄積量を加える必要がある。

２．身体活動レベルと身体活動の例

（１）身体活動レベル（physical activity level：PAL）

　身体活動レベルは，エネルギー消費量を基礎代謝量で除した指標である。身体活動レベル別にみた活動内容と活動時間の代表例ならびに年齢階級別にみた身体活動レベルの群分け（男女共通）をそれぞれ巻末（p.179：表6・表7）に示した。

　　身体活動レベル＝１日あたり総エネルギー消費量÷１日あたりの基礎代謝量

（２）メッツ値（metabolic equivalent：MET：単数形，METs：複数形）

座位安静時代謝量の倍数として表した各身体活動の強度の指標である。

　　１メッツ　＝3.5mL酸素消費量/kg/分＝1.05kcal/kg体重/時＝安静時代謝量
　　例：6メッツ値の身体活動を0.5時間（30分間）実施した場合　＝6×0.5＝３メッツ時

2　日本人の食事摂取基準（2020年版）

　日本人の食事摂取基準（dietary reference intakes：DRIs）（2020年版）は，健康増進法第16条の２に基づき厚生労働大臣が定めるものとされ，国民の健康の保持・増進を図るうえで摂取することが望ましいエネルギー（熱量）および栄養素の摂取量の基準を示すものである。使用期間は，令和2（2020）年度から令和6（2024）年度の５年間である。

１．「日本人の食事摂取基準（2020年版）」の概要

① 　日本人の食事摂取基準（2020年版）では，策定目的として，健康の保持・増進，生活習慣病の発症予防とともに，重症化予防を加え，高齢者の低栄養予防やフレイル予防も視野に入れた（図2-1）。

② 　対象については，健康な個人および健康な者を中心として構成されている集団とし，生活習慣病等に関する危険因子を有していたり，また，高齢者においてはフレイルに関する危険因子を有していたりしても，おおむね自立した日常生活を

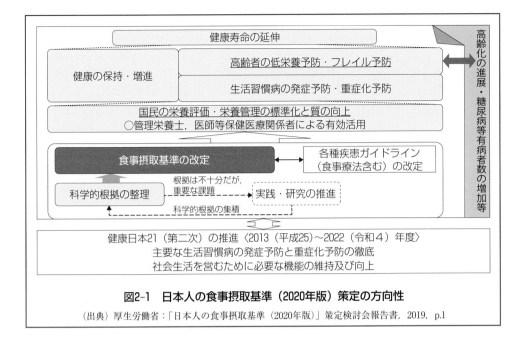

図2-1　日本人の食事摂取基準（2020年版）策定の方向性

（出典）厚生労働省：「日本人の食事摂取基準（2020年版）」策定検討会報告書，2019，p.1

営んでいる者およびこのような者を中心として構成されている集団を含むものとする。具体的には，歩行や家事などの身体活動を行っている者であり，体格 ｛body mass index：BMI，体重(kg) ÷〔身長(m)〕²｝ が標準より著しく外れていない者とする。なお，フレイルについては，現在のところ世界的に統一された概念は存在せず，フレイルを健常状態と要介護状態の中間的な段階に位置づける考え方を採用した。

③　国民の健康の保持・増進を図るうえで重要な栄養素であり，かつ十分な科学的根拠に基づき，望ましい摂取量の基準を策定できるものがあるかについて，諸外国の食事摂取基準も参考にした。

２．策定の基本的な事項

・エネルギーの指標は，エネルギー摂取の過不足の回避を目的とする指標を設定する。

・栄養素の指標は，３つの目的（摂取不足の回避，過剰摂取による健康障害の回避，生活習慣病の発症予防）からなる５つの指標で構成する。

・具体的には，摂取不足の回避を目的とする３種類の指標，過剰摂取による健康障害の回避を目的とする指標，生活習慣病の発症予防を目的とする指標から構成する（表2-2，巻末資料：p.177，図１）。

・摂取不足の回避を目的として，「推定平均必要量」（estimated average requirement：EAR）を設定する。推定平均必要量は，半数の者が必要量を満たす量である。

・推定平均必要量を補助する目的で「推奨量」（recommended dietary allowance：RDA）

を設定する。推奨量は，ほとんどの者が充足している量である。

・十分な科学的根拠が得られず，推定平均必要量と推奨量が設定できない場合は，「目

表2-2　基準を策定した栄養素と設定した指標[1]（1歳以上）

栄養素			推定平均必要量 （EAR）	推奨量 （RDA）	目安量 （AI）	耐容上限量 （UL）	目標量 （DG）
たんぱく質[2]			○b	○b	―	―	○[3]
脂　質		脂質	―	―	―	―	○[3]
		飽和脂肪酸[4]	―	―	―	―	○[3]
		n-6 系脂肪酸	―	―	○	―	―
		n-3 系脂肪酸	―	―	○	―	―
		コレステロール[5]	―	―	―	―	―
炭水化物		炭水化物	―	―	―	―	○[3]
		食物繊維	―	―	―	―	○
		糖類	―	―	―	―	―
主要栄養素バランス[2]			―	―	―	―	○[3]
ビタミン	脂溶性	ビタミンA	○a	○a	―	○	―
		ビタミンD[2]	―	―	○	○	―
		ビタミンE	―	―	○	○	―
		ビタミンK	―	―	○	―	―
	水溶性	ビタミンB₁	○c	○c	―	―	―
		ビタミンB₂	○c	○c	―	―	―
		ナイアシン	○a	○a	―	○	―
		ビタミンB₆	○b	○b	―	○	―
		ビタミンB₁₂	○a	○a	―	―	―
		葉酸	○a	○a	―	○[7]	―
		パントテン酸	―	―	○	―	―
		ビオチン	―	―	○	―	―
		ビタミンC	○x	○x	―	―	―
ミネラル	多量	ナトリウム[6]	○a	―	―	―	○
		カリウム	―	―	○	―	○
		カルシウム	○b	○b	―	○	―
		マグネシウム	○b	○b	―	○[7]	―
		リン	―	―	○	○	―
	微量	鉄	○x	○x	―	○	―
		亜鉛	○b	○b	―	○	―
		銅	○b	○b	―	○	―
		マンガン	―	―	○	○	―
		ヨウ素	○a	○a	―	○	―
		セレン	○a	○a	―	○	―
		クロム	―	―	○	○	―
		モリブデン	○b	○b	―	○	―

1　一部の年齢区分についてのみ設定した場合も含む。
2　フレイル予防を図る上での留意事項を表の脚注として記載。
3　総エネルギー摂取量に占めるべき割合（％エネルギー）。
4　脂質異常症の重症化予防を目的としたコレステロールの量と，トランス脂肪酸の摂取に関する参考情報を表の脚注として記載。
5　脂質異常症の重症化予防を目的とした量を飽和脂肪酸の表の脚注に記載。
6　高血圧及び慢性腎臓病（CKD）の重症化予防を目的とした量を表の脚注として記載。
7　通常の食品以外の食品からの摂取について定めた。
a　集団内の半数の者に不足又は欠乏の症状が現れ得る摂取量をもって推定平均必要量とした栄養素。
b　集団内の半数の者で体内量が維持される摂取量をもって推定平均必要量とした栄養素。
c　集団内の半数の者で体内量が飽和している摂取量をもって推定平均必要量とした栄養素。
x　上記以外の方法で推定平均必要量が定められた栄養素。
（出典）　厚生労働省：「日本人の食事摂取基準（2020年版）」策定検討会報告書，2019，p.14

安量」（adequate intake：AI）を設定する。一定の栄養状態を維持するのに十分な量であり，目安量以上を摂取している場合は不足のリスクはほとんどない。
・過剰摂取での健康障害の回避を目的として「耐容上限量」（tolerable upper intake level：UL）を設定する。十分な科学的根拠が得られない栄養素については設定しない。
・生活習慣病の発症予防を目的とした「生活習慣病の予防のために現在の日本人が当面の目標とすべき摂取量」として，「目標量」（tentative dietary goal for preventing life-style related diseases：DG）を設定する。なお，生活習慣病の重症化予防およびフレイル予防を目的として摂取量の基準を設定する必要のある栄養素については，発症予防を目的とした量（目標量）とは区別して示すこととした。

3．エネルギー・栄養素について

（1）エネルギー（巻末資料：p.180，表8，表9）

　観察疫学研究において報告された総死亡率が最も低かったBMI（body mass index：体格指数）を基に目標とするBMIの範囲（18歳以上）を参考として表2-3に示した。

　成人（18～64歳）では，身体活動レベルを3区分（身体活動レベルⅠ～Ⅲ）とした。身体活動レベルⅠ（低い：身体活動レベルの代表値＝1.50），身体活動レベルⅡ（ふつう：身体活動レベルの代表値＝1.75），身体活動レベルⅢ（高い：身体活動レベルの代表値＝2.00）とし，推定エネルギー必要量の参考表を示した。

　成人（18歳以上）では，推定エネルギー必要量（kcal/日）を次式のように算出した。

推定エネルギー必要量（kcal/日）＝基礎代謝量（kcal/日）×身体活動レベル

表2-3　目標とするBMIの範囲（18歳以上）[1,2]

年齢（歳）	目標とするBMI（kg/m²）
18～49	18.5～24.9
50～64	20.0～24.9
65～74[3]	21.5～24.9
75以上[3]	21.5～24.9

1　男女共通。あくまでも参考として使用すべきである。
2　観察疫学研究において報告された総死亡率が最も低かったBMIを基に，疾患別の発症率とBMIとの関連，死因とBMIとの関連，喫煙や疾患の合併によるBMIや死亡リスクへの影響，日本人のBMIの実態に配慮し，総合的に判断し目標とする範囲を設定。
3　高齢者では，フレイルの予防及び生活習慣病の発症予防の両者に配慮する必要があることも踏まえ，当面目標とするBMIの範囲を21.5～24.9kg/m²とした。
（出典）　厚生労働省：「日本人の食事摂取基準（2020年版）」策定検討会報告書，2019，p.61

（2）たんぱく質（巻末資料：p.180，表10）

　窒素出納実験で測定された良質な動物性たんぱく質のたんぱく質維持必要量を基に，日常食混合たんぱく質の利用効率（消化率）で補正して推定平均必要量算定の参照値を算定し，その上に個人間変動を加えて推奨量を算定した。成人では，窒素出納実験により測定された良質な動物性たんぱく質のたんぱく質維持必要量（0.66g/kg体

重／日）を基に，日常食混合たんぱく質の利用効率（消化率）（90％）で補正してたんぱく質の推定平均必要量算定の参照値を示した。その上に個人間変動を加えて推奨量を算定した。たんぱく質の耐容上限量は設定されていないが，成人においては各代謝変化に好ましくない影響を与えない摂取量を，高齢者においては健康障害をきたす可能性を考慮する必要がある。したがって，1歳以上の全年齢区分において目標量（上限）を20％エネルギーとした。

> 推定平均必要量算定の参照値（g/kg体重／日）
> 　　＝〔良質な動物性たんぱく質における維持必要量（g/kg体重／日）〕÷日常食混合たんぱく質の利用効率
> 推定平均必要量（g／日）＝推定平均必要量算定の参照値（g/kg体重／日）×参照体重（kg）
> 推奨量（g／日）＝推定平均必要量（g／日）×推奨量算定係数（1.25）

（3）脂質 （巻末資料：p.181，表11）

脂質は，1歳以上については総エネルギー摂取量に占める割合，すなわちエネルギー比率（％エネルギー：％E）で示す。脂肪エネルギー比率（％E）は，1歳以上で20〜30％とした。

飽和脂肪酸は，18歳以上で7％E以下とした。なお，コレステロールに目標量は設定されていないが，脂質異常症の重症化予防の目的からは，200mg／日未満に留めることが望ましいとされた。

（4）炭水化物 （巻末資料：p.181，表12）

炭水化物は，総エネルギー摂取量に占める割合，すなわちエネルギー比率（％エネルギー：％E）で示す。炭水化物のエネルギー比率（％E）は，1歳以上で，50〜65％とした。食物繊維の目標量については，18〜64歳で，男性21g／日以上，女性18g／日以上とした。

（5）エネルギー産生栄養素バランス（％エネルギー） （巻末資料：p.181，表13）

エネルギー産生栄養素バランス（％エネルギー）は，「エネルギーを産生する栄養素（energy-providing nutrients, macronutrients）として，たんぱく質，脂質，炭水化物（アルコールを含む）とそれらの構成成分が総エネルギー摂取量に占めるべき割合」としてこれらの構成比率を目標量として示した。

（6）脂溶性ビタミン

1）ビタミンA（レチノール相当量として策定） （巻末資料：p.182，表14）

ビタミンAは，レチノイドと呼ばれ，その末端構造によりレチノール，レチナール，レチノイン酸に分類される。レチノールとレチナールは，網膜細胞の保護作用や視細胞における光刺激反応に重要な物質である。レチノイン酸は，転写因子である核内受

容体に結合して，その生物活性を発現するものと考えられる。ビタミンＡが欠乏すると，乳幼児では角膜乾燥症から失明に至ることもあり，成人では眼所見として暗順応障害が生じ，やがて夜盲症になる。

　肝臓内ビタミンＡ最小貯蔵量を維持するために必要なビタミンＡ摂取量を推定平均必要量の算定の根拠とした。推奨量は推定平均必要量に推奨量算定係数（1.4）を乗じた値とした。

レチノール活性当量(μgRAE)＝レチノール(μg)＋β-カロテン(μg)×1/12＋α-カロテン(μg)×1/24＋β-クリプトキサンチン(μg)×1/24＋その他のプロビタミンＡカロテノイド(μg)×1/24

　なお，ビタミンＡの過剰摂取による臨床症状としては頭痛が特徴であり，急性毒性では脳脊髄液圧の上昇，慢性毒性では，頭蓋内圧亢進，皮膚の落屑，脱毛，筋肉痛などがある。

　成人では，肝臓へのビタミンＡの過剰蓄積による肝臓障害を指標にして，耐容上限量が算定された。なお，β-カロテン，α-カロテン，クリプトキサンチンなどのプロビタミンＡカロテノイドからのビタミンＡへの変換は体内で調節されており，ビタミンＡ過剰症は生じない。ビタミンＡに変換されなかったプロビタミンＡカロテノイド，リコペン，ルテイン，ゼアキサンチンなどのビタミンＡにはならないカロテノイドの一部は体内にそのまま蓄積する。これらカロテノイドの作用としては，抗酸化作用，免疫賦活作用などが考えられている。

2）ビタミンＤ（ビタミンＤ₂とビタミンＤ₃の合計量で策定）(巻末資料：p.182，表14)

　ビタミンＤが欠乏すると，石灰化障害（小児ではくる病，成人では骨軟化症）が起こる。なお，欠乏よりは軽度の不足であっても腸管からのカルシウム吸収の低下と腎臓でのカルシウム再吸収が低下し，低カルシウム血症となる。一方，ビタミンＤの過剰摂取により，高カルシウム血症，腎障害，軟組織の石灰化などが起こる。血中25-ヒドロキシビタミンＤ濃度は，食品から摂取されたビタミンＤと紫外線により皮膚で産生されたビタミンＤを合わせた生体のビタミンＤの優れた指標と考えられる。日照がビタミンＤの栄養状態に及ぼす影響を参考に骨折のリスクを上昇させないビタミンＤの必要量に基づいて目安量が算定された。なお，ビタミンＤの過剰摂取による健康障害については，高カルシウム血症を指標として，耐容上限量が示された。

3）ビタミンＥ（α-トコフェロールとして策定）(巻末資料：p.182，表14)

　ビタミンＥには，4種のトコフェロールと4種のトコトリエノールの合計8種類の同族体が知られている。血液及び組織中に存在するビタミンＥ同族体は，α-トコフェロールが大部分であるため，α-トコフェロールのみを指標に用いた。成人では血中α-トコフェロール濃度を22μmol/L以上に維持できる摂取量として，平成28年国民健康・栄養調査における性別および年齢区分ごとの摂取量の中央値を基に成人の目安量が算定された。

　なお，ビタミンEの耐容上限量を設定する際には出血作用に関するデータを参考にして，健康な成人のα-トコフェロールの健康障害非発現量を800mg/日と考えて，参照体重を用いて体重比から耐容上限量を1歳以上で算定した。

4）ビタミンK（フィロキノン＋メナキノン-4＋メナキノン-7）(巻末資料：p.182，表14)

　天然に存在するビタミンKには，フィロキノン（ビタミンK_1）とメナキノン類がある。栄養上特に重要なものは，動物性食品に広く分布するメナキノン-4と納豆菌が産生するメナキノン-7である。フィロキノンとメナキノン-4は，分子量がほぼ等しいので，それぞれの重量を，また分子量が異なるメナキノン-7は下記の式により，メナキノン-4相当量として求めた重量を合計したビタミンK量として算定された。

　メナキノン-4相当量（mg）＝メナキノン-7（mg）×444.7/649.0

　血液凝固因子の活性化に必要なビタミンK摂取量は明らかではないため，平成28年国民健康・栄養調査における20歳以上のビタミンK摂取量を参考にして目安量が算定された。耐容上限量を算定できるデータは十分ではないので，設定されなかった。

（7）水溶性ビタミン

1）ビタミンB_1（チアミン塩化物塩酸塩の重量として数値を策定）(巻末資料：p.183，表15)

　ビタミンB_1欠乏症として，脚気とウェルニッケ-コルサコフ症候群がある。ビタミンB_1欠乏により，神経炎や脳組織への障害が生じる。

　尿中にビタミンB_1の排泄量が増大し始める摂取量（体内飽和量）から推定平均必要量を算定した。ビタミンB_1の主要な役割は，エネルギー産生栄養素の異化代謝の補酵素であることから，エネルギー消費量あたりで推定平均必要量を算定した。チアミン塩化物塩酸塩量として0.45mg/1,000kcalを参照値とし，対象年齢区分の推定エネルギー必要量より，推定平均必要量を算定した。推奨量は推定平均必要量に推奨量算定係数（1.2）を乗じた値とした。なお，耐容上限量を算定できるデータは十分ではないので，設定されなかった。

2）ビタミンB_2（リボフラビンの重量として数値を策定）(巻末資料：p.183，表15)

　ビタミンB_2欠乏により，成長抑制や口内炎，口角炎，舌炎，脂漏性皮膚炎などが起こる。尿中にビタミンB_2の排泄量が増大し始める摂取量（体内飽和量）から推定平均必要量を算定した。ビタミンB_2の主要な役割がエネルギー産生栄養素の異化代謝の補酵素および電子伝達系の構成分子であることから，エネルギー消費量あたりで推定平均必要量を算定した。0.50mg/1,000kcalを参照値として，対象年齢区分の推定エネルギー必要量より，推定平均必要量を算定した。推奨量は推定平均必要量に推奨量算定係数（1.2）を乗じた値とした。

　なお，リボフラビンは水に溶けにくく，吸収率は摂取量が増加するとともに低下し，過剰量が吸収されても余剰のリボフラビンは尿中に排泄されることから，耐容上限量は設定されなかった。

3）ナイアシン（巻末資料：p.183，表15）

ナイアシン欠乏症のペラグラの発症を予防できる最小摂取量から推定平均必要量が求められた。

ナイアシン当量（mgNE）＝ナイアシン（mg）＋1/60トリプトファン（mg）

エネルギー代謝に関与するビタミンであることから，4.8mgNE/1,000kcalを参照値として，対象年齢区分の推定エネルギー必要量より，推定平均必要量を算定した。推奨量は推定平均必要量に推奨量算定係数（1.2）を乗じた値とした。

なお，ナイアシンの大量投与により，消化器系（消化不良，重篤な下痢，便秘）や肝臓に障害（肝機能低下，劇症肝炎）を生じた報告があり，1歳以上で耐容上限量が設定されている。

4）ビタミンB_6（ピリドキシンの重量として数値を策定）（巻末資料：p.183，表15）

ビタミンB_6欠乏により，ペラグラ様症候群，脂漏性皮膚炎，舌炎，口角症，リンパ球減少症が起こり，成人ではうつ病，錯乱，脳波異常，痙攣発作が起こる。ビタミンB_6は，アミノ基転移反応，脱炭酸反応，ラセミ化反応などに関する酵素の補酵素，ピリドキサール5′-リン酸（PLP）として作用し，免疫系の維持にも重要である。ビタミンB_6欠乏による神経障害の発生などを防ぐために血漿PLP濃度を30nmol/Lに維持できるビタミンB_6摂取量を推定平均必要量とした。ビタミンB_6の必要量は，アミノ酸の異化代謝量に応じて要求量が高まることから，たんぱく質摂取量あたりのピリドキシン摂取量とし，相対生体利用率73%で除して推定平均必要量を算定した（0.014/0.73≒0.019mg/gたんぱく質）。この値に基づき対象年齢区分のたんぱく質の食事摂取基準の推奨量より，推定平均必要量を算定した。推奨量は推定平均必要量に推奨量算定係数（1.2）を乗じた値とした。

なお，ピリドキシン大量摂取により感覚性ニューロパシーという健康障害が認められたことから，耐容上限量をピリドキシンとして，体重1kgあたりの値（0.86mg/kg体重/日）から，各年齢（区分）の参照体重を乗じて耐容上限量を求めた。

5）ビタミンB_{12}（シアノコバラミンの重量として数値を設定）（巻末資料：p.184，表15）

ビタミンB_{12}はコバルトを含有する化合物（コバミド）である。推定平均必要量は，内因子が欠損した悪性貧血患者を対象にビタミンB_{12}を筋肉内注射し，血液学的性状および血清ビタミンB_{12}濃度を適正に維持するために必要な量に基づいて，吸収率などを考慮して算定した。なお，耐容上限量を算定できるデータは十分ではないので，設定されなかった。

6）葉酸（プテロイルモノグルタミン酸の重量として数値を策定）（巻末資料：p.184，表15）

葉酸は，狭義ではプテロイルモノグルタミン酸を示している。食品中の葉酸のほとんどはN^5-メチルテトラヒドロ葉酸であり，ポリグルタミン酸型として存在する。食品中の葉酸をまとめて「食事性葉酸」と呼んでいる。葉酸の欠乏症は，巨赤芽球性貧血である。また，葉酸の不足は血清ホモシステイン値を上昇させて動脈硬化のリスク

を高める。推定平均必要量は，赤血球中の葉酸濃度を305 nmol/L以上に維持できる食事性葉酸の最小摂取量から策定した。プテロイルモノグルタミン酸に対する食事性葉酸の相対生体利用率は50%と報告されている。また，胎児の神経管閉鎖障害（受胎後およそ28日で閉鎖する神経管の形成異常）の発症を予防するために，妊娠初期だけでなく，妊娠を計画している女性，妊娠の可能性がある女性は，通常の食品以外の食品に含まれる葉酸（狭義の葉酸）を400μg/日摂取することが推奨されている。また，健康障害の可能性を考えて，葉酸のサプリメントや葉酸が強化された食品に限り1歳以上で耐容上限量が設定されている。

7）パントテン酸（パントテン酸の重量として数値を策定）(巻末資料：p.184，表15)

パントテン酸が不足すると細胞内の補酵素A（CoA）濃度が低下するため，成長停止や副腎障害，手や足のしびれと灼熱感，頭痛，疲労，不眠，胃不快感を伴う食欲不振などが起こる。パントテン酸欠乏症を実験的に再現して推定平均必要量を設定できないので，平成28年の国民健康・栄養調査から，摂取量の中央値を目安量として示した。なお，耐容上限量を算定できるデータは十分ではないので，設定されなかった。

8）ビオチン（ビオチンの重量として数値を策定）(巻末資料：p.184，表15)

ビオチンは，ピルビン酸カルボキシラーゼの補酵素であるため欠乏すると乳酸アシドーシスなどを起こす。ビオチン欠乏症は，リウマチ，クローン病などの免疫不全症だけでなく，1型および2型糖尿病にも関与している。ビオチンが欠乏すると，乾いた鱗状の皮膚炎，萎縮性舌炎，食欲不振，むかつき，吐き気，憂鬱感，顔面蒼白などが起こる。推定平均必要量を設定せず，トータルダイエット法で得られた値を用いて成人の目安量を設定した。

なお，耐容上限量を算定できるデータは十分ではないので，設定されなかった。

9）ビタミンC（L-アスコルビン酸の重量として数値を策定）(巻末資料：p.184，表15)

ビタミンCは皮膚などのコラーゲンの合成に必須で，ビタミンCが欠乏すると血管がもろくなり，出血傾向となり壊血病となる。心臓血管系の疾病予防効果ならびに有効な抗酸化作用を指標として，ビタミンC摂取量と血漿ビタミンC濃度の関係の報告から推定平均必要量が算定された。推奨量は推定平均必要量に推奨量算定係数（1.2）を乗じた値とした。

健康な者がビタミンCを過剰に摂取しても，消化管からの吸収率が低下し，尿中排泄量が増加するため，耐容上限量は設定されていない。しかしながら，通常の食品から摂取することを基本とし，通常の食品以外の食品から1 g/日以上の量を摂取することは推奨されていない。

（8）多量ミネラル

1）ナトリウム（巻末資料：p.185，表16）

ナトリウムは，細胞外液の主要な陽イオン（Na$^+$）であり，体液の浸透圧調節や酸・塩基平衡の調節にも重要である。通常の食事における主なナトリウムの摂取源は，食

塩（塩化ナトリウム）および食塩を含有する調味料である。食塩の主な成分は塩化ナトリウムであり，食塩相当量は下記の式から算出できる。

食塩相当量（g）＝ナトリウム（g）×58.5/23＝ナトリウム（g）×2.54

　ナトリウムについては,「不可避損失量」を補うという観点から推定平均必要量が設定された。不可避損失量とは，ナトリウム摂取量を0（ゼロ）とした場合の，尿，便，皮膚，その他から排泄されるナトリウムの総和である。

　2012年の世界保健機関（WHO）のガイドラインでは,食塩相当量として5g/日未満が推奨されているが，実施可能性を考慮し，平成28年国民健康・栄養調査におけるナトリウム摂取量の中央値との中間値をもとに成人の目標量を算定した。18歳以上の目標量について，食塩相当量として男性7.5g/日未満，女性6.5g/日未満とした。高血圧および慢性腎臓病（CKD）の重症化予防のための食塩相当量は，男女とも6.0g/日未満とした。

2）カリウム（巻末資料：p.185，表16）

　カリウムは細胞内液の主要な陽イオン（K$^+$）であり，体液の浸透圧調節や酸・塩基平衡を維持する作用がある。平成28年国民健康・栄養調査におけるカリウムの摂取量の中央値を参考として，成人の目安量を設定した。また，高血圧などの生活習慣病の発症予防の観点から目標量を算定した。なお，腎機能が正常であれば特にカリウムのサプリメントなどを摂取しなければ，過剰摂取のリスクは低いと考え，耐容上限量は設定されなかった。

3）カルシウム（巻末資料：p.185，表16）

　人体に含まれるカルシウムは体重の1～2％を占め，その99％は骨および歯に存在する。残りの約1％は血液や組織液，細胞に含まれており，生体内の様々な機能を調節している。1歳以上については「要因加算法」を用いて推定平均必要量，推奨量を設定した。要因加算法とは，対象とする栄養素が身体の中でどのように使われているかを考え，使われている要因ごとに必要と思われる値を計算して，それらを合計して必要量とする方法である。性別および年齢区分ごとの参照体重より，体内蓄積量，尿中排泄量，経皮的損失量を算出し，これらの合計を見かけの吸収率で除して，推定平均必要量を算定した（巻末資料：p.193）。推奨量は推定平均必要量に推奨量算定係数1.2を乗じた値とした。なお，耐容上限量は18歳以上で2,500mg/日とした。

4）マグネシウム（巻末資料：p.185，表16）

　マグネシウムは骨や歯の形成や多くの体内の酵素反応などに関与している。人体に含まれるマグネシウムの50～60％は骨に存在する。マグネシウム欠乏は低マグネシウム血症を起こし，吐き気，嘔吐，眠気，脱力感，筋肉の痙攣，ふるえ，食欲不振などを引き起こす。「出納試験」によって得られた結果より,成人の推定平均必要量と推奨量を求めた。出納試験とは，対象とする栄養素の含有量が異なる試験食を被験者に摂取させ，摂取量と排泄量の両方を測定して，両者のバランスがとれる摂取量から，必

要量を求める試験方法である。サプリメント以外の通常の食品からのマグネシウムの過剰摂取による健康障害の発生の報告が見あたらないため，通常食品からの摂取量の耐容上限量は設定されなかった。

5）リン（巻末資料：p.185，表16）

人体に含まれるリンの85％は骨組織に存在し，14%が軟組織や細胞膜に，そして残りの1％が細胞外液に存在する。リンは，カルシウムとともに骨や歯を形成するだけでなく，ATPや核酸，細胞膜リン脂質の合成，細胞内リン酸化を必要とするエネルギー代謝などに必要である。1歳以上について，アメリカ・カナダの食事摂取基準を参考に，平成28年国民健康・栄養調査の摂取量の中央値から目安量が示された。なお，リン摂取量と食後の血清リン濃度の関係から，18歳以上で耐容上限量が設定されている。

（9）主な微量ミネラル

1）鉄（巻末資料：p.186，表17，p.192）

鉄は，赤血球のヘモグロビンや各種酵素を構成し，鉄欠乏は貧血や運動機能，認知機能などの低下を招く。食品から摂取された鉄は，十二指腸から空腸上部において吸収される。鉄は吸収率が摂取量に応じて変動し，低摂取量でも平衡状態が維持されるため出納試験を用いると必要量を過小評価する可能性があるため，0〜5か月児を除き，鉄の推定平均必要量と推奨量の算定には要因加算法が用いられた。なお，日本人の鉄の主な給源が植物性食品であり，非ヘム鉄の摂取量が多いことを考慮してFAO/WHOが採用している吸収率である15％を妊娠（中期・後期）女性を除くすべての年齢区分に適用した。

〈男性（18歳以上）・月経のない女性（18歳以上）〉
　推定平均必要量＝基本的鉄損失÷吸収率（0.15）
〈月経のある女性（18歳以上）〉
　推定平均必要量＝〔基本的鉄損失＋月経血による鉄損失（0.55mg/日）〕÷吸収率（0.15）

　　※月経血による鉄損失（表2-4）：10〜17歳には31.1mL/回，18歳以上には37.0mL/回を用い，月経周期は全年齢区分で31日を適用した。月経のある成人女性および女児における鉄の推定平均必要量と推奨量は，過多月経でない人（経血量が80mL/回未満）を対象とした値である。

表2-4　月経血による鉄損失を補うために必要な鉄摂取量の推定（女性）

対象者	月経血量 (mL/回)	月経周期 (日)	鉄損失 (mg/日)[1]	鉄損失を補うのに必要な鉄摂取量 (mg/日)[2]
10〜17歳	31.1	31	0.46	3.06
18歳以上	37.0	31	0.55	3.64

1　鉄損失（mg/日）＝月経血量（mL）÷日本人における月経周期の中央値［31日］×ヘモグロビン濃度［0.135g/mL］×ヘモグロビン中の鉄濃度［3.39mg/g］
2　鉄摂取量（mg/日）＝鉄損失（mg/日）÷吸収率［0.15］
（出典）厚生労働省：「日本人の食事摂取基準（2020年版）」策定検討会報告書，2019，p.315

　成人の推奨量は推定平均必要量に推奨量算定係数1.2を乗じた値とした。なお，成人で鉄の長期大量摂取に伴う鉄沈着症の報告がある。1歳以上で耐容上限量が設定され，15歳以上では男性50mg/日，女性40mg/日とした。

　2）亜鉛（巻末資料：p.186，表17）

　亜鉛は，たんぱく質と結合して触媒作用，構造の維持作用など重要な役割を担っている。日本人を対象にした亜鉛に関する報告がないため，成人の推定平均必要量は，アメリカ・カナダの食事摂取基準を参考にして，要因加算法により算定した。通常の食品において，過剰摂取が生じる可能性はないが，サプリメントなどの大量の継続的摂取は，銅の吸収阻害などを起こすため，18歳以上で耐容上限量が設定された。

　3）銅（巻末資料：p.186，表17）

　銅は，約10種類の酵素の活性中心に存在して，エネルギー生成や鉄代謝，細胞外マトリックスの成熟，神経伝達物質の産生，活性酸素の除去などに関わっている。成人の推定平均必要量は，欧米人を対象に行われた研究を参考に算定した。

　なお，サプリメントなどの不適切な利用によって，過剰摂取が生じる可能性があることから，18歳以上で耐容上限量が設定された。

　4）マンガン（巻末資料：p.186，表17）

　マンガンはアルギナーゼ，マンガンスーパーオキシドジスムターゼなどの酵素の構成成分である。ヒトのマンガン欠乏症として可能性が高いのは，長期間完全静脈栄養療法下にあった小児に発生した成長抑制とびまん性の骨の脱石灰化である。日本人のマンガン摂取量についてのこれまでの報告を参考に目安量を算定した。サプリメントなどの不適切な使用や厳密な菜食などの特異な食事形態などによりマンガンの過剰摂取が生じる可能性があり，18歳以上で耐容上限量が設定された。

　5）ヨウ素（巻末資料：p.187，表17）

　人体に含まれるヨウ素の70〜80％は甲状腺に存在しており，甲状腺ホルモンの構成成分となっている。欧米の研究報告に基づいて，推定平均必要量を算定した。日常的なヨウ素の過剰摂取により，重度の場合には甲状腺腫が発生するため，耐容上限量が設定されている。

４．指標別に見た活用上の留意点

　各指標について活用上の留意点は下記のとおりである。活用の目的，指標の定義，栄養素の特性を十分に理解することが大切である。

（1）エネルギー収支バランス

　エネルギーについては，エネルギーの摂取量および消費量のバランス（エネルギー収支バランス）の維持を示す指標としてBMIを用いる（表2-3）。実際には，エネルギー摂取の過不足について体重の変化により評価する。または，測定されたBMIが，目標

とするBMIの範囲を下回っていれば「不足」，上回っていれば「過剰」となっていないか，他の要因も含めて総合的に判断する。生活習慣病の発症予防のためには，体重管理の基本的な考え方や，各年齢階級の望ましいBMIまたは体重の範囲を考慮して個人の特性を重視して対応することが望ましい。また，疾患の重症化予防のために，体重の減少率と健康状態の改善状況を評価して調整していくことが望ましい。

（2）推定平均必要量

推定平均必要量は，個人では不足の確率が50％であり，集団では半数の対象者で不足が生じると推定される摂取量であり，この値を下回って摂取することや，この値を下回っている対象者が多い場合は問題が大きいと考えられる。

（3）推　奨　量

推奨量は，個人では不足の確率がほとんどなく，集団では不足が生じていると推定される対象者がほとんど存在しない摂取量であり，この値の付近かそれ以上を摂取していれば不足のリスクはほとんどないと考えられる。

（4）目　安　量

目安量は，十分な科学的根拠が得られず，推定平均必要量が算定できない場合に設定される指標であり，目安量以上を摂取していれば不足しているリスクは非常に低いと考えられる。目安量付近を摂取していれば，個人では不足の確率がほとんどなく，集団では不足が生じていると推定される対象者はほとんど存在しない。理論的に，目安量は推奨量より高値を示す指標であると考えられるが，目安量未満の摂取であっても不足の有無やそのリスクを示すことはできない。

（5）耐容上限量

耐容上限量は，この値を超えて摂取した場合に，過剰摂取による健康障害が発生するリスクが0（ゼロ）より大きいことを示す値である。通常の食品を摂取している場合は，耐容上限量を超えて摂取することはほとんどあり得ない。また，耐容上限量の算定は理論的にも実験的にも極めて難しく，多くは少数の発生事故事例が根拠となっている。これは，耐容上限量の科学的根拠が十分ではないことを示すものである。従って，耐容上限量は「これを超えて摂取してはならない量」というよりもむしろ，「できるだけ接近することを回避する量」と理解できよう。また，耐容上限量は過剰摂取による健康障害に対する指標であり，健康の保持・増進，生活習慣病の発症予防を目的とした指標ではないので留意する必要がある。

（6）目　標　量

目標量は，生活習慣病の発症予防を目的として算定された値である。生活習慣病の

原因は多く，食事はその一部である。栄養素の摂取不足や過剰摂取による健康障害に比べると，生活習慣病は長い年月の食習慣を含めた生活習慣の結果として発症する。そのため，短期間に強く管理するのではなく，長期間を見据えた管理が大切である。

5．個人の食事改善を目的とした活用

　個人の食事改善を目的とした食事摂取基準（2020年版）の活用の基本的概念を図2-2に示した。食事摂取状況のアセスメントにより，個人の摂取量から，摂取不足や過剰摂取の可能性などを推定する。その結果により，食事摂取基準を活用し，食事改善の計画や実施へつなげていく。目標とするBMIや栄養素摂取量に近づけるためには，料理・食物の量やバランス，身体活動量の増加に関する具体的な情報の提供，効果的なツールの開発など，個人の食事改善を実現するための栄養教育の企画や実施，検証を行う。

　食事摂取状況のアセスメントならびに食事改善の計画と実施については，巻末資料図3（p.177），表2（p.178）に示した。エネルギー摂取量の過不足の評価には，成人の場合，BMIまたは体重変化量を用いる。BMIについては表2-3のBMIの範囲を目安とするが，たとえこの範囲でも，体重が増加傾向または減少傾向にある場合は，エネルギー出納バランスが正または負になっていることを示しているため，適切に対応することが大切である。栄養素の摂取量の評価には，基本的には食事調査の結果を用いる。ただし，食事調査法に起因する測定誤差が結果に及ぼす影響を十分に理解して評価することが必要である。栄養素の摂取不足の回避を目的とした評価を行う場合には，推定平均必要量と推奨量を用いる。推定平均必要量が算定されていない場合は，目安量を用いる。測定された摂取量が，推奨量付近や推奨量以上であれば不足のリスクはほとんどないと判断される。推定平均必要量以上であるが推奨量に満たない場合は，推奨量を目指すことが勧められる。ただし，他の栄養素の摂取状況なども考慮し，総合的に判断する。

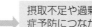

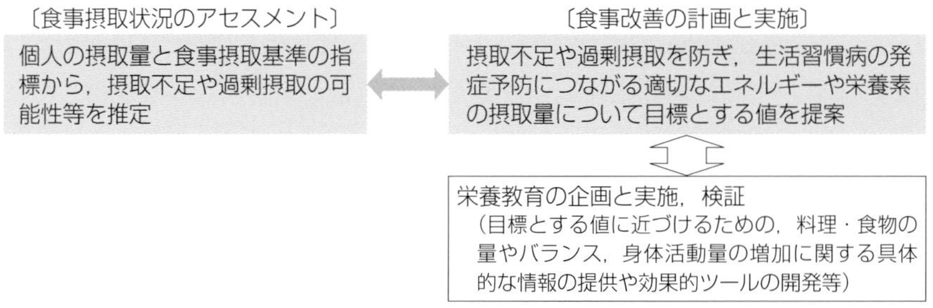

図2-2　食事改善（個人）を目的とした食事摂取基準の活用の基本的概念

（出典）厚生労働省：「日本人の食事摂取基準（2020年版）」策定検討会報告書，2019，p.36

第3章

エネルギー・栄養素等
摂取量の算出

① 日本食品標準成分表2020年版（八訂）（2020年12月25日に文部科学省科学技術・学術審議会資源調査分科会より公表）を用いる。なお，本書では，栄養改善学会・給食経営管理学会合同の「日本食品標準成分表の改訂に伴う当面の対応に関する見解」を参考とし，日本食品標準成分表2020年版（八訂）を用いて確からしいエネルギー値を使い，エネルギー産生栄養素の摂取量推定については便宜上，従来のたんぱく質・脂質・炭水化物の値を使うこととした。

② 成分値は，可食部（食品全体あるいは購入形態から廃棄部位を除いたもの）100g当たりの数値である。

③ 日本食品標準成分表の計算の桁を日本食品標準成分表の最小記載量（表3-1）に合わせる。

④ 食塩相当量の計算方法は以下の通り。

無機質のナトリウム(Na)(mg)×2.54÷1,000＝食塩相当量（g）

⑤ エネルギーは，原則として，FAO/INFOODSの推奨する方法に準じて，可食部100gあたりのアミノ酸組成によるたんぱく質，脂肪酸のトリアシルグリセロール当量，利用可能炭水化物（単糖当量），糖アルコール，食物繊維総量，有機酸およびアルコールの量（g）に各成分のエネルギー換算係数を乗じて，100g当たりのkJ（キロジュール）およびkcal（キロカロリー）を算出し，収載値とした。これまでは，kcal単位のエネルギーに換算係数4.184を乗じてkJ単位のエネルギーを算出していた。しかし，FAO/INFOODSでは，kJ単位あるいはkcal単位のエネルギーの算出は，それぞれに適用されるエネルギー換算係数を用いて行うことを推奨していることから，その方法を採用した。

⑥ 米，飯，乾物など食品名の表記内容を確認する。食品群別に記載されているが，食品名を「あいうえお」順に記載した索引も利用できる。

⑦ 調理により，水さらしや加熱などにより食品中の成分が変化するので，食品の重量が変化する。各食品の調理による重量変化率（日本食品標準成分表）を参考にし，

表3-1　各栄養素の単位と数値の表示方法

項　目		単位	最小表示の位	数値の丸め方等
廃棄率		%	1の位	10未満は小数第1位を四捨五入，10以上は元の数値を2倍し，10の単位に四捨五入で丸め，その結果を2で除する
エネルギー		kcal　kJ	1の位	小数第1位を四捨五入
水分		g	小数第1位	小数第2位を四捨五入
たんぱく質		g	小数第1位	小数第2位を四捨五入
アミノ酸組成によるたんぱく質		g	小数第1位	小数第2位を四捨五入
たんぱく質		g	小数第1位	小数第2位を四捨五入
脂質		g	小数第1位	小数第2位を四捨五入
トリアシルグリセロール当量		g	小数第1位	小数第2位を四捨五入
脂質		g	小数第1位	小数第2位を四捨五入
炭水化物		g	小数第1位	小数第2位を四捨五入
利用可能炭水化物（単糖当量）		g	小数第1位	小数第2位を四捨五入
利用可能炭水化物（質量計）		g	小数第1位	小数第2位を四捨五入
差引き法による利用可能炭水化物		g	小数第1位	小数第2位を四捨五入
食物繊維総量		g	小数第1位	小数第2位を四捨五入
糖アルコール		g	小数第1位	小数第2位を四捨五入
炭水化物		g	小数第1位	小数第2位を四捨五入
有機酸		g	小数第1位	小数第2位を四捨五入
灰分		g	小数第1位	小数第2位を四捨五入
無機質	ナトリウム	mg	1の位	整数表示では，大きい位から3桁目を四捨五入して有効数字2桁。ただし，10未満は小数第1位を四捨五入。小数表示では，最小表示の位の一つ下の位を四捨五入
	カリウム	mg	1の位	
	カルシウム	mg	1の位	
	マグネシウム	mg	1の位	
	リン	mg	1の位	
	鉄	mg	小数第1位	
	亜鉛	mg	小数第1位	
	銅	mg	小数第2位	
	マンガン	mg	小数第2位	
	ヨウ素	μg	1の位	
	セレン	μg	1の位	
	クロム	μg	1の位	
	モリブデン	μg	1の位	
ビタミン	A　レチノール	μg	1の位	整数表示では，大きい位から3桁目を四捨五入して有効数字2桁。ただし，10未満は小数第1位を四捨五入。小数表示では，最小表示の位の一つ下の位を四捨五入
	α-カロテン	μg	1の位	
	β-カロテン	μg	1の位	
	β-クリプトキサンチン	μg	1の位	
	β-カロテン当量	μg	1の位	
	レチノール活性当量	μg	1の位	
	D		小数第1位	
	E　α-トコフェロール	mg	小数第1位	
	β-トコフェロール	mg	小数第1位	
	γ-トコフェロール	mg	小数第1位	
	δ-トコフェロール	mg	小数第1位	
	K	μg	1の位	
	B$_1$	mg	小数第2位	
	B$_2$	mg	小数第2位	
	ナイアシン，ナイアシン当量	mg	小数第1位	
	B$_6$	mg	小数第2位	
	B$_{12}$	μg	小数第1位	
	葉酸	μg	1の位	
	パントテン酸	mg	小数第2位	
	ビオチン	μg	小数第1位	
	C	mg	1の位	
アルコール		g	小数第1位	小数第2位を四捨五入
食塩相当量		g	小数第1位	小数第2位を四捨五入
備考欄		g	小数第1位	小数第2位を四捨五入

（出典）文部科学省：日本食品標準成分表2020年版（八訂）

生の成分値と「ゆで」などの調理後の成分値の違いを理解する。

⑧　「0」は，日本食品標準成分表の最小記載量（表3-1）の1/10（ヨウ素，セレン，クロム，モリブデンおよびビオチンは3/10）未満または，検出されなかったものを示す。「Tr」（トレース：微量）は，最小記載量の1/10以上含まれているが5/10未満のものである。「−」は，未測定のものを表す。

⑨　食品中のビタミンA含量は，レチノール活性当量として，レチノール活性当量（μgRAE）＝レチノール（μg）＋1/12 β−カロテン当量（μg）である。

⑩　緑黄色野菜とは，原則として可食部100gあたりβ−カロテン当量が600μg以上のものとし，600μg未満であっても，トマトやピーマンなど一部の野菜については，摂取量および摂取する頻度などから緑黄色野菜として扱われている（表3-2）。

⑪　日本人の食事摂取基準（2020年版）と日本食品標準成分表2015年版（七訂）および日本食品標準成分表2015年版（七訂）追補2017年版で定義が異なる栄養素とその内容については，p.177表1に示した。

　　・ビタミンEについてはα−トコフェロールだけを用いて食事摂取基準との比較を行う。

表3-2　緑黄色野菜

あさつき	しそ（葉・実）	なずな	ひろしまな
あしたば	じゅうろくささげ	（なばな類）	ふだんそう
アスパラガス	しゅんぎく	和種なばな	ブロッコリー
いんげんまめ	すいせんじな	洋種なばな	ほうれんそう
（さやいんげん）	すぐきな	（にら類）	みずかけな
うるい	せり	にら	（みつば類）
エンダイブ		花にら	切りみつば
（えんどう類）	タアサイ	（にんじん類）	根みつば
トウミョウ	（だいこん類）	葉にんじん	糸みつば
さやえんどう	かいわれだいこん	にんじん	めキャベツ
おおさかしろな	葉だいこん	きんとき	めたで
おかひじき	だいこん（葉）	ミニキャロット	モロヘイヤ
オクラ	（たいさい類）	茎にんにく	ようさい
かぶ（葉）	つまみな	（ねぎ類）	よめな
（かぼちゃ類）	たいさい	葉ねぎ	よもぎ
日本かぼちゃ	たかな	こねぎ	（レタス類）
西洋かぼちゃ	たらのめ	のざわな	サラダな
からしな	ちぢみゆきな	のびる	リーフレタス
ぎょうじゃにんにく	チンゲンサイ	パクチョイ	サニーレタス
みずな	つくし	バジル	レタス（水耕栽培）
キンサイ	つるな	パセリ	サンチュ
クレソン	つるむらさき	はなっこりー	ルッコラ
ケール	とうがらし（葉,果実）	（ピーマン類）	わけぎ
こごみ	（トマト類）	オレンジピーマン	（たまねぎ類）
こまつな	トマト	青ピーマン	葉たまねぎ
コリアンダー	ミニトマト	赤ピーマン	みぶな
さんとうさい	とんぶり	トマピー	
ししとう	ながさきはくさい	ひのな	

（出典）厚生労働省通知　健健発0804第1号令和3年8月4日「日本食品標準成分表2020年版（八訂）の取扱いについて」別表

・ナイアシン当量(mgNE) ＝ナイアシン(mg) ＋1/60トリプトファン(mg)

　なお，トリプトファン量が未知の場合のナイアシン当量の算出は，たんぱく質量の約１％をトリプトファンとみなす。

2 食事記録法による１日の栄養摂取量の算出方法

　食事記録法は，対象者が一定期間に摂取した飲食物の食品名（材料名），料理名，摂取量などを対象者あるいは調査者が記録する方法である。食事記録法（秤量法）では，実際の食品の重量，容量を天秤や計量カップ，計量スプーンなどを使って測定して記録する。調査日は，１日だけでは個人の習慣的な摂取量の推定はできないので，複数日，少なくとも連続しない２日間以上の日数で食事記録を行うことが望ましい。

① 普段の食事をそのまま記録する。
② 記入例（表3-3）を参考にして，摂取した食事（アルコール飲料を含めた飲み物，間食，サプリメントなどすべて）の内容を記入する。
③ 計れるものは，重量，容量を天秤や計量カップ，計量スプーンなどを使ってできるだけ計量するようにする。
④ 記入上の留意点
・盛りつけられた量ではなく，実際に摂取した量を記入する。
・食品の目安量および重量変化，調味料の割合・吸油率表については，日本食品標準成分表の資料などを参照する。
・１日を朝，昼，夕そして間食別に分けて記入する。
・献立名，食品名，概量目安量，重量を記入する。
・主な材料から記入する。

表3-3　食事調査の記入例：1日目

（ 10 ）月（ 6 ）日（火）曜日

時間（場所）	献立名	材料	目安量	g	備考
8:00 自宅	ご飯	水稲めし・精白米，うるち米	茶碗1杯	150	
	みそ汁	たまねぎ りん茎，生	1/6個	40	
		にんじん 皮なし，生	1/6本	24	
		かつお・昆布だし	お碗1杯	150	
		米みそ・淡色辛みそ		10	
	納豆	糸引き納豆	中1パック	50	
		添付納豆たれ	1袋	5	
	果物	りんご 皮なし，生	中1/3個	100	

・分量は，できるだけ重量を測定して記入すること。計量できない場合は，目安量をしっかり書く。

・食品材料は，その名称や種類や形状を具体的に書くようにする（例えば，「パン」ではなく，「食パン」または「ロールパン」，「ハム」ではなく，「ロースハム」など）。

・食品の成分表示があるものは，その控えをとっておく。

・外食の場合はその旨明記し，その内容をできるだけ詳しく記録しておく（ソフトクリーム：チョコとバニラのミックスなど）。

・飲料（水以外すべて），油，調味料，乾物，砂糖なども忘れずに記入する。

・廃棄率を考える。正味量で記入する。

・食べる前と後（残したものがあれば）に写真撮影をし，記録しておくとよい。その際に，定規（10cmくらいのもの）など大きさのわかる物と一緒に撮影する。

・サプリメントを飲んでいれば，その商品名，成分も記入する（できれば成分表示ラベルをとっておく）。

・味つけ（汁物など）についての目安

  薄味 → 全体量（水＋材料）に対して食塩濃度として0.8％程度

  普通の味つけ → 全体量に対して食塩濃度として1.0％程度

  濃い味つけ → 全体量に対して食塩濃度として1.2％程度

⑤ 献立表への記入

・朝食，昼食，夕食，間食の順番に記入する。

・献立は，主食，汁，主菜，副菜，デザートの順番で記入する。

・献立表に各食事の献立を記入後，各食品のエネルギー・各栄養素について，各々朝食小計，昼食小計，夕食小計，間食小計を記入し，最後に総計を出す。

・食品名は，日本食品標準成分表に掲載されている食品名とする。

・可食部の重量を確認し，廃棄率（原則として通常の食習慣において廃棄される部分を食品全体あるいは購入形態に対する質量の割合％で示したもの）を考える。

調理前の可食部重量(%)＝廃棄部位を含めた原材料重量(g)×[100−廃棄率(%)]÷100

・食品の「生」のときの重量を計量した場合は，日本食品標準成分表の「生」の値を使用する。調理済み（ゆで，焼きなど）の重量を計量した場合は，日本食品標準成分表の「ゆで」，「焼き」などの値を使用する。

・エネルギー・各栄養素量は，可食部重量(g) ×（日本食品標準成分表の値/100）で算定し，日本食品標準成分表の単位で最小表示の位にそろえる（表3-1）。すなわち，食品標準成分表の最小表示の位の次の位まで計算し，四捨五入する。

・乾物に関しては，日本食品標準成分表の資料の重量変化率を参照すること。

・飲料などの液体に関しては，浸出液と原材料の区別をする。飲料は容量（mLなど）で示されていることが多いので重量(g)に換算する。

3 生活時間調査による1日の消費エネルギーの算出方法
—生活活動記録に基づく要因加算法—

身体活動内容を本人または観察者が記録し，それぞれの身体活動の種類と時間（分）からエネルギー消費量を算定し，それらを合算することによって，1日（1,440分）のエネルギー消費量を推定する方法である。

① まず，生活時間調査に時刻，身体活動内容について分単位で記入する。例えば，テニスの場合，休憩している時間についても詳しく記入する。

② 次に1日のエネルギー消費量の算出を行う。

・1日（24時間）の生活活動内容を，「健康づくりのための身体活動・運動ガイド2023」（巻末資料編：p.191，192）を参照して分類する。もし，同じ動作がない場合は，ほぼ同じ動作強度の項目を探して記入する。

・時間（分）×動作強度（メッツ）をそれぞれ計算して合計する。1日1,440分で除して，メッツ値の平均値を求める。

・生活時間調査による1日のエネルギー消費量の計算は下記の通りである。

エネルギー消費量（kcal/日）＝（基礎代謝量×1.1）×"メッツ値の平均値"÷0.9*

＊0.9で割るのは，メッツ値では，DIT：食事誘発性熱産生の影響はほぼ入っていないためである。また，座位安静時代謝量＝1メッツは，基礎代謝量の約10%増に相当する。

・基礎代謝量は，p.9表2-1の基礎代謝基準値（kcal/kg体重/日）に体重を乗じて算出する。

・p.179，表7を参照して，メッツ値の平均値から身体活動レベルが，低い（Ⅰ），ふつう（Ⅱ），高い（Ⅲ）のいずれに相当するかを確認する。

第4章

栄養適正量の算定と
献立作成

1 食品群別荷重平均栄養成分表

　日常の食事で使用した食品を，設定した食品群に分類し，使用量を用いて食品群別換算を行い，食品群別荷重平均栄養成分表を作成する。食品群別荷重平均栄養成分表は，事業所用，病院用，国民健康・栄養調査の結果から得られたものなどがあるが，施設ごとに作られることもある。魚介類，緑黄色野菜類の食品群別荷重平均栄養成分値の算出例を表4-1，表4-2に，食品群別荷重平均成分表例を表4-3に示した。

2 食品構成

　決定された栄養素の給与量を，どの食品からどれくらい摂取すれば指示栄養量を満たすことができるか，食品別に摂取量の目安を示したものを食品構成という。指示栄養量を満たす献立を作成するために用いられる食品構成の作成には個々の食品成分値ではなく，食品群の代表的な成分値の目安である食品群別荷重平均栄養成分表を用いる（食品構成例，表4-4）。

　食品構成作成の手順（成人の場合）としては，エネルギー比率を設定し，各食品群の摂取目標量を算定し，食品構成表を作成する。

① 給与エネルギー量（A）を決めたら，その比率を検討する。

　・炭水化物エネルギー比率60%（50～65%）

　　算出方法：A（kcal/日）×0.6÷4（kcal/g）＝＿＿＿＿＿g

　・脂肪エネルギー比率25%（20～30%）

　　算出方法：A（kcal/日）×0.25÷9（kcal/g）＝＿＿＿＿＿g

　・穀類エネルギー比率50%として穀類エネルギー量を算定し，米の重量に換算する。

　　算出方法：A（kcal/日）×0.5÷3.42（kcal/g）＝＿＿＿＿＿g

② たんぱく質のエネルギー比率は15％程度だが，総エネルギー量の値による。

算出例：A（kcal/日）×0.15÷4（kcal/g）＝＿＿＿＿＿g

　動物性たんぱく質比を40～45％とし，動物性たんぱく質食品を，乳類（牛乳として200g），卵類（30～50g），肉類（40～60g），魚介類（40～60g），小魚類（魚介類－塩蔵・缶詰）(10～20g) に振り分ける。

表4-1　魚介類の荷重平均成分値の算出例

使用食品	1年間純使用量	使用構成比率	100g構成重量	エネルギー	たんぱく質	脂質	炭水化物	カルシウム	鉄	ビタミン				食物繊維	食塩相当量
										A	B₁	B₂	C		
	kg	%	g	kcal	g	g	g	mg	mg	μg RE	mg	mg	mg	g	g
まあじ，生	180	21	21	25	4.3	0.7	0.0	6	0.1	2	0.02	0.04	Tr	0.0	0.1
まぐろ缶詰油漬ライト	158	18	18	48	3.2	3.9	0.0	1	0.1	1	0.00	0.01	0	0.0	0.2
しろさけ，生	120	14	14	19	3.1	0.6	0.0	2	0.1	2	0.02	0.03	0	0.0	0.0
まさば，生	120	14	14	28	2.9	1.7	0.0	1	0.2	3	0.02	0.04	Tr	0.0	0.1
さわら，生	175	20	20	35	4.0	1.9	0.0	3	0.2	2	0.01	0.07	Tr	0.0	0.1
しばえび，生	75	9	9	7	1.7	0.0	0.0	5	0.1	0	0.00	0.01	0	0.0	0.1
かに風味かまぼこ	50	6	6	5	0.7	0.0	0.6	7	0.0	1	0.00	0.00	0	0.0	0.1
合計	878	100	100	169	20.0	8.9	0.7	24	0.7	12	0.09	0.19	0	0.0	0.5

＿＿＿＿＿　魚介類の100gあたりの荷重（加重）平均成分値

表4-2　緑黄色野菜類の荷重平均成分値の算出例

使用食品	1年間純使用量	使用構成比率	100g構成重量	エネルギー	たんぱく質	脂質	炭水化物	カルシウム	鉄	ビタミン				食物繊維	食塩相当量
										A	B₁	B₂	C		
	kg	%	g	kcal	g	g	g	mg	mg	μg RE	mg	mg	mg	g	g
アスパラガス，生	70	5	5	1	0.1	0.0	0.2	1	0.0	2	0.01	0.01	1	0.1	0.0
オクラ，生	135	9	9	3	0.2	0.0	0.6	8	0.0	5	0.01	0.01	1	0.5	0.0
かぼちゃ(西洋)，生	430	29	29	26	0.6	0.1	6.0	4	0.1	96	0.02	0.03	12	1.0	0.0
トマト，生	255	17	17	3	0.1	0.0	0.8	1	0.0	8	0.01	0.00	3	0.2	0.0
にんじん，皮むき，生	215	15	15	6	0.1	0.0	1.4	4	0.0	102	0.01	0.01	1	0.4	0.0
青ピーマン，生	128	9	9	2	0.1	0.0	0.5	1	0.0	3	0.00	0.01	7	0.2	0.0
ブロッコリー，生	248	17	17	6	0.7	0.1	0.9	6	0.2	11	0.02	0.03	20	0.7	0.0
合計	1481	100	100	47	1.9	0.3	10.3	26	0.5	227	0.08	0.09	45	3.1	0.0

＿＿＿＿＿　緑黄色野菜類の100gあたりの荷重（加重）平均成分値

コラム　減塩の工夫について

・漬物やつくだ煮，干物，練製品，肉加工品などは食塩相当量が多いので注意する。
・素材そのものの味や昆布だし，かつおだし，シイタケなどを用いて，自然の旨みを生かした味付けにする。
・香味野菜や香辛料（辛子，わさび，カレー粉など）を使い，味にアクセントをつけて，薄味でも美味しくする。
・ゆずやレモンなどの酸味や酢を上手に利用する。
・ごま，ピーナッツ，クルミ，きなこなどの風味を上手に利用する。
・味噌汁には，具を多く入れることにより，味噌の量を減らすことができる。
・塩味を重点的につけることにより，他は塩味が薄めでも食べやすくなる。
・食品の表面だけ，味付けをする。例えば，茹でたほうれん草に醤油をかけるなど。
・醤油をだし汁で薄めて，割り醤油とする。

表4-3　食品群別荷重平均成分表（可食部100g）

①保育所用　　　　　　　　　　　　　　　　　　　　　　　　　　　　　　東京都（平成13年）

食品群名		エネルギー(kcal)	たんぱく質(g)	脂質(g)	炭水化物(g)	食物繊維(g)	カルシウム(mg)	鉄(mg)	ナトリウム(mg)	ビタミンA(レチノール当量)(μg)	ビタミンB₁(mg)	ビタミンB₂(mg)	ビタミンC(mg)
1. 穀類	米	323	5.5	0.9	69.3	0.6	5	0.7	1	0	0.08	0.02	0
	パン類	298	9.4	8.0	45.1	2.1	34	0.7	495	2	0.08	0.05	0
	めん類	182	5.7	0.9	34.4	1.4	13	0.5	78	1	0.06	0.02	0
	その他穀類・堅果類	375	8.9	3.7	70.5	2.7	55	1.0	54	0	0.14	0.04	0
2. いも類	じゃがいも類	97	1.5	0.1	21.2	1.7	17	0.5	2	2	0.10	0.03	33
	こんにゃく類	5	0.1	0.0	0.1	2.2	43	0.4	10	0	0.00	0.00	0
3. 砂糖類		364	0.1	0.0	93.3	0.2	4	0.1	4	0	0.00	0.01	1
4. 菓子類		356	6.7	9.2	60.5	1.0	65	0.7	331	40	0.06	0.17	0
5. 油脂類	動物性	745	0.6	61.0	0.2	0.0	15	0.1	750	520	0.01	0.03	0
	植物性	851	0.5	92.2	0.5	0.0	6	0.1	233	386	0.01	0.02	0
6. 豆類	みそ	189	12.8	5.8	17.0	4.6	113	4.1	4,988	0	0.03	0.10	0
	豆・大豆製品	119	9.1	7.6	1.8	1.4	134	1.7	10	0	0.12	0.05	0
7. 魚介類	生物	130	20.5	4.4	0.1	0.0	15	0.5	84	26	0.11	0.17	1
	塩蔵・缶詰	258	32.7	13.2	0.2	0.0	367	3.7	725	22	0.12	0.10	0
	水産ねり製品	110	11.5	1.7	12.1	0.0	23	0.7	784	0	0.02	0.05	0
8. 獣鳥肉類	生物	205	19.0	13.3	0.1	0.0	5	0.7	51	20	0.39	0.17	2
	その他加工品	258	14.5	21.3	2.3	0.0	8	0.8	857	1	0.45	0.14	32
9. 卵類		151	12.3	10.3	0.3	0.0	51	1.8	140	150	0.06	0.43	0
10. 乳類	牛乳	67	3.3	3.8	4.8	0.0	110	0.0	41	39	0.04	0.15	1
	その他の乳類	172	11.1	3.1	24.7	0.0	364	0.2	231	32	0.09	0.46	1
11. 野菜類	緑黄色野菜類	34	1.1	0.2	5.4	2.4	28	0.6	16	877	0.06	0.08	19
	漬物	57	1.9	0.1	10.6	2.8	45	0.8	1,652	14	0.20	0.06	12
	その他の野菜類	29	1.1	0.2	4.9	1.7	26	0.3	19	13	0.03	0.03	16
12. 果実類		53	0.6	0.1	13.1	0.7	9	0.2	1	73	0.06	0.02	21
13. 海草類		51	3.8	0.5	8.3	12.5	364	8.8	950	189	0.16	0.31	12
14. 調味料類		159	4.9	4.9	21.0	1.0	31	1.5	3,531	30	0.05	0.42	2
15. 調理加工食品類		281	5.3	16.6	26.2	1.4	19	0.9	275	12	0.10	0.08	21

(注) 栄養量の算定および食品名は原則として五訂日本食品標準成分表を使用した。

②事業所用　　　　　　　　　　　　　　　　　　　　　　　　　　　　　　東京都（平成13年）

食品群名		エネルギー(kcal)	たんぱく質(g)	脂質(g)	炭水化物(g)	食物繊維(g)	カルシウム(mg)	鉄(mg)	ナトリウム(mg)	ビタミンA(レチノール当量)(μg)	ビタミンB₁(mg)	ビタミンB₂(mg)	ビタミンC(mg)
1. 穀類	米	356	6.1	0.9	76.6	0.5	5	0.8	1	0	0.08	0.02	0
	パン類	264	9.3	4.4	44.4	2.3	29	0.6	500	0	0.07	0.04	0
	めん類	166	5.3	0.9	31.1	1.5	13	0.5	66	0	0.05	0.02	0
	その他穀類・堅果類	376	10.7	6.7	62.4	4.5	108	1.5	117	1	0.17	0.05	0
2. いも類	じゃがいも類	81	1.5	0.1	17.2	1.6	10	0.5	1	1	0.09	0.03	29
	こんにゃく類	5	0.1	0.0	0.1	2.3	47	0.4	10	0	0.00	0.00	0
3. 砂糖類		357	0.1	0.0	91.4	0.3	3	0.0	2	0	0.00	0.00	2
4. 菓子類		192	6.3	6.3	26.8	0.7	66	0.7	126	69	0.06	0.22	0
5. 油脂類	動物性	745	0.6	81.0	0.2	0.0	15	0.1	750	520	0.01	0.03	0
	植物性	873	0.2	94.6	0.6	0.0	3	0.0	147	284	0.00	0.01	0
6. 豆類	みそ	191	12.6	5.9	17.0	4.8	105	4.1	4,931	0	0.03	0.10	0
	豆・大豆製品	133	9.5	7.0	5.1	2.7	123	2.0	10	0	0.12	0.10	0
7. 魚介類	生物	145	22.4	5.3	0.2	0.0	18	0.9	107	42	0.09	0.15	1
	塩蔵・缶詰	241	26.7	8.0	14.6	0.0	230	1.8	1,371	4	0.08	0.21	0
	水産ねり製品	118	11.9	2.2	12.6	0.0	32	0.7	783	0	0.03	0.06	0
8. 獣鳥肉類	生物	225	18.6	15.5	0.1	0.0	5	0.7	49	17	0.37	0.17	2
	その他加工品	237	14.4	18.5	3.2	0.0	8	0.9	851	1	0.43	0.15	31
9. 卵類		151	12.3	10.3	0.3	0.0	51	1.8	140	150	0.06	0.43	0
10. 乳類	牛乳	67	3.3	3.8	4.8	0.0	110	0.0	41	39	0.04	0.15	1
	その他の乳類	85	1.9	0.1	18.9	0.0	62	0.0	31	0	0.01	0.07	0
11. 野菜類	緑黄色野菜類	32	1.3	0.2	4.6	2.5	42	0.9	14	803	0.07	0.09	23
	漬物	33	1.5	0.1	4.9	2.7	66	0.7	1,085	75	0.10	0.06	16
	その他の野菜類	23	1.2	0.1	3.5	1.6	29	0.3	6	9	0.03	0.03	17
12. 果実類		61	0.7	0.1	14.6	0.9	10	0.3	2	70	0.06	0.03	18
13. 海草類		70	6.7	0.8	12.2	14.3	372	5.7	2,328	339	0.18	0.35	12
14. 調味料類		131	6.3	3.9	16.1	0.5	32	1.6	4,552	9	0.05	0.13	1
15. 調理加工食品類		256	6.8	14.8	22.9	1.0	22	1.1	304	23	0.12	0.11	15

③　その他の食品を仮に設定する。緑黄色野菜120g，その他の野菜230g，いも類50
　　〜100g，海藻類5〜10g，果実類100〜200g

④　③と前述の穀類からのたんぱく質を「荷重平均栄養成分表」を用いて計算する。

⑤　④の計算から，不足のたんぱく質が取れるように豆類の摂取量を決める。

⑥　同様に，脂質のエネルギーの不足分から油脂類の量を求める。

⑦　供与エネルギー量の不足分を砂糖及び調味料でとる。もう一度，給与栄養量と比
　　べて過不足の微調整をする。

表4-4　食品構成作成例

「東京都−事業所用　食品群別荷重平均食品成分平成13年4月」より算出。

食事摂取基準

	成人女子 (18〜29歳)	身体活動レベルⅠ 1,700kcal/日		脂肪エネルギー比率 20〜30%エネルギー		カルシウム (mg/日) 650	鉄 (mg/日) 10.5

食品群		数量 1日分g	エネル ギー kcal	たんぱ く質 g	脂質 g	炭水 化物 g	カルシ ウム mg	鉄 mg
1.　穀類	米	220	752	13.4	2.0	170.7	11	1.8
	パン類	—	—	—	—	—	—	—
	めん類	—	—	—	—	—	—	—
	その他穀類・ 堅果類	—	—	—	—	—	—	—
2.　いも類	じゃがいも	30	18	0.5	0.0	5.2	1	0.1
	こんにゃく	—	—	—	—	—	—	—
3.　砂糖類		15	54	0	0.0	13.8	0	0
4.　菓子類		—	—	—	—	—	—	—
5.　油脂類	動物性	5	37	0	4.1	0	1	0
	植物性	10	87	0	9.5	0.1	0	0
6.　豆類	みそ	10	18	1.3	0.6	2.2	10	0.4
	豆・大豆製品	80	107	7.6	5.6	6.2	98	1.6
7.　魚介類	生物	35	61	7.8	1.9	0.1	6	0.3
	塩蔵・缶詰	5	12	1.3	0.4	0.7	12	0.1
	水産ねり製品	—	—	—	—	—	—	—
8.　肉類	生物	35	79	6.5	5.5	0	2	0.2
	その他加工品	—	—	—	—	—	—	—
9.　卵類		50	76	6.2	5.2	0.2	26	0.9
10.　乳類	普通牛乳	200	122	6.6	7.6	9.6	220	0
	その他の乳類	—	—	—	—	—	—	—
11.　野菜類	緑黄色野菜	120	38	1.6	0.2	8.5	49	1.2
	漬物	—	—	—	—	—	—	—
	その他の野菜類	230	53	2.5	0.2	11.7	64	0.7
12.　果実類		150	92	1.1	0.6	23.3	15	0.5
13.　海藻類		5	4	0.3	0.0	1.3	19	0.3
14.　調味料類		20	26	1.3	0.8	3.3	6	0.3
15.　調理加工 食品類		—	—	—	—	—	—	—
合計			1,636	58.0	44.2	256.9	540	8.4
				14%	24%	62%		

食事摂取基準

成人女子 (18〜29歳)	身体活動レベルⅡ 2,000kcal/日		脂肪エネルギー比率 20〜30%エネルギー			カルシウム (mg/日) 650	鉄 (mg/日) 10.5
食品群	数量 1日分g	エネルギー kcal	たんぱく質 g	脂質 g	炭水化物 g	カルシウム mg	鉄 mg
1. 穀類　米	250 (めし550)	855	15.3	2.3	194.0	13	2.0
パン類	—	—	—	—	—	—	—
めん類	—	—	—	—	—	—	—
その他穀類・堅果類	—	—	—	—	—	—	—
2. いも類　じゃがいも	100	59	1.8	0.1	17.3	4	0.4
こんにゃく	—	—	—	—	—	—	—
3. 砂糖類	20	71	0	0.0	18.3	1	0
4. 菓子類	—	—	—	—	—	—	—
5. 油脂類　動物性	10	75	0.1	8.1	0	2	0
植物性	12	105	0	11.4	0.1	0	0
6. 豆類　みそ	10	18	1.3	0.6	2.2	10	0.4
豆・大豆製品	100	134	9.5	7.0	7.8	123	2.0
7. 魚介類　生物	40	70	9.0	2.1	0.1	7	0.4
塩蔵・缶詰	10	24	2.7	0.8	1.5	23	0.2
水産ねり製品	—	—	—	—	—	—	—
8. 肉類　生物	40	91	7.4	6.3	0	2	0.3
その他加工品	—	—	—	—	—	—	—
9. 卵類	50	76	6.2	5.2	0.2	26	0.9
10. 乳類　普通牛乳	200	122	6.6	7.6	9.6	220	0
その他の乳類	—	—	—	—	—	—	—
11. 野菜類　緑黄色野菜	120	38	1.6	0.2	8.5	49	1.2
漬物	—	—	—	—	—	—	—
その他の野菜類	230	53	2.5	0.2	11.7	64	0.7
12. 果実類	150	92	1.1	0.6	23.3	15	0.5
13. 海藻類	5	4	0.3	0.0	1.3	19	0.3
14. 調味料類	20	26	1.3	0.8	3.3	6	0.3
15. 調理加工食品類	—	—	—	—	—	—	—
合計		1,913	66.7	53.3	299.2	584	9.6
			14%	25%	61%		

3 献立作成

① 対象者，または対象集団に合わせた日本人の食事摂取基準に基づいたエネルギー・栄養素量を算定し，食品構成を設定する。

・エネルギーは，推定エネルギー必要量の約±10%の範囲内とする。

・たんぱく質エネルギー比率は，1歳以上で20%までとする。

・脂肪エネルギー比率は，1歳以上では20〜30%の範囲内とする。

・PFC比（たんぱく質：脂質：炭水化物のエネルギー比率）を確認する。

・炭水化物の％エネルギーは，総エネルギー摂取量（推定エネルギー必要量）から，たんぱく質由来のエネルギーと脂質由来のエネルギーを引いた差分のエネルギーを与える炭水化物量から算定する。

・ナトリウムは各食事で食塩相当量に換算して，1日の総計を確認する。

　　　ナトリウム（Na）(mg)　×2.54÷1,000＝食塩相当量（g）

・耐容上限量に注意する。

② 朝食，昼食，夕食の各食事で，食品構成に従って，主食・主菜・副菜をそろえる。

・主食（ご飯，パン，麺など）を決める。

・主菜を決める。主菜はたんぱく質を多く含む食品を用いて，1品として調理法を決める。主食と主菜が一緒でもよい（親子丼，ミートソース・スパゲッティなど）。

・副菜は，野菜を中心とした料理とし，1〜2品程度とする。

・汁物・スープ，デザートなどを考える。

③ 献立作成上の留意点

・朝食：昼食：夕食＝1：1：1〜1：1.5：1.5の配分とする。

・間食は，成人の場合は，総エネルギー摂取量の10％以内にする。

・動物性たんぱく質比が，約40〜45％になるようにする。

・動物性脂質：植物性脂質：魚油＝4：5：1

・食塩相当量を減らすため減塩の工夫をする。

・カルシウム，鉄が不足しやすいので，カルシウムを多く含む食品や鉄を多く含む食品を知り，上手に取り入れる。

・幅広い範囲から食材を選択し，材料ができるだけ重ならないように注意する。

・負担の少ない調理法で変化をつける。

・調理（加熱など）による栄養素の損失を考慮する。

・対象者の嗜好を配慮する。

・栄養価や経済性を考えて，旬のものを選ぶ。

・食品の安全性を考える。

・季節感を出す。

・できあがりの配膳，盛付けをイメージして，形，色，味のバランスを考える。

・献立表には，主食・汁・主菜・副菜の順に記入する。

・献立表に各食事の献立を記入後，エネルギー・各栄養素量について，朝食，昼食，夕食，間食の各小計を記入し，最後に総計を算出して記入する。

④ 食事改善（個人または集団に用いる場合）を目的として食事摂取基準を用いる場合の基本的な考え方については，p.178表2，表3に示した通りである。

第5章

妊娠期，授乳期の栄養管理

1．妊娠期の特性

　妊娠期の栄養状態は，母体の健康維持と胎児の成長・発達に直接影響し，児の出生時の体格を左右する決定要因となる。また，母体からの栄養供給が不十分で，胎児期に低栄養状態であると2,500 g未満の低出生体重児となるリスクが高くなる。低出生体重児は，成長期の健康不安のみならず，成人期以降にメタボリックシンドローム発症のリスクが高まることが報告されている（成人病胎児期発症説）。母体から十分な栄養が供給されないことで胎児の発育が制限され，胎内で少ない栄養を効率的に処理することが栄養代謝に関係する諸器官の対応力に影響し，成人後の肥満や糖尿病を始めとするメタボリックシンドロームに進展しやすくなるとされている。

　妊娠期の栄養は，胎児の成長だけでなく，成人後の疾病予防の観点からも重要である。日本では，近年，若年女性のダイエット志向などによるやせ体型の妊婦から低出生体重児の出生数が増加しており，妊娠および授乳期間の栄養管理だけでなく，将来妊婦になる可能性がある妊娠前の若い女性の適切な食事量や体重管理も成熟児を誕生させることにつながる。

（1）妊娠期の身体的特性

　妊娠は子宮に受精卵が着床した時点で成立し，胎児およびその付属物を排出する分娩までの期間が妊娠期となる。妊娠成立と判断する着床の時期は実際には診断できないため，最終月経から起算し280日目を分娩予定日とし，28日間を1か月と数え，10か月（40週）が妊娠期間となる。妊娠期間は，5か月までの妊娠前期（0～19週）と6か月以降（20週以降）の妊娠後期の2つの時期に分けて考える場合もあるが，食事摂取基準を活用した栄養管理では，妊娠初期（～13週6日），妊娠中期（14週0日～27週6日），妊娠後期（28週0日以降）の3区分で考える。

　妊婦は胎児の成長と妊娠維持のために，体重増加を始め，身体の形態及び体内成分，

内分泌環境，消化器系，循環器系，呼吸器系，泌尿器系，代謝系において妊娠前とは
異なる変化が生じる（表5-1）。

表5-1　妊娠による母体の変化

母体器官		主 な 変 化
形　態	体　重	妊娠5か月で約4kg，10か月で平均約11kg増加する。
	皮　膚	乳頭，乳輪，腹壁正中線，外陰部などに色素沈着が起こる。妊娠4か月頃から妊娠線が生じる。
	子　宮	妊娠後期では，非妊娠時の約20倍の重さ，約500倍の容積になる。
	乳　房	乳腺の発達が起こる。妊娠10週頃から脂肪の沈着により増大する。妊娠後期には非妊娠時の2〜3倍の重量になる。
血液・循環器系	循環血液量	妊娠8週を過ぎると全身血液量は非妊娠時の30〜50%に増加。血漿量は妊娠36週頃に非妊娠時の40〜50%増になる。
	血清鉄	血漿量の増加に血液成分（赤血球，ヘマトクリット，ヘモグロビン濃度）の増加が追いつかず血液が薄まり，見かけ上貧血となる。
	心拍数・心拍出量	血液循環量が増加するため，1回の心拍数と心拍出量が増大する。
	血　圧	妊娠6か月頃まで非妊娠時に比べ血圧は低下する。7か月以降に上昇し，妊娠前の血圧とほぼ同じ程度に回復する。
内分泌系	ホルモン	妊娠初期に胎盤由来のヒト絨毛性ゴナドトロピンの分泌が上昇し，3か月頃から一定レベルに下がる。後半には，胎盤由来のプロゲステロン，エストロゲンの分泌量が増加する。
呼吸器系	呼　吸	1回の換気量が増加する。呼吸数は変化しない。
消化器系	つわり	妊娠初期に起こり，嗜好の変化，食欲不振，吐き気，嘔吐，唾液過多が生じる。妊娠4か月頃には消失する。
	大　腸	摂取量の減少や増加，子宮容積増大による内臓圧迫，運動不足などにより便秘が生じやすい。
泌尿器系・腎機能	腎機能	腎機能が亢進する。糸球体濾過量，腎血漿流量の増加により，クレアチニン，尿中窒素は低下する。
	頻　尿	子宮容積の増大により膀胱が圧迫され頻尿が起こる。
	尿中排泄物	尿糖や尿タンパクが一過性に生じやすい。糸球体濾過量の増加により，ブドウ糖，アミノ酸，アルブミンの尿排泄量増加が起こりやすい。
代　謝	基礎代謝	妊娠により非妊娠時の20〜30%増加する。
	糖代謝	妊娠によりインスリン抵抗性が高まるが，血糖値は非妊娠時とほぼ変わらない。
	タンパク代謝	血漿量の増加により血漿タンパク質の低下が起こる。
	脂質代謝	中性脂肪，コレステロールなどの血中脂肪が増加。妊娠期前半は脂質の同化作用（脂肪蓄積），後半は異化作用（脂肪分解）が亢進する。

（2）妊娠期の食行動特性

　妊娠期間中，母体の身体環境の変化に伴い，摂食行動にも変化が生じる（表5-2）。嗜好及び食行動の変化を十分に理解し，個別に対応した栄養管理が必要となる。

表5-2　妊婦の嗜好の変化

母体の変化	嗜好の変化
つわり	食欲不振
身体活動の低下	便秘により食欲不振
子宮の増大	胃もたれ
嗜好の変化	濃い味付けや酸味を好む

2．授乳期の特性

　授乳期は授乳する期間を指し，母体の状況が良好ならば，出産1時間後から授乳を始め，離乳の完了時期まで続く。この期間は，分娩後の母体が体力を回復し妊娠や分娩によって変化した体を妊娠前の状態に戻す産褥期も含まれる。母親は母体の回復と，十分な母乳量と必要不可欠な成分が分泌されるように体調を整え，母乳分泌の準備をし，アルコールや嗜好品，薬剤など母乳に移行する成分や母乳分泌を抑制する喫煙は控える必要がある。また，母乳による授乳を行わない場合には，妊娠期に増加した体重を妊娠前の状態に戻すために，エネルギー摂取量を控え，エネルギー消費量を増やす必要がある。

（1）授乳期の身体的特性

　分娩後，妊娠期で変化した母体が妊娠前の状態に戻り，母乳分泌のためにホルモン分泌動態が変化する（表5-3）。

表5-3　授乳期の身体変化

変化内容	主　な　内　容
体　重	分娩直後には4～6kg減少する。
子　宮	出産後6～8週間で妊娠前の大きさと重さに戻る。多胎出産や巨大児出産では元に戻る時期が遅れる。
血液・循環器系	循環血液量は分娩時の出血，血中水分の減少により全身血液量は減少する。出産後1～2か月で妊娠前の状態に戻る。 分娩のストレスから一時的に白血球が増加するが次第に戻る。
消化器系	出産直後は食事量の低下から腸の蠕動運動が低下するが，食事量の増加により回復する。
代　謝	高インスリン状態が非妊娠時の状態まで戻る。血中脂質は授乳により低下する。
呼吸器系	呼吸は分娩後1週間程度でもとの状態に戻る。
内分泌系	乳児の吸啜刺激により，下垂体前葉からプロラクチン（催乳ホルモン），下垂体後葉からオキシトシン（射乳ホルモン）が分泌され，母乳分泌が促進される。

2 妊娠期，授乳期の栄養アセスメント

1．妊娠期の栄養アセスメント

　妊娠期間中は定期的に健診を受け，母体及び胎児の健康状態の確認を行う（表5-4）。健診は，妊娠6か月までは1か月に1回，6～9か月は2週間に1回，9か月以降は1週間に1回程度の受診が望ましい。健診時には，臨床診査（問診にて妊婦の現状把握），妊婦の身体測定，胎児の発育状況，臨床検査，食生活調査，食習慣調査等を実施

表5-4　妊娠期の栄養アセスメントの留意点

栄養アセスメント項目		留　意　点
臨床診査（問診と診察）	年　齢	20歳未満の若年齢及び35歳以上の高齢出産であれば，それぞれ低出生体重児，妊娠高血圧症候群のリスクが高くなる。
	妊娠・分娩歴	過去の妊娠及び分娩回数，妊娠期の合併症発症の有無，出生児の体重，分娩異常の有無を問診し，今後の妊娠及び分娩のリスク管理をする。
	既往・現病歴	過去の疾病歴や現在治療中の疾患の有無を問診する。特に，糖尿病，高血圧，心疾患，腎疾患，呼吸器疾患，内分泌疾患は母体や胎児の発育に影響を及ぼすので，現在の状況や治療法を正確に把握しておく。
	家族歴	遺伝的疾患の有無を問診する。高血圧，糖尿病など家族の中で既往・現病歴があれば把握する。
	生活習慣	喫煙，飲酒，服薬，カフェインなどの摂取状況，身体活動量，労働環境を把握し，妊娠・分娩にハイリスクとなる要因の曝露を確認する。
	全身状態	浮腫の有無を診察する。
身体計測	身長，体重の測定	妊婦が150cm未満の低身長，非妊娠時BMIが18.5kg/m²未満のやせ体型の場合には低出生体重児出産の可能性が高くなる。妊娠時BMIが25以上の肥満体型の場合には，妊娠高血圧症候群，異常分娩などのリスクが高くなる。
	血圧測定	妊娠高血圧症候群の早期発見のため行う。
	腹囲，子宮底の測定	胎児の発育状況を確認する間接的手段である。子宮底長の目安は，妊娠5か月までは月数×3（cm），妊娠6か月以降は月数×3＋3（cm）である。
臨床検査（尿検査，血液検査）	尿　糖	糖尿病の早期発見のため行う。
	尿タンパク	妊娠高血圧症候群の早期発見のため行う。
	貧血の検査	貧血の早期発見のため，ヘモグロビン値，赤血球，ヘマトクリット値，血清フェリチン値等を測定する。
	感染症の検査	母子感染が原因となるB型肝炎，HIV，風疹などの検査を行う。
	超音波検査	胎児の存在を直接観察し，胎児の心拍数を確認する。
食生活・食習慣調査	食生活	食事摂取量について記録法か質問票により把握し，食事に栄養素等の摂取量の偏りがないか確認する。メチル水銀を含有する魚介類の摂取状況なども把握し，摂取方法の指導をする。
	食習慣	食事時間，飲酒習慣，間食習慣，その他の食環境を把握する。

し，健康状態及び栄養状態を把握することで，母体や胎児の異常などの予測・予防が重要である。特に妊娠期間中の体重管理は過体重による妊娠高血圧症候群や低体重による低出生体重児出産の予防のため，厳密に行われている（表5-5）。また，食生活・食習慣調査や指導には，「妊娠前からはじめる妊産婦のための食生活指針」（巻末資料編：p.189）や「食事バランスガイド」（巻末資料編：p.189）「妊婦が注意すべき魚介類の摂取量の目安」（巻末資料編：p.195）等を活用し，妊産婦に必要な食管理も指導する。

表5-5　妊娠中の体重増加指導の目安（厚生労働省）

非妊娠時の体格		体重増加量の目安（kg）
やせ（低体重）	BMI　18.5未満	12〜15
ふつう	BMI　18.5以上25.0未満	10〜13
肥満（1度）	BMI　25以上30未満	7〜10
肥満（2度）	BMI　30.0以上	個別対応（上限5kgまでが目安）

BMI：体重（kg）÷身長（m）^{2}

2．授乳期の栄養アセスメント

授乳期は母親側の母乳分泌上生じる問題点，母体回復の問題点，乳児に発生する問題点把握のために必要な項目をアセスメントする（表5-6）。

表5-6　授乳期の栄養アセスメントの留意点

アセスメント項目		留意点
臨床診査（母親と乳児への問診と診察）	母親の健康状況	心身の健康状態について確認する。
	母乳分泌状況	母乳の分泌状況を問診し，分泌量に不足がないか確認する。
	喫煙状況	本人の喫煙だけでなく，家族や周囲の喫煙による受動喫煙がないか確認し，喫煙曝露を避けるように指導する。
	服薬状況	薬の成分が母乳に移行するので，摂取状況を把握する。
	哺乳状況	乳児の哺乳回数，摂取時間，哺乳量などの現状を問診する。
	乳児の健康状況	乳児の健康状態や，排便の状況などを確認する。
	授乳支援状況	家族や周囲の人からの授乳の支援状況を確認する。
身体計測	体重測定	妊娠中に増加した体重は6か月程度で妊娠前の体重に戻るのが理想であり，体重管理は授乳量と調整しながら行う。
臨床検査	貧血の検査	貧血の有無確認のため，ヘモグロビン値，赤血球，ヘマトクリット値，血清フェリチン値等を測定する。
食生活・食習慣調査	カフェインの摂取	コーヒーや紅茶などに含まれるカフェインは母乳に移行するので，摂取を控える。
	アルコールの摂取	母乳に移行するので，摂取を控える。
	刺激の強い成分	辛子，わさびなど刺激の強い成分は母乳に移行することがある。
	香りの強い成分	にんにくや玉ねぎなど香りの強い成分は母乳の味に影響することがある。

３ 妊娠期，授乳期の栄養と病態・疾患

１. 妊娠期の栄養と病態・疾患

妊娠期には，母体の急激な体内環境の変化による体調不良や疾患が発症する可能性がある（表5-7，表5-8）。これらの病態・疾患は妊娠の維持を困難にさせ，胎児の発育への影響が懸念されるため，適切な食生活指導や栄養管理が必要である。

表5-7　妊娠期に発症する病態・疾患

病態・疾患名	概　要
低体重	女性のスリム志向によるやせ体型，妊娠後体重増加が少ないなどにより，胎児の成長不全，流産・早産の危険性を高める。
過体重・肥満症	妊娠高血圧症候群，妊娠糖尿病などの合併症を引き起こすリスクが高くなる。
つわりと悪阻	つわりは妊娠2～3か月頃から4～5か月頃まで続く消化器症状を伴う状態であり，妊婦の半数以上に生じる。つわりによって摂食量の減少から便秘が起こりやすい。悪阻はつわりが悪化し，全身の栄養障害を伴った状態で，妊婦の約0.5％に起こる。食欲不振による脱水状態，体重減少，代謝障害から臓器障害を引き起こすこともある。
妊娠貧血	妊娠中にヘモグロビン値（Hb）11.0g/dL未満またはヘマトクリット値33％未満のとき診断される。循環血液量の増加に，赤血球，ヘモグロビン，ヘマトクリット値の増加が追いつかず，相対的に薄まり，貧血の状態になる。最も多いのは，鉄欠乏性貧血であるが，その他に，ビタミンB$_{12}$や葉酸不足で起こる巨赤芽球性貧血も起こりうる。偶発的な合併症として再生不良性貧血，溶血性貧血も生じることがある。
妊娠高血圧症候群	妊娠時に高血圧（140/90mmHg以上）を認めた場合をいう。妊娠高血圧腎症・妊娠高血圧・加重型妊娠高血圧腎症・高血圧合併妊娠に分類される（表5-8）。
妊娠糖尿病	妊娠中に初めて発見または発症した糖尿病に至っていない糖代謝異常をいう。妊娠時の明らかな糖尿病は含めない（表5-13）。

表5-8　妊娠高血圧症候群の分類（日本産科婦人科学会，2018）

①病型による分類

病　型	特　徴
妊娠高血圧腎症	妊娠20週以降に初めて高血圧を発症し，かつ以下(1)(2)のいずれかに該当し，分娩後12週までに正常に復する場合 (1)タンパク尿を伴う (2)タンパク尿を認めなくても，以下①～⑤のいずれかが該当する場合 　　①基礎疾患のない肝機能障害，②進行性の腎障害，③脳卒中・神経障害，④血液凝固障害，⑤子宮胎盤機能不全を伴う場合
妊娠高血圧	妊娠20週以降に初めて高血圧を発症し，分娩後12週までに正常に復する場合で，かつ妊娠高血圧腎症の定義にあてはまらないもの
高血圧合併妊娠	高血圧が妊娠前あるいは妊娠20週までに存在し，加重型妊娠高血圧腎症を発症していない場合

表5-8続き

加重型妊娠 高血圧腎症	(1)高血圧が妊娠前あるいは妊娠20週までに存在し，妊娠20週以降にタンパク尿もしくは基礎疾患のない肝・腎機能障害，脳卒中，神経障害，血液凝固障害のいずれかを伴う場合 (2)高血圧とタンパク尿が妊娠前あるいは妊娠20週までに存在し，妊娠20週以降にいずれかまたは両症状が増悪する場合 (3)タンパク尿のみを呈する腎疾患が妊娠前あるいは妊娠20週までに存在し，妊娠20週以降に高血圧が発症する場合 (4)高血圧が妊娠前あるいは妊娠20週までに存在し，妊娠20週以降に子宮胎盤機能不全を伴う場合

②症候による亜分類

分　類	基　準
重症の定義	(1)妊娠高血圧腎症・妊娠高血圧・加重型妊娠高血圧腎症・高血圧合併妊娠において，血圧が次のいずれかに該当する場合：収縮期血圧160mmHg以上，拡張期血圧110mmHg以上 (2)妊娠高血圧腎症・加重型妊娠高血圧腎症において母体の臓器障害または子宮胎盤機能不全を認める場合

③発症時期による分類

分　類	基　準
早発型	妊娠34週未満に発症するもの
遅延型	妊娠34週以降に発症するもの

※国内では妊娠32週で区分すべきとの意見があるため，今後学会で検討する予定とされている。

２．妊娠期に発症する病態・疾患の栄養管理

（1）低体重，過体重・肥満

　低体重または過体重・肥満のリスクを十分に説明し，リスクを回避するための食生活の改善を指導する。どのような食習慣でどのくらいの食事量が望ましいかは「妊娠前からはじめる妊産婦のための食生活指針」や「妊産婦のための食事バランスガイド」を活用する。栄養管理の方針は，妊娠期間中に適切な体重増加ができるように，低栄養，過剰栄養を防ぐため，現状をふまえて付加量を設定する。

（2）つわりと悪阻

　つわりは月齢が進むと症状が消失するので，極端な栄養障害が生じていなければ様子をみる。極端な栄養障害がある場合では輸液等で栄養補給を行う。特にビタミンB_1不足に注意する。

（3）妊 娠 貧 血

　貧血が改善できるように，食生活の改善を行い，それでもなお症状が改善しなければ，主治医の処方の下，鉄剤の経口摂取をする。鉄を多く含む食品や動物性たんぱく

質，ビタミンCなどの鉄の吸収を促進する栄養素を含む食品を摂取する。お茶やコーヒーに含まれるタンニンやほうれんそうなどの野菜に含まれるシュウ酸，穀類や豆類に含まれるフィチン酸，食物繊維は鉄の吸収を阻害する成分であるため，摂取過剰にならないように注意する。鉄の吸収環境を整えるため，特定の食品に偏らない摂取を指導する。

（4）妊娠高血圧症候群

ストレスを避け安静に過ごし，規則正しい生活を送ることが勧められる。発症および重症化予防のため，妊娠前のBMIに基づいて妊娠中の体重増加量を適切なエネルギー量摂取により管理する。

エネルギー，たんぱく質，食塩相当量，水分の摂取は妊娠高血圧症候群の栄養管理指針（表5-9）に基づき行う。極端な制限にならないように配慮し，ビタミン・ミネラルはできるだけ多く摂取するよう指導する。

栄養管理指針に基づき非妊娠時体重がBMI 24以下の栄養基準を設定した食品構成表例と献立例を示した（表5-10，表5-11）。

表5-9　妊娠高血圧症候群の栄養管理指針（日本産科婦人科学会，2015）

エネルギー	非妊娠時　BMI 24以下　30kcal×理想体重（kg）＋200kcal/日 　　　　　　BMI 24以上　30kcal×理想体重（kg）/日
食塩相当量	7－8g/日（予防には10g/日以下）
水分	口渇を感じない程度の摂取が望ましい。 1日尿量500mL以下や肺水腫では前日尿量に500mLを加える程度にするが，それ以外は制限しない。
たんぱく質	理想体重×1.0g/日（予防には理想体重×1.2－1.4g/日が望ましい）
その他	動物性脂肪と糖質は制限し，高ビタミン食とするのが望ましい。

表5-10　妊娠高血圧症候群の食品構成例（1,900kcal）

食品群	重量（g）
穀類（めし，ゆで麺等）	460
いも類	55
砂糖・甘味料類	5
種実類	5
緑黄色野菜	120
その他の野菜類	230
果実類	150
きのこ類	20
海藻類	15
豆　類	60
魚介類	70
肉　類	70
卵　類	40
乳　類	200
油脂類	10

表5-11　妊娠高血圧症候群の献立例（1,900kcal）

区分	料　理　名	食　品　名	使用量（g）
朝食	ご飯	水稲穀粒・精白米，うるち米	80
		おおむぎ・押麦めし	20
	白菜のみそ汁	えのきたけ-生/たまねぎ-生	各10
		はくさい-生	20
		乾燥わかめ-素干し	1
		油揚げ-生	20
		昆布だし	150
		米みそ・だし入りみそ	8
	焼き魚	べにざけ-生	70
		だいこん・皮なし-生おろし	30
	きんぴらごぼう	ごぼう-生	60
		にんじん・皮つき-生	20
		こんにゃく	20
		さやいんげん-生	10
		ごま油	5
		みりん・本みりん	6
		だししょうゆ	5
		ごま-いり	1
		とうがらし-乾	0.1
	果物	キウイフルーツ・緑肉種-生	80
昼食	トマトと梅のパスタ	トマト-生	70
		しそ・葉-生	5
	※昼食のスパゲッティは20倍の湯に対し，ゆで塩1.5%（21g），ゆで水に19.2g食塩が残留するとして計算。	梅干し-調味漬	5
		スパゲッティ-乾	70
		オリーブ油	6
		にんにく-生	5
		食塩	1
		こしょう・黒，粉	0.05
		ナチュラルチーズ・パルメザン	8
	かぼちゃサラダ	西洋かぼちゃ-生	60
		にんじん・皮なし-生	20
		たまねぎ-生	10
		きゅうり-生	20
		若鶏むね（皮なし）-生	30
		マヨネーズ・全卵型/食塩	10/0.5
	フルーツヨーグルト	プルーン-乾	10
		バナナ-生	50
		ヨーグルト・全脂無糖	70
夕食	ご飯	水稲穀粒・精白米，うるち米	80
		おおむぎ・押麦めし	20
	豚肉とピーマンのカレー炒め	青ピーマン-生/赤ピーマン-生	各30
		こまつな-生	50
		ひじき-乾	1
		ぶた・もも，皮下脂肪なし-生	40
		カレー粉	1
		ごま-いり	3
		オリーブ油	5
	煮豆	いんげんまめ・全粒-乾	20
		車糖・上白糖	10
		食塩	1
	コールスローサラダ	キャベツ-生	30
		きゅうり-生	20
		たまねぎ-生	10
		ぶた・ロースハム	10
		こしょう・白，粉	0.3
		食塩	0.5
		穀物酢/マヨネーズ・全卵型	各5
間食	ナッツ	アーモンド-いり（無塩）	5
		くるみ-いり	5

表5-12　妊娠高血圧症候群の献立例の栄養価

区分	エネルギー（kcal）	たんぱく質（g）	脂質（g）	炭水化物（g）	ナトリウム（mg）	カリウム（mg）	カルシウム（mg）	食塩相当量（g）
朝食	655	30.3	17.2	102.6	763	1,377	211	1.9
昼食	623	25.7	20.5	94.3	986	1,219	251	2.5
夕食	604	23.3	15.8	99.4	764	1,118	199	1.9
間食	66	1.7	6.1	1.6	0	64	17	0.0
合計	1,947	81	60	298	2,513	3,778	678	6.3

たんぱく質（%E）	脂質（%E）	炭水化物（%E）
16.6	27.6	55.8

※日本食品標準成分表2020（八訂）を用いて，確からしいエネルギー値を使った。エネルギー産生栄養素の摂取量推定については便宜上，従来のたんぱく質・脂質・炭水化物の値を使って計算している。

非妊娠時体重BMI 24以下，標準体重57kgの場合
エネルギー　　　30kcal×57kg ＋ 200kcal ＝ 1,910kcal/日≒1,900kcal/日
たんぱく質　　　57kg × 1g ＝ 57g/日
食塩相当量　　　7～8g/日

（5）妊娠糖尿病

妊娠中に発症する糖代謝異常は，①妊娠糖尿病，②妊娠中の明らかな糖尿病，③糖尿病合併妊娠がある（表5-13）。妊娠糖尿病の摂取エネルギー管理（表5-14）に従い，

表5-13　妊娠糖尿病の診断基準

妊娠糖尿病 gestational diabetes mellitus (GDM)	75g糖負荷試験（OGTT）において,次の基準の1点以上を満たした場合に診断する。 　①空腹時血糖値≧92mg/dL 　②1時間値≧180mg/dL 　③2時間値≧153mg/dL
妊娠中の明らかな糖尿病 overt diabetes in pregnancy（注1）	以下のいずれかを満たした場合に診断する。 　①空腹時血糖値≧126mg/dL 　②HbA1c値≧6.5% ＊随時血糖値≧200mg/dLあるいは75gOGTTで2時間値≧200mg/dLの場合は，妊娠中の明らかな糖尿病の存在を念頭に置き，①または②の基準を満たすかどうか確認する。（注2）
糖尿病合併妊娠 pregestational diabetes mellitus	①妊娠前にすでに診断されている糖尿病 ②確実な糖尿病網膜症があるもの

注1. 妊娠中の明らかな糖尿病には，妊娠前に見逃されていた糖尿病と，妊娠中の糖代謝の変化の影響を受けた糖代謝異常，および妊娠中に発症した1型糖尿病が含まれる。いずれも分娩後は診断の再確認が必要である。血糖値もしくはHbA1c上昇のいずれか一回で診断可能である。
注2. 妊娠中，特に妊娠後期は妊娠による生理的なインスリン抵抗性の増大を反映して糖負荷後血糖値は非妊時よりも高値を示す。そのため，随時血糖値や75gOGTT負荷後血糖値は非妊時の糖尿病診断基準をそのまま当てはめることはできない。
　これらは妊娠中の基準であり，出産後は改めて非妊娠時の「糖尿病の診断基準」に基づき再評価することが必要である。
（出典）日本糖尿病・妊娠学会と日本糖尿病学会との合同委員会：妊娠中の糖代謝異常と診断基準の統一化について，2015

「糖尿病食事療法のための食品交換表」を活用して，各食事の摂取食品群とエネルギー配分を行う。1日の食事回数を6回程度の分回食にすることで高血糖や低血糖を予防し血糖値をコントロールする。

表5-14　糖代謝異常妊婦におけるエネルギー管理

妊娠時期	日本糖尿病学会	日本産婦人科学会
妊娠初期	非肥満（非妊時BMI＜25）： 　　標準体重×30＋50kcal 肥　満（非妊時BMI≧25）： 　　標準体重×30kcal	普通体格の妊婦（非妊時BMI＜25）： 　　標準体重×30＋200kcal 肥満妊婦（非妊時BMI≧25）： 　　標準体重×30kcal
妊娠中期	非肥満（非妊時BMI＜25）： 　　標準体重×30＋250kcal 肥　満（非妊時BMI≧25）： 　　標準体重×30kcal	
妊娠後期	非肥満（非妊時BMI＜25）： 　　標準体重×30＋450kcal 肥　満（非妊時BMI≧25）： 　　標準体重×30kcal	

（出典）日本糖尿病学会編著：糖尿病診療ガイドライン2016，南江堂，2016，p.378

3．授乳期の栄養と病態・疾患

授乳期に起こりやすい病態・疾患を表5-15にまとめた。この時期は，母乳による授乳が適切に行われるように健康管理が必要となる。

表5-15　授乳期に発症する病態・疾患

病態・疾患名	概　　要
低体重・低栄養	分娩後，低栄養素状態が続くと，母乳の分泌量や栄養成分にも影響するため，体重減少が激しい場合は，その原因を確認し，食事摂取量が関係している場合は，適切な摂取量を摂取できるよう指導する。
摂食障害	分娩後の内分泌環境の変化，育児に関する将来不安などから食欲不振に陥る。ひどい場合は，摂食障害となる。この状態が長引く場合は，産後うつ病の可能性もあるので，注意して経過を観察し，不安を軽減できるようなケアを行う。
過体重	分娩後，妊娠前の体重に戻るための体重減少が少ないか，または体重が戻らず増加した場合は体重減少させるケアが必要となる。食事摂取量，間食の取り方，身体活動量の低下など，エネルギーの収支バランスを確認する。
乳房の疾患	乳頭の異常，損傷，乳腺炎などが生じた場合は，母乳による授乳が困難となる。乳腺炎の治療が必要な場合は，母乳による授乳を中止する。

4　妊娠期，授乳期の食事摂取基準

1．妊娠期の食事摂取基準

「日本人の食事摂取基準（2020年版）」に基づき，妊婦は非妊娠時の食事摂取基準に付加量を付加するか設定された目安量を活用して，栄養管理を行う。付加量は，妊娠

前のBMIの判定で「ふつう」体型の妊婦が，約3,000gの正常体重である単胎正期産児を出産するのに必要なエネルギーと栄養素とし，妊娠期間の体重増加は約11kgを想定している。そのため，活用にあたっては，妊娠前のBMI値を考慮しながら，「やせ体型」，「肥満体型」への付加量は体重増加推奨量に応じた個別対応が必要となる。また，妊娠時期（初期，中期，後期）に応じてエネルギー及び栄養素に過不足がないように，栄養状態を維持する必要がある。妊娠期のカルシウム摂取量については，腸管からのカルシウム吸収率が高まること，妊娠中に尿中カルシウム排泄量が増加することから，妊婦の非妊娠時の推奨量とし，付加量は必要ない。このように，策定の根拠とした栄養学も妊婦の栄養指導で活用できる（表5-16，表5-17）。

表5-16　妊娠期のエネルギーおよび主な栄養素の付加量の算定根拠

栄　養　素	参　　考
エネルギー	妊娠期間中の基礎代謝量の変化は体重増加率とほぼ一致し，妊娠全期間における体重1kgあたりの総エネルギー消費量は差がない。総エネルギー消費の変化分は，体重増加を11kgとすると，初期＋19kcal/日，中期＋77kcal/日，後期＋285kcal/日と計算される。各妊娠期のたんぱく質および脂肪としてのエネルギー蓄積量の推定値は，初期44kcal/日，中期167kcal/日，後期170kcal/日となる。妊娠各期の総エネルギー消費の変化分＋エネルギー蓄積量の推定値をエネルギー付加量として求め，50kcal単位で丸め処理を行った。
たんぱく質	体たんぱく質蓄積量は体カリウム蓄積量から計算でき，これを体重増加量11kgとして補正し，1日あたりの体たんぱく質蓄積量を算出した。この値にたんぱく質の蓄積効率43%を加味して付加量とした。 体たんぱく質蓄積量（g/日）＝体カリウム蓄積量÷2.15×6.25 妊娠期のたんぱく質蓄積比＝初期：中期：後期＝0：1：3.9
ビタミンA	胎児へのビタミンAの移行蓄積量を付加する必要がある。妊娠期間最後の3か月でほとんどの量が蓄積されるため，初期および中期の付加量は0（ゼロ）とし後期に付加量を設定した。37〜40週の胎児では，肝臓のビタミンA蓄積量1800μgであり，その2倍の3600μgが妊娠期間中に胎児に蓄積される。
ビタミンB$_1$	エネルギー要求量に応じて増大する代謝特性から，代謝が亢進される妊娠後期のエネルギー付加量の増加分に合わせて算定した値を妊娠全期間の必要量とした。 推定平均必要量＝0.45mg/1000kcal
ビタミンB$_2$	エネルギー要求量に応じて増大する代謝特性から，代謝が亢進される妊娠後期のエネルギー付加量の増加分に合わせて算定した値を妊娠全期間の必要量とした。 推定平均必要量＝0.50mg/1000kcal
葉　　酸	妊婦の赤血球の葉酸レベルを適正量に維持することができた量を用いて設定した。葉酸不足は，胎児の神経管閉鎖障害のリスクとなるが，神経管の閉塞は受胎後およそ28日におこる。その時期は特定困難なため，妊娠可能な時期はとくに葉酸の不足がないように摂取するのが望ましい。
鉄	妊娠期間は，胎児・胎盤・臍帯への鉄貯蔵，母体の血漿量増加に伴う鉄需要の増加によって，鉄の需要が高まる。この需要の高まりは，妊娠中期と後期に集中する。妊娠期間の鉄必要量は，初期0.32mg/日，中期2.68mg/日，後期3.64mg/日とし，鉄吸収率（初期15%，中期・後期は40%）を加味した。

表5-17　妊婦・授乳婦の食事摂取基準

エネルギー	推定エネルギー必要量[1,2]			
	妊　　　婦		授　　乳　　婦	
エネルギー　　　（kcal/日）	（初期）＋50		＋350	
	（中期）＋250			
	（後期）＋450			

栄　養　素		推定平均必要量[3]		推奨量[3]		目安量		目標量	
		妊　婦	授乳婦	妊　婦	授乳婦	妊　婦	授乳婦	妊　婦	授乳婦
たんぱく質　　　　（g/日）		（初期）＋0	＋15	（初期）＋0	＋20	（初期）—	—	（初期）—	—
		（中期）＋5		（中期）＋5		（中期）—		（中期）—	
		（後期）＋20		（後期）＋25		（後期）—		（後期）—	
（％ エネルギー）		（初期）—	—	（初期）—	—	（初期）—	—	（初期）13〜20[4]	15〜20[4]
		（中期）—		（中期）—		（中期）—		（中期）13〜20[4]	
		（後期）—		（後期）—		（後期）—		（後期）15〜20[4]	
脂質	脂質　　（％ エネルギー）	—	—	—	—	—	—	20〜30[4]	20〜30[4]
	飽和脂肪酸（％ エネルギー）	—	—	—	—	—	—	7以下[4]	7以下[4]
	n−6系脂肪酸　（g/日）	—	—	—	—	9	10	—	—
	n−3系脂肪酸　（g/日）	—	—	—	—	1.6	1.8	—	—
炭水化物	炭水化物　（％ エネルギー）	—	—	—	—	—	—	50〜65[4]	50〜65[4]
	食物繊維　　　　（g/日）	—	—	—	—	—	—	18以上	18以上
ビタミン	脂溶性 ビタミンA（μgRAE/日）[5]	（初・中期）＋0	＋300	（初・中期）＋0	＋450	（初・中期）—	—	（初・中期）—	—
		（後期）＋60		（後期）＋80		（後期）—		（後期）—	
	ビタミンD　　（μg/日）	—	—	—	—	8.5	8.5	—	—
	ビタミンE　　（mg/日）[6]	—	—	—	—	6.5	7.0	—	—
	ビタミンK　　（μg/日）	—	—	—	—	150	150	—	—
	水溶性 ビタミンB1　（mg/日）	＋0.2	＋0.2	＋0.2	＋0.2	—	—	—	—
	ビタミンB2　（mg/日）	＋0.2	＋0.5	＋0.3	＋0.6	—	—	—	—
	ナイアシン　（mgNE/日）	＋0	＋3	＋0	＋3	—	—	—	—
	ビタミンB6　（mg/日）	＋0.2	＋0.3	＋0.2	＋0.3	—	—	—	—
	ビタミンB12　（μg/日）	＋0.3	＋0.7	＋0.4	＋0.8	—	—	—	—
	葉酸　　　　（μg/日）[7,8]	＋200	＋80	＋240	＋100	—	—	—	—
	パントテン酸（mg/日）	—	—	—	—	5	6	—	—
	ビオチン　　（μg/日）	—	—	—	—	50	50	—	—
	ビタミンC　（mg/日）	＋10	＋40	＋10	＋45	—	—	—	—
ミネラル	多量 ナトリウム　（mg/日）	600	600	—	—	—	—	—	—
	（食塩相当量）　（g/日）	1.5	1.5	—	—	—	—	6.5未満	6.5未満
	カリウム　　（mg/日）	—	—	—	—	2,000	2,200	2,600以上	2,600以上
	カルシウム　（mg/日）	＋0	＋0	＋0	＋0	—	—	—	—
	マグネシウム（mg/日）	＋30	＋0	＋40	＋0	—	—	—	—
	リン　　　　（mg/日）	—	—	—	—	800	800	—	—
	微量 鉄　（mg/日）	（初期）＋2.0	＋2.0	（初期）＋2.5	＋2.5	（初期）—	—	（初期）—	—
		（中・後期）＋8.0		（中・後期）＋9.5		（中・後期）—		（中・後期）—	
	亜鉛　　　　（mg/日）	＋1	＋3	＋2	＋4	—	—	—	—
	銅　　　　　（mg/日）	＋0.1	＋0.5	＋0.1	＋0.6	—	—	—	—
	マンガン　　（mg/日）	—	—	—	—	3.5	3.5	—	—
	ヨウ素　　　（μg/日）[9]	＋75	＋100	＋110	＋140	—	—	—	—
	セレン　　　（μg/日）	＋5	＋15	＋5	＋20	—	—	—	—
	クロム　　　（μg/日）	—	—	—	—	10	10	—	—
	モリブデン　（μg/日）	＋0	＋3	＋0	＋3	—	—	—	—

1　エネルギーの項の参考表に示した付加量である。
2　妊婦個々の体格や妊娠中の体重増加量及び胎児の発育状況の評価を行うことが必要である。
3　ナトリウム（食塩相当量）を除き，付加量である。
4　範囲に関しては，おおむねの値を示したものであり，弾力的に運用すること。
5　プロビタミンAカロテノイドを含む。
6　α-トコフェロールについて算定した。α-トコフェロール以外のビタミンEは含んでいない。
7　妊娠を計画している女性，妊娠の可能性がある女性及び妊娠初期の妊婦は，胎児の神経管閉鎖障害のリスク低減のために，通常の食品以外の食品に含まれる葉酸（狭義の葉酸）を 400μg/日摂取することが望まれる。
8　付加量は，中期及び後期にのみ設定した。
9　妊婦及び授乳婦の耐容上限量は，2,000μg/日とした。
（出典）厚生労働省：「日本人の食事摂取基準（2020年版）」策定検討会報告書，2019，p.379，p.385

２．授乳期の食事摂取基準

授乳期は，母親と乳児が安心して授乳環境を保てるように，十分な支援体制が必要

表5-18　授乳等の支援のポイント

	母乳の場合	育児用ミルクを用いる場合
妊娠期	・母子にとって母乳は基本であり，母乳で育てたいと思っている人が無理せず自然に実現できるよう，妊娠中から支援を行う。 ・妊婦やその家族に対して，具体的な授乳方法や母乳（育児）の利点等について，両親学級や妊婦健康診査等の機会を通じて情報提供を行う。 ・母親の疾患や感染症，薬の使用，子どもの状態，母乳の分泌状況等の様々な理由から育児用ミルクを選択する母親に対しては，十分な情報提供の上，その決定を尊重するとともに，母親の心の状態に十分に配慮した支援を行う。 ・妊婦及び授乳中の母親の食生活は，母子の健康状態や乳汁分泌に関連があるため，食事のバランスや禁煙等の生活全般に対する配慮事項を示した「妊産婦のための食生活指針」を踏まえた支援を行う。	
授乳の開始から授乳のリズムの確立まで	・特に出産後から退院までの間は母親と子どもが終日，一緒にいられるように支援する。 ・子どもが欲しがるとき，母親が飲ませたいときには，いつでも授乳できるように支援する。 ・母親と子どもの状態を把握するとともに，母親の気持ちや感情を受けとめ，あせらず授乳のリズムを確立できるよう支援する。 ・子どもの発育は出生体重や出生週数，栄養方法，子どもの状態によって変わってくるため，乳幼児身体発育曲線を用い，これまでの発育経過を踏まえるとともに，授乳回数や授乳量，排尿排便の回数や機嫌等の子どもの状態に応じた支援を行う。 ・できるだけ静かな環境で，適切な子どもの抱き方で，目と目を合わせて，優しく声をかける等授乳時の関わりについて支援を行う。 ・父親や家族等による授乳への支援が，母親に過度の負担を与えることのないよう，父親や家族等への情報提供を行う。 ・体重増加不良等への専門的支援，子育て世代包括支援センター等をはじめとする困った時に相談できる場所の紹介や仲間づくり，産後ケア事業等の母子保健事業等を活用し，きめ細かな支援を行うことも考えられる。	
	・出産後はできるだけ早く，母子がふれあって母乳を飲めるように支援する。 ・子どもが欲しがるサインや，授乳時の抱き方，乳房の含ませ方等について伝え，適切に授乳できるよう支援する。 ・母乳が足りているか等の不安がある場合は，子どもの体重や授乳状況等を把握するとともに，母親の不安を受け止めながら，自信をもって母乳を与えることができるよう支援する。	・授乳を通して，母子・親子のスキンシップが図られるよう，しっかり抱いて，優しく声かけを行う等暖かいふれあいを重視した支援を行う。 ・子どもの欲しがるサインや，授乳時の抱き方，哺乳瓶の乳首の含ませ方等について伝え，適切に授乳できるよう支援する。 ・育児用ミルクの使用方法や飲み残しの取扱等について，安全に使用できるよう支援する。
授乳の進行	・母親等と子どもの状態を把握しながらあせらず授乳のリズムを確立できるよう支援する。 ・授乳のリズムの確立以降も，母親等がこれまで実践してきた授乳・育児が継続できるように支援する。	
	・母乳育児を継続するために，母乳不足感や体重増加不良などへの専門的支援，困った時に相談できる母子保健事業の紹介や仲間づくり等，社会全体で支援できるようにする。	・授乳量は，子どもによって授乳量は異なるので，回数よりも1日に飲む量を中心に考えるようにする。そのため，育児用ミルクの授乳では，1日の目安量に達しなくても子どもが元気で，体重が増えているならば心配はない。 ・授乳量や体重増加不良などへの専門的支援，困った時に相談できる母子保健事業の紹介や仲間づくり等，社会全体で支援できるようにする。
離乳への移行	・いつまで乳汁を継続することが適切かに関しては，母親等の考えを尊重して支援を進める。 ・母親等が子どもの状態や自らの状態から，授乳を継続するのか，終了するのかを判断できるように情報提供を心がける。	

※混合栄養の場合は母乳の場合と育児用ミルクの場合の両方を参考にする。
（出典）厚生労働省：授乳・離乳の支援ガイド，2019，p.21

である。「授乳・離乳の支援ガイド」（厚生労働省，2019年3月）では授乳を通じて健やかな子どもを育てる育児支援がねらいであり，授乳等の支援のポイント（表5-18）を揚げている。乳児にかかわる保健医療従事者がこの考え方を理解し，一貫した支援が重要であるとされている。栄養学的には，母体の体重増加分の減少と母乳分泌に伴う消費量を考慮した管理が必要である。妊娠期と同様，非妊娠時の基準値に授乳期の付加量を付加して栄養管理を行う（表5-17参照）。1日の泌乳量は泌乳時期差，個人差があるが，全期間を通じて780mLの付加量として策定されている。授乳婦が摂取した栄養素の母乳中成分への影響が異なるため，摂取状況に依存する成分は過不足のないようにする必要がある（表5-19）。

表5-19　乳汁中栄養素含有量に影響する要因

母乳中の栄養素含有量に影響する因子	栄　養　素
授乳婦の摂取状況に依存	脂質（脂肪酸組成），ビタミンA，ビタミンE，ビタミンK，ビタミンB_1，ビタミンB_2，ナイアシン，ビタミンB_6，パントテン酸，ビオチン，ビタミンC，マンガン，ヨウ素，セレン
授乳婦の体内貯蔵量に依存	脂質，ビタミンD，葉酸
授乳婦の摂取状況や体内貯蔵量に関係なく一定	たんぱく質，ビタミンB_{12}，ナトリウム，カリウム，カルシウム，マグネシウム，リン，鉄，亜鉛，銅，クロム

（出典）厚生労働省：日本人の食事摂取基準（2010年版）策定検討会報告書，2009，p.286

5　食品構成と献立例（非妊娠時との比較）

1．妊娠期，授乳期の食品構成

「日本人の食事摂取基準（2020年版）」では，20歳代および30歳代女性の身体活動レベルⅡにあたる推定エネルギー必要量（kcal/日）は，それぞれ2,000kcal/日，2,050kcal/日である。

ここではこの必要量の平均を算定し，20～30歳代に適応できる献立として2,000kcal/日の食品構成と献立展開例を示す（表5-20）。

表5-20　妊娠期・授乳期の1日の食品構成例

身体活動レベルⅡ（非妊娠時 2,000kcal）20〜30歳代女性

食 品 群	非妊娠時(g)	妊娠初期(g)	妊娠中期(g)	妊娠後期(g)	授乳期(g)
穀類（めし,ゆで麺等）	470	470	520	570	570
いも類	60	60	70	80	80
砂糖・甘味料類	5	5	5	5	5
種実類	5	5	5	5	5
緑黄色野菜	140	140	140	140	140
その他の野菜	260	260	260	260	260
果実類	150	150	200	200	200
きのこ類	20	20	20	20	20
海藻類	15	15	15	15	15
豆類	60	60	75	90	90
魚介類	100	100	100	110	110
肉類	90	90	90	90	90
卵類	55	55	55	60	60
乳類	200	200	210	220	220
油脂類	10	10	12	12	12

2．妊娠期，授乳期の献立例

　妊娠期から授乳期の1日の食品構成をもとに作成した献立の展開とエネルギー・栄養素等摂取量の一例を示す（表5-21，表5-22）。

表5-21　非妊娠時からの献立展開

区分	料理名	食品名	非妊娠時（g）	妊娠初期（g）	妊娠中期（g）	妊娠後期（g）	授乳期（g）
朝食	ご飯	水稲穀物・精白米，うるち米	70	85	85	90	90
		おおむぎ・押麦・めし	20	20	20	30	30
	みそ汁	乾燥わかめ	1	1	1	1	1
		たまねぎ-生	10	10	10	10	10
		葉ねぎ-生	5	5	5	5	5
		油揚げ-生	20	20	20	20	20
		米みそ・甘みそ	6	6	6	6	6
		かつお・昆布だし	150	150	150	150	150
	おろし納豆	糸ひき納豆	40	40	40	40	40
		だいこん・皮なし-生おろし	20	20	20	20	20
		葉ねぎ-生	5	5	5	5	5
		ごま-いり	1	1	1	1	1
		ぽん酢しょうゆ	3	3	3	3	3
	小松菜のしらすあえ	こまつな-生	70	70	70	70	70
		ぶなしめじ-生	40	40	40	40	40
		しらす干し-微乾燥品	10	10	10	10	10
		かつお節	1	1	1	1	1
		こいくちしょうゆ（減塩）	4	4	4	4	4

区分	料理名	食品名	非妊娠時（g）	妊娠初期（g）	妊娠中期（g）	妊娠後期（g）	授乳期（g）
	里芋の煮物	さといも-生	60	60	60	60	60
		だいこん・皮なし-生	40	40	40	40	40
		昆布だし-煮出し	100	100	100	100	100
		がんもどき			10	10	10
		みりん・本みりん	5	5	5	5	5
		こいくちしょうゆ（減塩）	4	4	4	4	4
		調合油	3	3	3	3	3
昼食	ミックスサンド	全粒粉パン	110	110	110	110	110
		鶏卵・全卵-生	40	50	50	50	50
		マヨネーズ・全卵型	5	5	5	5	5
		サラダな-生	5	5	5	5	5
		ナチュラルチーズ・カテージ	8	8	8	8	8
		トマト-生	20	20	20	20	20
		きゅうり-生	10	10	10	10	10
		有塩バター	1	1	1	1	1
		からし・練	0.4	0.4	0.4	0.4	0.4
	ごぼうサラダ	ごぼう-生	50	50	50	50	50
		にんじん，皮なし-生	20	20	20	20	20
		きくらげ-ゆで	10	10	10	10	10
		まぐろ・水煮	20	20	20	20	20
		ごま-いり	1	1	1	1	1
		マヨネーズ・全卵型	4	4	4	4	4
	コーンポタージュ	スイートコーン・缶詰，クリームスタイル	40	40	40	40	40
		たまねぎ-生	10	10	10	10	10
		オリーブ油	4	4	4	4	4
		洋風だし	30	30	30	30	30
		薄力粉・1等	5	5	5	5	5
		食塩不使用バター	4	4	4	4	4
		普通牛乳	120	120	120	120	120
		こしょう・白，粉	0.05	0.05	0.05	0.05	0.05
		パセリ-生	0.5	0.5	0.5	0.5	0.5
夕食	ご飯	水稲穀粒・精白米，うるち米	80	85	85	90	90
		おおむぎ・押麦・めし	20	20	20	30	30
	ロールキャベツ	うし・ひき肉-生	20	20	20	40	20
		ぶた・ひき肉-生	30	30	30	60	30
		たまねぎ-生	30	30	30	60	30
		生しいたけ-生	20	20	20	40	20
		鶏卵・全卵-生	10	10	10	20	10
		パン粉-乾	5	5	5	10	5
		こしょう・白，粉	0.05	0.05	0.05	0.1	0.05
		キャベツ-生	100	100	100	200	100
		洋風だし	180	180	180	180	180
		トマトケチャップ	10	10	10	10	10
		こしょう・黒，粉	0.05	0.05	0.05	0.05	0.05
	れんこんと貝柱の炒め物	ほたてがい-生	20	20	20	20	20
		れんこん-生	60	60	60	60	60
		にんじん・皮なし-生	30	30	30	30	30
		オリーブ油	4	4	4	4	4
		オイスターソース	4	4	4	4	4

区分	料理名	食品名	非妊娠時（g）	妊娠初期（g）	妊娠中期（g）	妊娠後期（g）	授乳期（g）
	切干し大根の酢の物	切干し大根 - 乾	8	8	8	8	8
		ブロッコリー - 生	10	10	10	10	10
		にんじん，皮なし - 生	10	10	10	10	10
		あさり・缶詰，水煮			10	10	10
		ひじき・ほしひじき・鉄釜 - ゆで			20	20	20
		米酢	5	5	5	5	5
		車糖・上白糖	5	5	5	5	5
間食	ミックスジュース	オレンジ - ストレートジュース	100	100	100	100	150
		にんじん - ジュース	100	100	100	100	150
	果物	りんご，皮なし - 生			60	60	60
		バナナ - 生			100	100	100
	ヨーグルト	ヨーグルト・脱脂加糖			70	70	70

表5-22　1日のエネルギーと栄養素摂取量（表5-21献立分）

区分	エネルギー(kcal)	たんぱく質 (g)	脂質 (g)	炭水化物 (g)	ナトリウム (mg)	カリウム (mg)	カルシウム (mg)	鉄 (mg)	葉酸 (μg)	食塩相当量 (g)
非妊娠時	2,004	79.4	64.6	302.9	2,534	4,530	710	12.8	554	6.4
妊娠初期	2,053	81.2	65.7	310.7	2,548	4,552	715	13.1	560	6.4
妊娠中期	2,258	89.1	68.3	351.9	2,658	5,130	864	17.4	592	6.8
妊娠後期	2,496	102.6	79.5	377.1	2,729	5,501	921	18.9	666	7.0
授乳期	2,353	91.0	69.0	374.0	2,669	5,376	876	17.7	613	6.8

区分	たんぱく質 (%E)	脂質 (%E)	炭水化物 (%E)
非妊娠時	15.8	29.0	55.2
妊娠初期	15.8	28.8	55.4
妊娠中期	15.8	27.2	57.0
妊娠後期	16.4	28.7	54.9
授乳期	15.4	26.2	58.4

※日本食品標準成分表2020年版（八訂）を用いて，確からしいエネルギー値を使った。エネルギー産生栄養素の摂取量推定については便宜上，従来のたんぱく質・脂質・炭水化物の値を使って計算している。

ケーススタディー

【対象者プロフィール】

妊娠26週（初産，単胎妊娠），年齢27歳

【栄養アセスメント結果】

身体計測：身長155.0cm，現在の体重48.0kg（妊娠前の体重43.0kg，妊娠前のBMI 17.9kg/m²），腹囲75cm，子宮底長23cm

臨床検査：赤血球数310×10⁴/μL，ヘモグロビン11.0g/dL，血清フェリチン値55ng/mL，ヘマトクリット32.0%，中性脂肪59mg/dL，LDL-コレステロール87mg/dL，HDL-コレステロール68mg/dL，空腹時血糖94mg/dL，尿タンパク陰性，尿糖陰性，血圧135/85mmHg

臨床診査：浮腫陰性

食事調査：食事記録2日分

生活活動記録：安静11時間，立つ6時間，歩く1時間，買い物などでゆっくり歩く2時間，料理，後片付け3時間，掃除1時間

【栄養アセスメントのポイント】

・妊娠期間3区分（初期・中期・後期）のうち，いずれの時期であるか確認する。

・妊娠前の体重からBMIを算出し，妊娠期間の推奨体重増加量を確認する。推奨体重増加量に比べ，低体重・過体重がないかを評価する。

・臨床検査値を基準値と比較して問題がないか確認する。特に妊娠期におこりやすい妊娠高血圧症候群，妊娠糖尿病，妊娠貧血等の傾向がないか評価する。

・食事摂取基準は，非妊娠時の基準値に対して妊娠3期間別の付加量を加味して決定する。妊娠時の鉄の基準は「月経なし」を使用する。

・妊娠期間中の体重増加量が推奨増加量範囲でない場合は，エネルギー摂取量の調整を行うが，妊娠期間中については，極端な体重減少が起こらないように考慮する。生活活動記録から現在の身体活動レベルを求め，付加量は必要に応じて補正する。

・食事記録の栄養価計算結果の平均を求め，栄養素の過不足傾向（特にエネルギー，食塩相当量，脂質，葉酸，鉄，カルシウム，食物繊維など）や食品摂取の偏りがないか確認する。特に臨床検査等で問題がある場合は，その改善のために必要な栄養素を補給できる食事管理を行う。

1 食事記録から，1日のエネルギー・栄養素の摂取量を算出してみましょう。

2 栄養アセスメント内容を評価し，結果から対象者の問題点をあげてみましょう。

3 対象者の問題点について，改善目標とケアプランを立ててみましょう。

4 対象者に提案する食事プランを考えてみましょう。

食事記録（1日目）

区分	料理名	食 品 名	重量(g)
朝食	ご 飯	水稲めし・精白米，うるち米	194
	目玉焼き	鶏卵・全卵-生	52
		調合油	3
		こいくちしょうゆ	3
	マグロの煮付け	くろまぐろ・赤身-生	37
		車糖・上白糖	1
		こいくちしょうゆ	3
	トマト	トマト-生	88
昼食	ナポリタン	スパゲティ-ゆで	205
		にんじん，皮なし-生	35
		たまねぎ-生	65
		ぶた・ウインナーソーセージ	20
		トマトケチャップ	35
		食塩	0.5
		こしょう・黒，粉	0.02
		ミニトマト-生	30
		調合油	5
	牛 乳	普通牛乳	205
夕食	ご 飯	水稲めし・精白米，うるち米	216
	鶏肉の照り焼き	若鶏肉・もも，皮つき-生	120
		こしょう・黒，粉	0.2
		調合油	5
		こいくちしょうゆ	5
		みりん・本みりん	5
		清酒・普通酒	3
		車糖・上白糖	1
	野菜炒め	しばえび-生	15
		たけのこ-ゆで	40
		キャベツ-生	36
		たまねぎ-生	30
		にんじん 皮なし-生	30
		するめいか-生	15
		食塩	1
		こしょう・黒，粉	0.2
		調合油	5
	筍の煮つけ	たけのこ-ゆで	92
		車糖・上白糖	6
		こいくちしょうゆ	12
		清酒・普通酒	3
	サラダ	トマト-生	65
		きゅうり-生	30
		レタス-生	55
		和風ドレッシング	8
	お茶	せん茶・浸出液	250

区分	料理名	食 品 名	重量(g)
間食	チョコレート	ミルクチョコレート	30
	お茶	ウーロン茶・浸出液	180

食事記録（2日目）

区分	料理名	食 品 名	重量(g)
朝食	トースト	食パン	120
	スクランブルエッグ	鶏卵・全卵-生	60
		普通牛乳	16
		食塩	0.5
		こしょう・黒，粉	0.02
		有塩バター	4
	トマト	トマト-生	70
昼食	ざるそば	そば-ゆで	200
		根深ねぎ-生	7
		わさび-練り	2
		めんつゆ・ストレート	75
		かつおだし・荒節	12
		あまのり-焼きのり	0.2
夕食	ご飯	水稲めし・精白米，うるち米	240
	大根の味噌汁	だいこん・皮なし-ゆで	17
		さやいんげん-ゆで	7
		かつおだし	160
		米みそ・淡色辛みそ	8
	豚肉の生姜焼き	ぶた・かた，脂身つき-生	70
		しょうが-生	3
		こいくちしょうゆ	5
		清酒・普通酒	5
		車糖・上白糖	3
		調合油	2
	マカロニサラダ	マカロニ-ゆで	80
		トマト-生	50
		きゅうり-生	30
		りんご，皮なし-生	35
		マヨネーズ・全卵型	3
		中濃ソース	8
	お茶	せん茶・浸出液	500
間食	ショートケーキ	ショートケーキ	90
		いちご-生	9
	菓子パン	メロンパン	120
	紅茶	紅茶・浸出液	200

第6章

新生児期，乳児期の栄養管理

1 新生児期，乳児期の特性

　乳児期は，身体的・生理的発育が盛んな時期であり，体重1kgあたりで必要なエネルギーや栄養素の量が成人より多い。栄養補給方法は，乳汁を吸う「哺乳」から，食物を咀嚼して摂取する「摂食」へ移行する時期である。満1歳までを乳児期，このうち，生後28日までを新生児期といい，食生活の基礎を築く大切な時期と考えられる。

1．身体的発育

（1）身体計測値

　図6-1に乳児身体発育曲線（身長・体重）を示す。経時的な実測値の変化が3パーセンタイル〜97パーセンタイルの基準曲線に沿っているかを目安とする。出生時の身長は約50cm，体重は約3kgであり，生後1年で身長は約1.5倍，体重は約3倍になる。

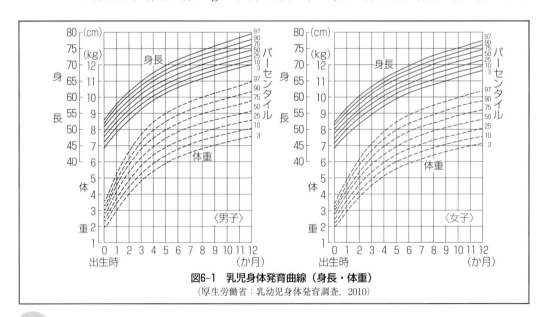

図6-1　乳児身体発育曲線（身長・体重）
（厚生労働省：乳幼児身体発育調査，2010）

なお，出生時体重が2,500g未満の児を「低出生体重児」という。

出生時の頭囲は約33cm，胸囲は約32cmであり，頭囲が胸囲よりも大きいが，生後1年で頭囲と胸囲はほぼ同じ値になる[1]。

（2）乳歯の萌出状況

萌出時期には個人差があるが，通常，最初に下の前歯（乳中切歯）2本が生後7，8か月頃に生え始め，3歳前後には上下20本の乳歯が生え揃う（図6-2）。

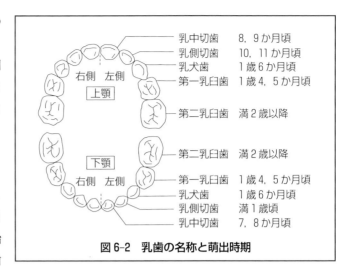

乳中切歯	8，9か月頃
乳側切歯	10，11か月頃
乳犬歯	1歳6か月頃
第一乳臼歯	1歳4，5か月頃
第二乳臼歯	満2歳以降

右側　左側
上顎

下顎
右側　左側

第二乳臼歯	満2歳以降
第一乳臼歯	1歳4，5か月頃
乳犬歯	1歳6か月頃
乳側切歯	満1歳頃
乳中切歯	7，8か月頃

図6-2　乳歯の名称と萌出時期

2．生理機能の発達

（1）摂食機能

大脳皮質の発達に伴い，哺乳反射による哺乳から随意的な哺乳へと変化する。新生児の口腔や咽頭は哺乳を行うのに適した形態となっているが，成長とともに喉頭の位置が下がり，咽頭腔が拡大するため，生後5〜6か月の離乳を開始した後は口唇を閉鎖した嚥下を獲得する。また，ほぼ同時期に捕食機能も獲得する。その後は，離乳の進行に伴い，食物を歯ぐきで押しつぶす動きやすりつぶす動きができるようになり，自食への準備が進む（表6-1）。

表6-1　摂食機能の発達過程

	機能獲得過程	月齢の目安	特徴的な動き
介助食べが主	経口摂取準備期	〜4か月	哺乳反射，指しゃぶり，玩具なめ，舌突出
	嚥下機能獲得期	5，6か月	下唇の内転，開口時の舌先の固定，咽頭への食塊移送
	捕食機能獲得期	5，6か月	顎・口唇の随意閉鎖，上唇での擦り取り
	押しつぶし機能獲得期	7，8か月	口角の水平の動き，舌の口蓋前方への押しつけ
	すりつぶし機能獲得期	9〜11か月	下顎の偏移，口角の引き（左右非対称）
自食が主	自食準備期	12〜18か月	歯固め遊び，手づかみ遊び
	手づかみ機能獲得期	12〜18か月	口唇中央部からの捕食，前歯咬断，頸部廻旋の消失
	食具食べ機能獲得期	12〜18か月	口唇中央部からの食具の挿入，口唇での捕食

（出典）向井美恵：食べる機能の発達とその獲得—手づかみ食べの重要性を含めて—，臨床栄養，111，1，2007，33-38

（2）消化管機能

成人の胃と異なり，乳児の胃はくびれがなく，とっくり型である。また，噴門の括約筋が未発達なためしっかりと閉まらず，胃の内容物が逆流しやすい。生後1か月前後に蠕動運動が始まるが，その内容物を押し出す力は弱い。

乳児期にはほとんどの消化酵素が存在している。小腸では出生後すぐに消化酵素の分泌が始まるが，消化機能は未熟である。消化酵素活性の発達は，酵素の種類によって異なるが，たんぱく質や糖質の消化・吸収機能についてはほぼ良好である。

2 　新生児期，乳児期の栄養補給法

乳児期は，主に乳汁を栄養源とする乳汁期と，乳汁以外の食物からもエネルギーや栄養素を摂るようになる離乳期に分類される。

1．乳汁期の栄養

基本的には乳児の要求にこたえて乳汁を与える「自律授乳」を行う。乳汁期の栄養補給方法は，大きく3つに分類される。

・**母乳栄養**：母乳で栄養補給を行う。
・**混合栄養**：母乳と育児用ミルク[*1]を併用して栄養補給を行う。
・**人工栄養**：育児用ミルクで栄養補給を行う。

- -

＊1　育児用ミルク：母乳の代替品としての乳児用調製粉乳および乳児用調製液状乳をいう。

乳幼児栄養調査（厚生労働省，2015年）によると，妊娠中の母乳育児に関する考えとして，「ぜひ母乳で育てたいと思った」または「母乳が出れば母乳で育てたいと思った」と回答した者が9割を超えていた。母乳栄養，混合栄養，人工栄養の児の割合は，生後1か月時点ではそれぞれ51.3％，45.2％，3.6％，生後3か月時点ではそれぞれ54.7％，35.1％，10.2％であり，母乳を与えている者の割合はいずれの時点においても9割を占めていた。わが国における乳児の栄養補給法は，人工栄養の割合が減少し，母乳栄養の割合が増加する傾向で推移している。

（1）母乳栄養

1）初　　乳

分娩後，数日間分泌される黄色みを帯びた粘りのある乳である。たんぱく質やカリウム，ナトリウムなどのミネラルが成乳に比べて多く含まれている。特に初乳は，感染予防に役立つ免疫物質である免疫グロブリン（分泌型IgA）などを多く含むことから，初乳はできるだけ飲ませることが重要である。

2）成乳（成熟乳）

生後約10日以降に分泌される乳で，淡黄色で甘味がある。成乳は初乳に比べてたんぱく質が少ないが，脂質や乳糖が多く含まれる（表6-2）。なお，初乳と成乳の間の乳は移行乳という。

3）母乳の成分

① たんぱく質：乳児の未熟な消化機能に負担をかけないよう，カゼイン含有量は少なく，乳清たんぱく質含有量が多くなっている。感染予防に役立つ免疫グロブリンやラクトフェリンも含まれている。

② 脂　　　質：必須脂肪酸であるリノール酸や α-リノレン酸を高濃度で含み，脳の発達を促進するドコサヘキサエン酸（DHA）やアラキドン酸も含む。

③ 糖　　　質：大部分が乳糖であり，小腸でガラクトースとグルコースに分解され，乳児の主要なエネルギー源となる。乳糖には鉄やカルシウムの吸収を促進する作用があり，ガラクトースは中枢神経の発達や腸内のビフィズス菌の増殖を促す。様々なオリゴ糖も含まれており，腸内環境を良好に保つことができる。

表6-2　人乳，人工乳，牛乳の成分比較

	人乳			人工乳		普通牛乳
	初乳	移行乳	成乳[†]	調製粉乳	フォローアップミルク	
標準調乳濃度（w/v%）	100	100	100	13	14	100
エネルギー （kcal）	66	66	68	67	66	61
たんぱく質 （g）	2.1	1.9	1.3	1.5	1.8	3.3
脂質 （g）	3.2	3.4	3.8	3.6	2.8	3.8
炭水化物[‡] （g）	5.2	5.4	6.0	7.4	8.4	4.8
灰分 （g）	0.3	0.3	0.2	0.3	0.6	0.7
ビタミンA （μgRAE）	—	—	46	56	60	38
ビタミンC （mg）	—	—	5	8	9	1
ビタミンD （μg）	—	—	0.3	1.0	0.9	0.3
ビタミンK （μg）	—	—	1	3	3	2
カルシウム （mg）	29	30	29	48	103	110
リン （mg）	17	19	16	27	53	93
カリウム （mg）	74	73	55	63	98	150
ナトリウム （mg）	34	27	16	18	29	41
鉄 （mg）	0.05	0.04	0.04	0.82	1.31	0.02
亜鉛 （mg）	0.5	0.4	0.2	0.4	—	0.4

（注）普通牛乳は100gあたりの値〔日本食品標準成分表2020年版（八訂）〕。人乳については，井戸田正ら：日本小児栄養消化器病学会雑誌，5, 1, 1991, 145-158 より記載（100mLあたり）。人工乳については，各メーカー発表の100mLあたりの値の平均値（2023年7月現在）。

† 成乳のビタミンについては，日本食品標準成分表2020年版（八訂）の値を示した。

‡ 人乳については，乳糖の含有量を示した。

④　ビタミン：すべてのビタミンが含まれているが，ビタミンKやビタミンDの含有量が少なく，不足に注意が必要である。初乳ではビタミンA含有量が多い。

⑤　ミネラル：乳児の未熟な腎機能を考慮した量となっている。鉄や亜鉛などは低分子のたんぱく質と結合しているため，吸収率がよい。

4）母乳栄養の利点

・乳児に最適な成分組成であり，代謝負担が少ない。

・免疫物質が含まれ，感染症の発症リスクおよび重症度が低下する。

・小児期の肥満やのちの2型糖尿病の発症リスクが低下する。

・産後の母体の回復を促進する。

・良好な母子関係の形成に役立つ。

・育児用ミルクと比べて，授乳のための準備などの手間がかからない。

（2）人 工 栄 養

1）育児用ミルク（乳児用調整乳）

育児用ミルクの主な原料は牛乳であり，エネルギーや栄養素の組成を母乳に近づけるとともに，母乳で不足しがちな栄養素を強化している。健康増進法に基づく特別用途食品の乳児用食品に指定されている。

2）育児用ミルクの特徴

①　たんぱく質：原材料である牛乳に多く含まれるカゼインは，胃酸で凝固し，カードを形成するため，乳児にとって消化しにくい。よって，カゼインを低減し，母乳に多い乳清たんぱく質を増加させている。

②　脂　　質：牛乳中の脂肪は，大部分が不飽和脂肪酸に置換されている。乳児は脂肪酸の代謝系が未熟なため，リノール酸やリノレン酸だけでなく，中枢神経の発達に必要なドコサヘキサエン酸（DHA）やアラキドン酸が添加されている。

③　糖　　質：母乳中の含有量に合わせて乳糖が添加されている。また，腸内細菌叢を良好な状態に保つため，オリゴ糖も添加されている。

④　ビタミン：それぞれのビタミン含有量が母乳に近づくように調整されている。脂溶性ビタミンについては，強化されている。

⑤　ミネラル：乳児の未熟な腎臓に負担をかけないように，母乳中の含有量に合わせてカルシウムやリン，カリウム，ナトリウムなどのミネラル量を減らしている。一方，鉄などの微量元素は添加されている。また，カルシウムとリンの比率を1：2とし，カルシウムの吸収率を高めている。

3）特殊ミルク

疾患を有する乳児には，疾患に応じた特殊ミルクが必要である。特殊ミルクは，①医薬品特殊ミルク（薬価収載品），②登録特殊ミルク（表6-3），③登録外特殊ミルク（表6-4），④市販品特殊ミルク（表6-5）の4種類に分類され，費用や入手方法がそれぞれ異なる。登録特殊ミルクは公的事業により，無償で提供されている。

表6-3　登録特殊ミルクリスト

（2023年2月現在）

分類	主な適応症	記号	会社名	品名
糖質代謝異常	・ガラクトース血症Ⅰ型，Ⅱ型，Ⅳ型 ・原発性乳糖不耐症 ・シトリン欠損症 ・ファンコニー・ビッケル症候群 ・先天性門脈－体循環シャント	110	明治	ガラクトース除去フォーミュラ （可溶性多糖類・ブドウ糖含有）
	・肝型糖原病	GSD-D	明治	乳糖・果糖除去低脂肪フォーミュラ （乳たんぱく質・昼用）
		GSD-N	明治	乳糖・果糖除去無脂肪フォーミュラ （乳たんぱく質・夜用）
		8007	明治	乳糖・果糖除去低脂肪フォーミュラ （大豆たんぱく質・昼用）
		8009	明治	乳糖・果糖除去無脂肪フォーミュラ （大豆たんぱく質・夜用）
蛋白質・アミノ酸代謝異常	・フェニルケトン尿症	A-1	雪印メグミルク	フェニルアラニン無添加総合アミノ酸粉末
		MP-11	森永乳業	低フェニルアラニンペプチド粉末
	・ホモシスチン尿症 （シスタチオニン合成酵素異常症） ・高メチオニン血症	S-26	雪印メグミルク	メチオニン除去粉乳
	・高チロシン血症1，2，3型	S-1	雪印メグミルク	フェニルアラニン・チロシン除去粉乳
	・高アンモニア血症 ・シトルリン血症 ・アルギニノコハク酸尿症 ・カルバミルリン酸合成酵素欠損症 ・オルニチントランスカルバミラーゼ欠損症 ・高オルニチン血症・高アンモニア血症・ホモシトルリン血症（MHH）症候群	S-23	雪印メグミルク	蛋白除去粉乳
		7925-A	明治	低たんぱく質・アルギニン強化フォーミュラ
有機酸代謝異常	・メチルマロン酸血症 ・プロピオン酸血症	S-22	雪印メグミルク	イソロイシン・バリン・メチオニン・スレオニン・グリシン除去粉乳
	・グルタル酸血症1型	S-30	雪印メグミルク	リジン・トリプトファン除去粉乳
	・イソ吉草酸血症 ・メチルクロトニルグリシン尿症 ・ヒドロキシメチルグルタル酸血症 ・メープルシロップ尿症	8003	明治	ロイシン除去フォーミュラ
代謝異常電解質	・副甲状腺機能低下症 ・偽性副甲状腺機能低下症	8110	明治	低カリウム・低リンフォーミュラ
		MM-5	森永乳業	低リン乳
	・副腎皮質機能不全	507-A	明治	低カリウム・高ナトリウムフォーミュラ
脂肪酸代謝異常症	・極長鎖アシル-CoA脱水素酵素欠損症 ・シトリン欠損症 ・カルニチンパルミトイルトランスフェラーゼ1欠損症 ・カルニチンパルミトイルトランスフェラーゼ2欠損症 ・カルニチンアシルカルニチントランスロカーゼ欠損症 ・三頭酵素欠損症	721	明治	必須脂肪酸強化MCTフォーミュラ
神経疾患	・グルコーストランスポーター1欠損症 ・ピルビン酸脱水素酵素複合体異常症	817-B	明治	ケトンフォーミュラ
その他	・嚢胞性線維症 ・シトリン欠損症	ML-3	森永乳業	蛋白質加水分解MCT乳
計				20品目

（出典）母子愛育会総合母子保健センター特殊ミルク事務局ホームページ

　市販品特殊ミルクの特徴を以下に示す。食物アレルギー児が利用できる市販品特殊ミルクについては，表6-6にまとめた。

・**大 豆 乳**：牛乳アレルギー児用，乳糖不耐症児用

　大豆を主原料としており，乳たんぱく質や乳糖を含まない。大豆に不足するヨウ素やメチオニンを添加し，ビタミンやミネラルを強化している。

表6-4　登録外特殊ミルクリスト

（2023年2月現在）

分類		主な適応症	記号	会社名	品名
アミノ酸代謝異常		・高アルギニン血症	8103	明治	低たんぱく質・必須アミノ酸強化・アルギニン除去フォーミュラ
電解質代謝異常		・偽性低アルドステロン症Ⅰ型	MM-2	森永乳業	低カリウム乳
		・心・腎疾患	502	明治	中たんぱく・低ナトリウムフォーミュラ
		・小児慢性腎臓病	8806H	明治	低カリウム・中リンフォーミュラ
		・腎疾患	MP-2	森永乳業	低蛋白質低塩乳
		・特発性乳児高カルシウム血症	MM-4	森永乳業	低カルシウム乳
		・偽性副甲状腺機能低下症 ・副甲状腺機能低下症	MM-5	森永乳業	低リン乳※
吸収障害		・脂質吸収障害症	ML-1	森永乳業	低脂肪乳
		・吸収障害症 ・ミトコンドリア病 ・先天性グルコース・ガラクトース吸収不良症	603	明治	無糖MCTフォーミュラ
神経疾患		・小児難治性てんかん	817-B	明治	ケトンフォーミュラ※
計					10品目

※「MM-5」「817-B」は登録及び登録外リストの両方に記載があるが，同一製品である。登録品の適応症以外の症例には，登録外として供給する。
（出典）母子愛育会総合母子保健センター特殊ミルク事務局ホームページ

表6-5　市販品特殊ミルクリスト

（2023年2月現在）

分類		主な適用例	会社名	品名
糖質代謝異常		・乳糖不耐症 ・一過性下痢症 ・難治性下痢症	森永乳業	ノンラクト
吸収障害		・脂質吸収障害症	明治	明治MCTフォーミュラ
			明治	明治必須脂肪酸強化MCTフォーミュラ
その他		・ミルクアレルギー ・先天性乳糖不耐症 ・一過性乳糖不耐症	明治	明治ミルフィーHP
			明治	明治エレメンタルフォーミュラ
			アサヒグループ食品	和光堂ボンラクトi
		・ミルクアレルギー ・大豆・卵等たんぱく質不耐症	森永乳業	ニューMA-1
		・胃食道逆流症	森永乳業	ARミルク
計				計8品目

（出典）母子愛育会総合母子保健センター特殊ミルク事務局ホームページ

表6-6　食物アレルギー児が利用できる市販品特殊ミルク

	大豆乳	加水分解乳 低　加水分解の程度　高		アミノ酸乳
商品名				
	ボンラクトi (アサヒグループ 食品)	明治 ミルフィーHP (明治)	ニューMA-1 (森永乳業)	明治 エレメンタルフォー ミュラ (明治)
組成　たんぱく質　カゼイン分解物　乳清分解物	(−) (−)	(−) (+)	(+) (−)	(−) (−)
乳糖	(−)	(−)	(−)	(−)
大豆成分	(+)	(−)	(−)	(−)
最大分子量 (Da)	(−)	3,500以下	1,000以下	(−)
飲みやすさ	飲みやすい　←――――――――――――――→　飲みにくい			

海老澤元宏監修：新版食物アレルギーの栄養指導，医歯薬出版，2018，p.55 より一部改変

・**加水分解乳**：牛乳・大豆アレルギー児用

　乳たんぱく質を分子量の小さいポリペプチドとアミノ酸に酵素分解することで，アレルゲン性を低減している。

・**アミノ酸乳**：重症の牛乳・大豆アレルギー児用

　母乳のアミノ酸組成に基づき，20種類のアミノ酸をバランスよく配合した粉末にビタミンやミネラルを添加している。

・**無乳糖乳**：乳糖不耐症児用

　乳児用調製粉乳から乳糖を除去し，グルコース（ブドウ糖）に置き換えている。

・**MCT乳**：脂質吸収障害症児用

　炭素数6〜10の中鎖脂肪（MCT：medium-chain triglyceride）のみを脂肪分として用いている。水に可溶であり，一般的な脂肪の消化・吸収に必要であるリパーゼによる加水分解を必要としないため，容易に吸収される。

・**胃食道逆流用ミルク**：胃食道逆流症児用

　通常の育児用ミルクでは嘔吐や溢乳を起こす乳児向けに，乳児用調製粉乳に増粘剤を加え，粘度を高くしている。

4）フォローアップミルク

　栄養補給を目的に鉄やビタミンなどの栄養素を添加して調製された牛乳代替品であり，母乳代替品ではない。たんぱく質含有量が多く，銅や亜鉛が添加されていないため，使用する場合は生後9か月以降の乳幼児が対象となる。離乳が順調に進まず鉄欠乏のリスクが高い場合や適当な体重増加がみられない場合，医師に相談したうえで，必要に応じて活用することを検討する。

2．離乳期の栄養

（1）離乳の定義

「授乳・離乳の支援ガイド（2019年改定版）」（厚生労働省）において，離乳は「成長に伴い，母乳又は育児用ミルク等の乳汁だけでは不足してくるエネルギーや栄養素を補完するために，乳汁から幼児食に移行する過程」と定義されている。離乳時に与えられる食事が離乳食であり，この間に摂食機能は，乳汁を吸うことから，食物をかみつぶして飲み込むことへと発達し，摂取する食品の量や種類は増え，献立や調理の形態も変化していく。また，摂食行動は次第に自立へと向かっていく。

（2）離乳の必要性

・生後5〜6か月頃になると，成長に必要なエネルギーや栄養素を水分の多い乳汁のみでは満たせなくなる。
・母親の母乳分泌量が減少し，母乳に含まれる多くの栄養素の含有量が減少する。
・離乳食によって消化液の分泌を促し，消化機能を発達させることができる。
・離乳食を食べることで，咀嚼機能を獲得できる。
・食品の味，におい，触感などの刺激により，大脳の発達が促進される。
・望ましい食習慣の基礎を形成できる。

（3）離乳食の基本

「授乳・離乳の支援ガイド」に従い，離乳を進める。

1）離乳の開始

離乳の開始とは，なめらかにすりつぶした状態の食べ物を初めて与えた時をいう。離乳開始時期は，生後5，6か月頃が目安とされている。母乳栄養の場合，生後6か月の時点でヘモグロビン濃度が低く，鉄欠乏を生じやすいとの報告がある。また，ビタミンD欠乏によるくる病の増加の指摘もあることから，特に母乳育児を行っている場合は，適切な時期に離乳を開始する必要がある。

2）離乳の開始時期の発達状況の目安

首のすわりがしっかりして寝返りができる，支えてやると座れる（5秒以上），食べ物に興味を示す，スプーンなどを口に入れても舌で押し出すことが少なくなる（哺乳反射の減弱）など，子どもの「食べたがっているサイン」に気づくことが大切である。

3）離乳開始前の準備について

・離乳開始前の乳児にとって最適な栄養源は乳汁であり，離乳の開始前に果汁を与える栄養学的意義は認められていない（離乳の開始前に果汁を与える必要はない）。
・スプーンの使用は，離乳の開始以降でよい（スプーンを口に受け入れる練習をする必要はない）。

（4）離乳食の進め方の目安 （図6-3，図6-4）

1）離乳の進行

【離乳初期（生後5か月〜6か月頃）】

　離乳食は1日1回，母乳または育児用ミルクは，授乳のリズムに沿って子どもの欲するままに与える。主な目的は離乳食を飲み込むこと，その舌ざわりや味に慣れることである。

【離乳中期（生後7か月〜8か月頃）】

　離乳食は1日2回にし，舌でつぶせる固さのものを与える。母乳または育児用ミルクは離乳食の後に与え，このほかに授乳のリズムに沿って母乳は子どもの欲するままに，育児用ミルクは1日に3回程度与える。

【離乳後期（生後9か月〜11か月頃）】

　離乳食は1日3回にし，歯ぐきでつぶせる固さのものを与える。食欲に応じて離乳食の量を増やし，離乳食の後に母乳または育児用ミルクを与える。このほかに，授乳のリズムに沿って母乳は子どもの欲するままに，育児用ミルクは1日2回程度与える。

【離乳完了期（生後12か月〜18か月頃）】

　離乳食は1日3回であり，歯ぐきでかめる固さのものを与える。そのほかに必要に応じて1日1〜2回の補食（間食）を与える。生後9か月頃から始まる「手づかみ食べ＊2」を積極的にさせて自分で食べる楽しみを体験させ，摂食機能の発達を促す。

- -

＊2　**手づかみ食べ**：手づかみ食べは，目で食べ物の大きさや形を確かめ，手で食べ物の固さや温度，握る力加減を確かめ，食べ物を口に運び入れるという，目と手と口の協調運動である。この経験により，子どもの摂食機能の発達が促され，さらに「自分でやりたい」という意欲も育てることができるため，手づかみ食べを積極的にさせることが重要である。

2）食事の目安

【食品の種類】

・離乳の進行に応じて，与える食品の種類および量を増やしていく。

・離乳の開始は，おかゆ（米）から始めるとよい。

・新しい食品を始める時には，食物アレルギー対策の観点から離乳食用のスプーンで1さじずつ与え，乳児の様子をみながら量を増やしていく。

・じゃがいもや野菜，果物，さらに慣れたら豆腐や白身魚，固ゆでした卵黄と種類を増やしていく。

・離乳が進むにつれ，魚は白身魚から赤身魚，青皮魚へ，卵は卵黄（固ゆで）から全卵へと進めていく。

・脂肪の多い肉類は少し遅らせる。

・野菜類には緑黄色野菜も用いる。

・ヨーグルト，チーズ（食塩や脂肪の少ないもの）を用いてもよい。

・はちみつは，乳児ボツリヌス症＊3予防のため，満1歳まで使わない。

・鉄欠乏性貧血の予防の観点と腎機能が未熟なことを考慮し，牛乳の飲用は1歳を

	離乳の開始 --- ▶ 離乳の完了			
	以下に示す事項は，あくまでも目安であり，子どもの食欲や成長・発達の状況に応じて調整する			
	離乳初期 生後5～6か月ごろ	離乳中期 生後7～8か月ごろ	離乳後期 生後9～11か月ごろ	離乳完了期 生後12～18か月ごろ
食べ方の目安	○子どもの様子をみながら，1日1回1さじずつ始める ○母乳や育児用ミルクは飲みたいだけ与える	○1日2回食で，食事のリズムをつけていく ○いろいろな味や舌ざわりを楽しめるように食品の種類を増やしていく	○食事のリズムを大切に，1日3回食に進めていく ○共食を通じて食の楽しい体験を積み重ねる	○1日3回の食事リズムを大切に生活リズムを整える ○手づかみ食べにより，自分で食べる楽しみを増やす
舌の動き	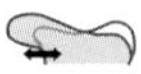 前後	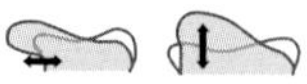 前後＋上下	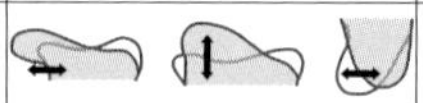 前後＋上下＋左右	自由に動く
歯の萌出の目安		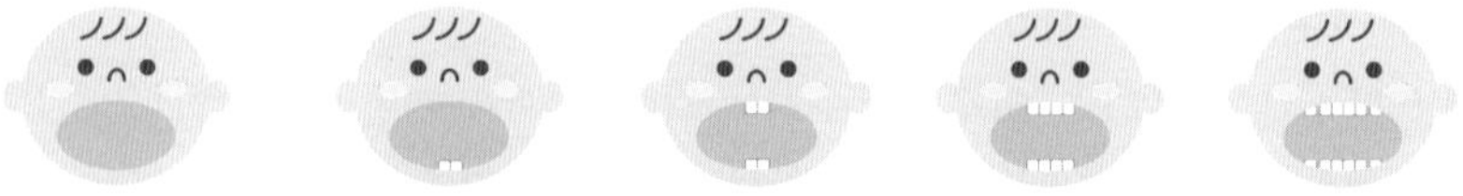 7～8か月 （下の中切歯）	8～9か月 （上の中切歯）	10～12か月 （上下側切歯）	16～17か月 （第一乳臼歯）
口腔発達	歯ぐきが高くなり舌の突出を止め，食物の喉への送りを促進	口の容量が広がり，押しつぶす動作を促進	歯槽骨の成長で歯ぐき（歯槽堤）が広くなる	奥歯（臼歯）が生え始める
摂食機能の目安	口を閉じて取り込みや飲み込みができるようになる	舌と上あごで潰し，潰した食べ物をひとまとめにする動きを覚え始める	舌と上あごでつぶせないものを歯ぐきで潰すことができるようになる	歯を使うようになる
調理形態	なめらかにすりつぶした状態 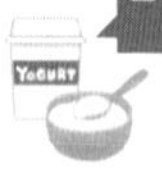 ヨーグルトくらい	舌でつぶせるかたさ 豆腐くらい ※飲み込みやすいようにとろみをつける	歯ぐきでつぶせるかたさ 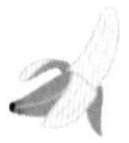 バナナくらい	歯ぐきでかめるかたさ 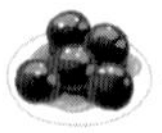 肉だんごくらい

食品の1回あたりの目安量

		離乳初期	離乳中期	離乳後期	離乳完了期
Ⅰ 穀類	つぶしがゆから始める。すりつぶした野菜等も試してみる。 慣れてきたら，つぶした豆腐・白身魚・卵黄等を試してみる。		全がゆ 50～80g	全がゆ90g ～軟飯80g	軟飯90g ～ご飯80g
Ⅱ 野菜・果物			20～30g	30～40g	40～50g
Ⅲ 魚 肉 豆腐 卵 乳製品 （いずれか）			10～15g 10～15g 30～40g 卵黄1～全卵1/3個 50～70g	15g 15g 45g 全卵1/2個 80g	15～20g 15～20g 50～55g 全卵1/2～2/3個 100g

※衛生面に十分配慮して食べやすく調理したものを与える

図6-3　乳幼児期の摂食機能の発達と離乳の進め方の目安

（出典）厚生労働省：授乳・離乳の支援ガイド，2019 および 二木武，帆足英一，河合尚ほか：
　　　　新版小児の発達栄養行動，医歯薬出版，1995，pp.57-65 より作成）

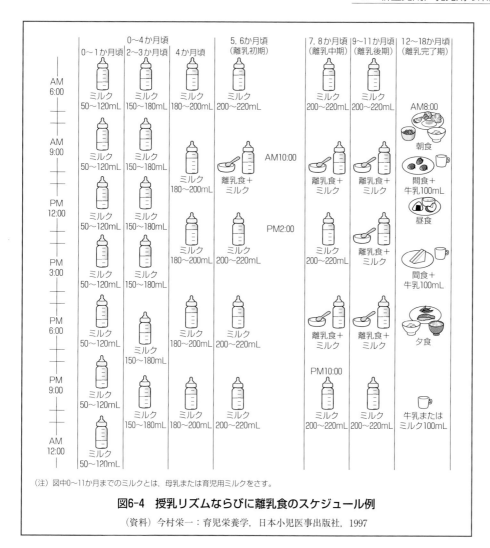

図6-4　授乳リズムならびに離乳食のスケジュール例

（注）図中0〜11か月までのミルクとは，母乳または育児用ミルクをさす。

（資料）今村栄一：育児栄養学，日本小児医事出版社，1997

過ぎてからが望ましい。離乳食の材料として用いる場合は，1歳前でも牛乳を使用することは可能である。

・特に母乳育児の場合，離乳の進行を踏まえて鉄やビタミンDの供給源となる食品を意識的に取り入れる。

・離乳の進行に応じて，ベビーフード*4を適切に利用するとよい。

----

*3　乳児ボツリヌス症：乳児の腸管内で増殖したボツリヌス菌が産生した毒素によって発症する。1987年に報告された乳児ボツリヌス症の9例すべてにおいてはちみつを摂取しており，2017年に報告された生後6か月児の乳児ボツリヌス症による死亡例では，約1か月間にわたりはちみつが入った離乳食を摂取していた。

*4　ベビーフード：市販のベビーフードには，レトルト食品やびん詰めなどの液状または半固形状のもの（ウエットタイプ），水やお湯を加えて元の形状にして食べる粉末状，顆粒状，フレーク状，固形状のもの（ドライタイプ）がある。ベビーフードを利用するときは，子どもの月齢や咀嚼機能にあったものを選び，与える前にはひと口食べて確認してから食べさせる。

【食品の組み合わせ】

　離乳食に慣れ，1日2回食に進む頃には，「穀類（主食）」＋「野菜（副菜）・果物」＋「たんぱく質性食品（主菜）」を組み合わせた食事とする。

【調理形態】

　離乳の進行に応じて食べやすく調理したものを与える。

　米がゆ：はじめは「つぶしがゆ」とし，慣れてきたら「粗つぶし」，「つぶさないまま」へと進め，軟飯に移行する。

　野菜類やたんぱく質性食品：はじめはなめらかな調理形態とし，次第に粗くしていく。離乳中期頃になると，つぶした食べ物をひとまとめにする動きを覚え始めるので，飲み込みやすいようにとろみをつける工夫も必要になる。

【調理方法】

　乳幼児は細菌への抵抗力が弱いので，調理を行う際には衛生面に十分に配慮する。食品は，乳幼児が口の中で押しつぶせる固さになるよう，加熱調理をする。また，家族の食事から調味する前のものを取り分けたり，薄味のものを適宜取り入れたりして，食品の種類や調理方法が多様となるような食事内容とする。

　調味について：離乳の開始時期は，調味料は必要ない。離乳の進行に応じて，食塩，砂糖などの調味料を使用する場合は，それぞれの食品がもつ味を生かしながら，薄味で調理する。油脂類の使用も少量とする。

3）離乳の完了

　離乳の完了とは，「形のある食物を噛みつぶすことができるようになり，エネルギーや栄養素の大部分が母乳または育児用ミルク以外の食物から摂取できるようになった状態」であり，時期の目安は生後12～18か月頃である。なお，離乳の完了は，母乳または育児用ミルクを飲んでいない状態を意味するものではない。

4）間食について

　乳幼児は，消化器官の容量が小さいうえ，機能が未熟であるため，3回の食事のみではエネルギーや栄養素の必要量を満たすことができない。離乳の完了の頃には，3回の食事のみでは不足しがちなエネルギーや栄養素を補給するために必要に応じて間食を与える。

【間食の与え方】

　・生活リズムを整えるため時間を決め，次の食事に影響しないよう量にも配慮する。

　・内容はおにぎりやふかしいも，牛乳・乳製品，果物などが望ましい（市販の甘い菓子やスナック菓子は与えないようにする）。

　・水分補給の機会にもなるため，カフェインを含まない麦茶，ほうじ茶などを与えるとよい。

3 新生児期，乳児期の栄養アセスメント

1．問　　診

・性別や月齢
・出生時の状況：在胎週数，出生時の身長・体重・胸囲・頭囲，分娩の経過・方法
・現在の状況：乳汁栄養の種類（母乳栄養，混合栄養，人工栄養），哺乳の状況（1回あたりの哺乳量や哺乳時間，哺乳回数，授乳リズム），離乳の開始時期ならびに進行状況（1日の食事回数および内容，食事時刻），既往歴

2．身体計測

　乳児の身体計測には，乳幼児用の仰臥位式の水平身長計と精度が10g単位以下の体重計を用い，原則として全裸で計測を行う（図6-5）。身長は，乳児を仰向けの状態で台板に寝かせ，2人で計測する。1人は両眼と両耳を結んだ平面（耳眼面）が台板と垂直になるように頭頂部を固定板につけ，もう1人は下肢を伸展させ，足底と台板が垂直になるように移動板を足底につけ，1mm単位まで計測する。体重は，授乳直後の計測は避け，仰向けか座位で秤の台またはかごにのせ，少なくとも10g単位まで計測する。おむつを敷いたり，乳児を布で包んで計測するときは，その重量を差し引く。

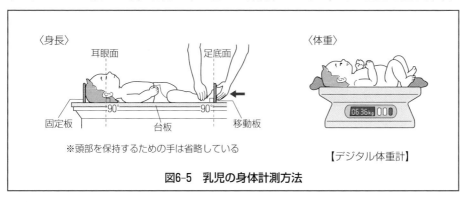

〈身長〉　耳眼面　　足底面　　〈体重〉

固定板　　台板　　移動板

※頭部を保持するための手は省略している

【デジタル体重計】

図6-5　乳児の身体計測方法

（1）発育曲線によるアセスメント

　計測した身長と体重を図6-1の乳児身体発育パーセンタイル曲線にプロットして，判定する。曲線から大きく外れている場合は，エネルギーの過不足が疑われる。

（2）カウプ指数によるアセスメント

　カウプ指数（Kaup index）は，生後3か月以降の乳幼児の体格指数の指標である。
　カウプ指数は，｛体重(g) ÷〔身長(cm)〕^{2} × 10｝の計算式によって算出され，乳児では15未満をやせ，20以上を肥満と判定する（p.5，図1-2）。

３．臨床診査

　専門医の視診，触診などによって，月齢に応じた身体の成長や，精神・運動機能の発達が認められているかを診断する。新生児は哺乳力，３〜４か月児では股関節開排^{こ かんせつかいはい}制限の有無も把握する。６〜７か月児からは，むし歯，歯ぐきの病気，不正咬合^{こうごう}などの口腔内の疾患や異常の有無などを診査する。

4　新生児期，乳児期の栄養ケア・マネジメントのあり方

① **保護者（特に母親）に対する支援**：乳幼児期の食生活は，母親の食生活に対する意識や態度が反映されやすいため，母親に対するケアが大切である。

② **母乳不足の相談**：母乳不足の相談があった場合，実際に母乳不足なのか，母乳不足感があるだけなのかを判断する。乳児の授乳時の状態や日常の様子，体重増加の推移，母親の健康状態などを聞き取り，アセスメントする。母乳不足が認められる場合には，母子の生活リズムに沿った混合栄養の方法を検討する。乳汁の種類にかかわらず，授乳は親子の絆を深め，乳児の心身の健やかな成長・発達を促すうえで重要であることから，母親の心の状態に寄り添った支援を行う。

③ **離乳食の相談**：「平成27年度乳幼児栄養調査」において，「離乳食で困ったこと」についての項目で，「作るのが負担，大変（33.5%）」，「もぐもぐ，かみかみが少ない（丸のみしている）(28.9%)」，「食べる量が少ない（21.8%）」などが上位にあがっていた。また，約75%の保護者は何らかの困りごとがあると回答していた。育児で大きな部分を占める食事を通して，乳児とのかかわりに自信がもてるように支援することが大切である。家庭の食生活や調理する者の調理技術などを考慮し，食欲，摂食行動，成長・発達パターンなどの乳児の個性に合った，離乳の進め方や離乳食の内容や量についてアドバイスを行うよう心がける。

5　新生児期，乳児期の栄養管理と病態・疾患

１．食物アレルギー

　食物によって引き起こされる，抗原特異的な免疫学的機序を介して生体にとって不利益な症状が起こる現象である[2]。食物アレルギーでは身体の至る所に様々な症状が現れ，皮膚・粘膜症状が誘発されることが多い。アレルギーの原因となる抗原をアレルゲンといい，食物アレルギーでは食物中のアレルゲン（主にたんぱく質）によって症状が誘発される。食物アレルギーの発症リスクに影響する因子として，遺伝的素因，

皮膚バリア機能の低下，特定の食物の摂取開始時期の遅れなどが指摘されている。

【食物アレルギーへの対応】

・医師による正しい診断に基づき，原因食品の「必要最小限の除去」を行いながら，適切に栄養素を確保する。

・アレルゲンを除去した食事療法は，成長・発達を損なうおそれがあるため，定期的に検査を受け，"食べられる範囲"を広げていく。

【アナフィラキシー】

・アレルゲンなどの侵入により，複数臓器や全身性にアレルギー症状が起こり，生命に危機を与え得る過敏反応を「アナフィラキシー」という。その中でも，血圧低下や意識障害を伴う重篤な場合を「アナフィラキシーショック」と呼ぶ。

・乳児のアナフィラキシーの原因は，ほとんどの場合，食物と考えられている。

・アドレナリン自己注射薬の「エピペン®0.15mg」（商品名）の処方を受けている場合は，適切なタイミングで注射することで対処する。

2．母乳性黄疸

　新生児は生理的に多血症の状態で生まれる。その際，過剰な赤血球は崩壊し，間接ビリルビンという成分が産生する。産生した間接ビリルビンに対して，肝臓で無毒な直接ビリルビンに転換され，胆汁内に排泄される。その機能が未熟であるため，処理しきれない間接ビリルビンが体内に溜まり，生後2，3日ごろから10日前後までの比較的早期に高ビリルビン血症が生じる。これを生理的黄疸（新生児黄疸）という。

　母乳中には，肝臓におけるビリルビンのグルクロン酸抱合（解毒機構）を抑制する成分が含まれているため，母乳栄養児では，生理的黄疸が1〜2か月続くことがある。これを，母乳性黄疸という。母乳栄養児の10〜15%にみられるが，母乳性黄疸の場合，原則として母乳栄養を中止する必要はなく，特別な治療も必要ない。

3．乳児ビタミンK欠乏性出血症

　生後数日で新生児メレナ（消化管出血），生後1〜2か月で特発性乳児ビタミンK欠乏症（頭蓋内出血）をきたすことがある。新生児や乳児がビタミンK不足に陥りやすい理由として，ビタミンKは胎盤を通過しにくく出生時の蓄積が少ないこと，母乳中の含有量が少ないこと，ビタミンK吸収能が低いこと，腸内細菌による産生量が少ないことなどがあげられる。そのため，特発性乳児ビタミンK欠乏症のリスクは，人工栄養児と比べて母乳栄養児で高い。現在はこれらを予防する目的で，出生時，生後1週間前後，1か月健診時にビタミンK_2シロップの経口投与が行われており，その発症頻度は激減している。人工栄養児でも，消化管におけるビタミンKの吸収不良や肝障害，抗菌薬の投与後には二次性乳児ビタミンK欠乏性出血症をきたすことがある。

4．貧　　血

生後4か月頃までは，胎児期に蓄積された鉄を利用して正常な鉄代謝を営めるが，成長に伴い鉄の需要が増加すると，鉄欠乏性の貧血が生じる場合がある。生後6か月以降，特に母乳栄養では鉄が不足しやすいため，月齢に応じて離乳食に赤身の魚や肉，レバー，卵，大豆，貝類（あさりなど）などを取り入れ，調理素材として育児用ミルクやフォローアップミルクを使用するなど工夫する。鉄の欠乏は，一部，不可逆的に中枢神経に影響を及ぼすので，不足しないように摂取することが大切である。

5．便　　秘

母乳や育児用ミルク，食物繊維の摂取不足などが原因で便秘になることがある。排便を促すために，野菜類やいも類，海藻類を離乳食に取り入れたり，ヨーグルトやかんきつ類などを使用するとよい。病的な原因による場合は，医師の指示に従う。

6．下　痢　症

下痢の原因は食事性因子，細菌感染など様々である。下痢の場合は，脱水症を予防するため，水分補給をしっかり行う。母乳や育児用ミルクを止める必要はない。離乳食は調理形態を一段階前に戻した内容とし，量がいつもより多くならないように様子をみながら与える。食事は，水分補給にもなる重湯やおかゆ，野菜スープ，りんごのすりおろしなどが適している。下痢が何日も治まらないときは，医療機関を受診する。

7．先天性代謝異常症

先天性代謝異常症は，先天的な遺伝子変異による代謝酵素の欠損により体内で異常をきたし，生命にかかわる重大な症状が出る疾患である。わが国では，早期発見・早期治療のために，新生児に対してマス・スクリーニングを実施している。代謝できない物質を除去した特殊ミルクによる食事療法を行うことで，症状が抑えられる。

フェニルケトン尿症は，アミノ酸のひとつであるフェニルアラニンをチロシンに代謝する酵素（フェニルアラニン水酸化酵素）の先天的欠損によって，フェニルアラニンが体内に蓄積することで発症する。出生時には症状はほとんどないが，血中フェニルアラニンの高値が持続すると，脳への障害による知能障害，痙攣などが起こる。

メープルシロップ尿症は，分岐鎖アミノ酸であるバリン，ロイシン，イソロイシンの代謝障害によりα-ケト酸が体内に蓄積することで発症する。初期には嘔吐，進行すると痙攣や昏睡などの症状が起こる。尿がメープルシロップのような臭気を放つ。

ホモシスチン尿症では，アミノ酸のひとつであるメチオニンを代謝する酵素（シス

タチオニン β 合成酵素）に異常があるため，メチオニンの代謝産物であるホモシステインが体内に大量に蓄積する。ホモシステインの重合体のホモシスチンが尿中に検出される。出生時は無症状であるが，無治療期間が長くなると知能障害などが起こる。

　ガラクトース血症は，ガラクトースが体内で代謝される際に必要な酵素の欠損（異常）により，ガラクトースが体内に蓄積して発症する。欠損している酵素の種類により 3 種類に分類され，Ⅰ型では新生児期から哺乳力低下，体重増加不良，黄疸や肝脾腫，白内障などが認められる。Ⅱ型は白内障が唯一の症状であり，Ⅲ型は日本人における症例の報告はない。

6 新生児期，乳児期の食事摂取基準

　乳児における食事摂取基準（表6-7）では，健康な乳児が摂取する母乳の質と量が，乳児の栄養状態にとって望ましいものという考えに基づき，ほとんどすべての栄養素において母乳中の栄養素濃度と健康な乳児の哺乳量の積から目安量が求められている。

　生後 6 か月以降，母乳（または人工乳）の摂取量が徐々に減り，離乳食の摂取量が増えるため，主要栄養素および一部のミネラルについては，母乳および離乳食からの摂取量データを検討している。しかし，生後 6 か月以降の乳児の摂取量データは限られており，0〜5 か月児および 1〜2 歳児の値から外挿して求められた栄養素もある。

　乳児の食事摂取基準は「出生後 6 か月未満（0〜5 か月）」と「6 か月以上 1 歳未満（6〜11 か月）」に区分され，成長に合わせてより詳細な設定が必要と考えられたエネルギーとたんぱく質では「出生後 6 か月未満（0〜5 か月）」，「6 か月以上 9 か月未満（6〜8 か月）」，「9 か月以上 1 歳未満（9〜11 か月）」の 3 区分となっている。

7 調　　乳

1. 調　乳　法

1）無菌操作法

　消毒した哺乳びん，乳首，専用計量スプーン，哺乳びんばさみ等を用い，授乳のたびに 1 回分ずつ調乳する方法である。主に家庭での調乳に用いられる。

2）終末殺菌法

　数回分をまとめて調乳し，洗浄した哺乳びんに分注してから加熱消毒する方法であり，病院や集団保育の施設などで採用されている。消毒後は冷蔵庫で保管し，適温に温めてから授乳する。

表6-7　乳児の食事摂取基準

エネルギー・栄養素			月齢	0~5（月）		6~8（月）		9~11（月）	
			策定項目	男児	女児	男児	女児	男児	女児
エネルギー		(kcal/日)	推定エネルギー必要量	550	500	650	600	700	650
たんぱく質		(g/日)	目安量	10		15		25	
脂質	脂質	(%エネルギー)	目安量	50		40			
	飽和脂肪酸	(%エネルギー)		—		—		—	
	n-3系脂肪酸	(g/日)	目安量	4		4			
	n-6系脂肪酸	(g/日)	目安量	0.9		0.8			
炭水化物	炭水化物	(%エネルギー)		—		—		—	
	食物繊維	(g/日)		—		—		—	
ビタミン	脂溶性	ビタミンA[1]	(μgRAE/日)	目安量	300		400		
				耐容上限量	600		600		
		ビタミンD	(μg/日)	目安量	5.0		5.0		
				耐容上限量	25		25		
		ビタミンE	(mg/日)	目安量	3.0		4.0		
		ビタミンK	(μg/日)	目安量	4		7		
	水溶性	ビタミンB₁	(mg/日)	目安量	0.1		0.2		
		ビタミンB₂	(mg/日)	目安量	0.3		0.4		
		ナイアシン[2]	(mgNE/日)	目安量	2		3		
		ビタミンB₆	(mg/日)	目安量	0.2		0.3		
		ビタミンB₁₂	(μg/日)	目安量	0.4		0.5		
		葉酸	(μg/日)	目安量	40		60		
		パントテン酸	(mg/日)	目安量	4		5		
		ビオチン	(μg/日)	目安量	4		5		
		ビタミンC	(mg/日)	目安量	40		40		
ミネラル	多量	ナトリウム	(mg/日)	目安量	100		600		
		（食塩相当量）	(g/日)	目安量	0.3		1.5		
		カリウム	(mg/日)	目安量	400		700		
		カルシウム	(mg/日)	目安量	200		250		
		マグネシウム	(mg/日)	目安量	20		60		
		リン	(mg/日)	目安量	120		260		
	微量	鉄[3]	(mg/日)	目安量	0.5		—		
				推定平均必要量	—		3.5		
				推奨量	—		5.0	4.5	5.0	4.5
		亜鉛	(mg/日)	目安量	2		3		
		銅	(mg/日)	目安量	0.3		0.3		
		マンガン	(mg/日)	目安量	0.01		0.5		
		ヨウ素	(μg/日)	目安量	100		130		
				耐容上限量	250		250		
		セレン	(μg/日)	目安量	15		15		
		クロム	(μg/日)	目安量	0.8		1.0		
		モリブデン	(μg/日)	目安量	2		3		

1　プロビタミンAカロテノイドを含まない。
2　0~5か月児の目安量の単位はmg/日。
3　6~11か月は一つの年齢区分として男女別に算定した。
（出典）厚生労働省：「日本人の食事摂取基準（2020年版）」策定検討会報告書，2019，p.397

　調乳は，単品調乳（粉乳のみを使用する），単一処方（月齢にかかわらず同一濃度にする）が原則である。2007年に世界保健機関（WHO）および国連食糧農業機関（FAO）は，*Enterobacter sakazakii* などの病原微生物による健康被害のリスクを最小限に抑えるために「乳児用調製粉乳の安全な調乳，保存及び取扱いに関するガイドライン」を作成した。このガイドラインを受け，厚生労働省は，12か月齢以下の乳児の乳児用調製粉乳の調乳に使用する湯は70℃以上を保つこと，調乳後2時間以内に使用しなかったミルクは廃棄することを調乳のポイントとしてあげている（巻末資料編：p.196）。

２．無菌操作法による調乳の手順

（１）手指の洗浄および調乳場所の消毒

手指を石鹸でよく洗う。調乳するテーブルを拭き，消毒する。

（２）器具の消毒

1）煮沸消毒（図6-6）

① 深鍋に哺乳びん，専用計量スプーン，哺乳びんばさみ，キャップ，フードを入れ，器具がかぶるくらいの水を入れて火にかける（哺乳びんの中に空気が残らないように注意）。沸騰後3分ぐらいしてから乳首を入れ，さらに2，3分沸騰させる。

② 煮沸消毒した哺乳びんばさみで器具を取り出し，清潔な布に置いて乾燥させる。乾燥後，哺乳びんばさみを用いて乳首をキャップに装着する。

2）薬液消毒

① プラスチックの専用容器に規定量の水で薄めた哺乳びん消毒用の薬液を作る。

② 洗浄した哺乳びん，乳首などを内部に気泡が入らないように注意しながら薬液に入れ，1時間以上漬けておく。

3）電子レンジによる消毒

① 電子レンジ消毒専用の容器に，説明書に書かれている規定量の水を入れる。

② 哺乳びん，乳首などを入れてから容器をしっかり閉め，規定時間，加熱する。

③ 冷めてから電子レンジ庫内から取り出し，水を抜く。

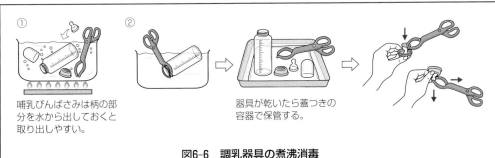

①　哺乳びんばさみは柄の部分を水から出しておくと取り出しやすい。

器具が乾いたら蓋つきの容器で保管する。

図6-6　調乳器具の煮沸消毒

（3）調乳方法 （図6-7）

①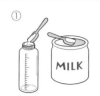

乾いた専用計量スプーンで，表示量の乳児用調整粉乳を哺乳びんに入れる（缶付属の「すりきり」ですりきって正確に計量する）。

②

一度沸騰させた70℃以上のお湯を出来上がり量の2/3くらいまで入れる（やけどに注意）。

③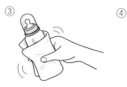

乳首を哺乳びんにつけ，フードをかぶせ，円を描くように振ってよく溶かす（哺乳びんが熱いので，清潔なタオルで巻いて持つ。滑って落とさないように）。

④

フードをつけたまま乳首をはずし，出来上がり量まで70℃以上のお湯を入れる（泡の下を目盛りに合わせる）。

⑤

乳首とフードをしっかりとつけ，軽くびんを振って全体を均一濃度にする。

⑥

流水または冷水の入った容器で，体温程度（37〜40℃）に冷ます。

⑦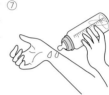

手首の内側にミルクをたらし，適温であることを確認する。

図6-7　調乳法（無菌操作法）

（4）器具の洗浄

・授乳後は，ただちに器具を洗浄する。

・清潔な哺乳びん用ブラシと乳首用ブラシを使用し，外側と内側をよく洗う。乳首は裏返して穴にミルクが残らないように丁寧に洗い，流水でよくすすぐ。

・清潔な場所に保管し，次の調乳に備える。

8　離乳食の献立例

1．離乳食の調理時に便利な器具

① 茶　こ　し：少量の裏ごしや塩抜き，油抜きなどに便利である（図6-8）。

② 調理用ばさみ：麺類を切る際に便利である（図6-8）。

③ 炊飯器用おかゆ調理ポット：家庭用のご飯を炊飯器で炊く際に，一緒に離乳食用のおかゆをつくることができる器具である（図6-8）。湯のみでも代用できる。

④ 離乳食調理用調理セット：少量のすりつぶし，裏ごし，すりおろしなどの調理ができる器具のセットである（図6-8）。

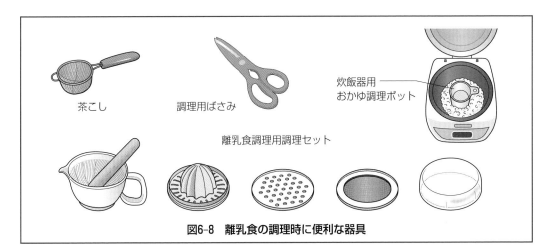

炊飯器用
おかゆ調理ポット

茶こし　　　　調理用ばさみ

離乳食調理用調理セット

図6-8　離乳食の調理時に便利な器具

２．おかゆの調理方法

① 米は研いで水気をきり，鍋に入れる。作りたい固さとなるよう，定量の水（表6-8）を加え，30分程度吸水させる。

② ふたをして強火にかける。沸騰したら弱火にし，吹きこぼれないようにふたをずらし，40〜50分程度煮る。

③ 火を止めてから，きっちりとふたをし，10分ほど蒸らす。

表6-8　おかゆ調理時の米に対する水量の割合

種類	〈容量比〉 米：水	〈重量比〉 米：水
10倍がゆ	1：10	1：12
7倍がゆ	1：7	1：8
5倍がゆ	1：5	1：6
軟飯	1：3	1：3.5
米飯	1：1.2	1：1.5

３．離乳食献立の調理手順

・つぶしがゆ

① 10倍がゆを作る（「２．おかゆの調理方法」参照）。

② すり鉢とすりこぎですりつぶす。必要に応じて裏ごしする。

・なめらか豆腐

① 豆腐を湯通しし，水気をきる。

② ①を裏ごし，昆布だしでのばす。

③ ほうれんそうはやわらかくゆで，水にさらしてから縦横に細かく刻み，裏ごしする。

④ ②を器に盛りつけ，③を上にのせる。

離乳初期（なめらかにすりつぶした状態）

時間	献　立	材　料	分量(g)
6時	育児用ミルク(調乳済)		200
10時	つぶしがゆ	10倍がゆ	50
	なめらか豆腐	絹ごし豆腐	10
		昆布だし・煮出し	5
		ほうれんそう・葉-生	5
	キャベツの とろとろ	キャベツ-生	10
	育児用ミルク		140
14時	育児用ミルク(調乳済)		200
18時	育児用ミルク(調乳済)		200
21時	育児用ミルク(調乳済)		150

栄養素等摂取量	離乳食由来	育児用ミルク由来	合計
エネルギー（kcal）	28	628	656
たんぱく質（g）	1.0	15.2	16.2
脂質（g）	0.4	32.8	33.2

・キャベツのとろとろ

① キャベツをやわらかくゆで，すりつぶしてから裏ごしする。

② ポタージュ状になるよう，キャベツのゆで汁（小さじ1程度）を加えてのばす。

離乳中期（舌でつぶせる固さ）

時間	献　立	材　料	分量（g）
6時	育児用ミルク（調乳済）		200
10時	7倍がゆ	7倍がゆ	70
	白身魚と野菜の煮物	白身魚*	5
		たまねぎ-生	10
	*白身魚：たい，ひらめ，かれい等	にんじん，皮なし-生	5
		ブロッコリー・花序-生	5
		かつお・昆布だし	30
		じゃがいもでん粉	1
	しらす	モロヘイヤ・葉-生	10
	モロヘイヤ	しらす干し・微乾燥品	5
		鶏卵・卵黄-生	5
	育児用ミルク（調乳済）		60
14時	育児用ミルク（調乳済）		200
18時	石狩風煮込みうどん	うどん-ゆで	45
		しろさけ-生	5
		かぶ・根，皮なし-生	5
		はくさい-生	5
		かつお・昆布だし	100
	なすのささみあんかけ	なす-生	20
		若鶏肉・ささ身-生	5
		じゃがいもでん粉	1
		こいくちしょうゆ	0.5
	育児用ミルク（調乳済）		60
22時	育児用ミルク（調乳済）		200

栄養素等摂取量	離乳食由来	育児用ミルク由来	合計
エネルギー（kcal）	156	481	637
たんぱく質（g）	8.8	11.6	20.4
脂質（g）	2.7	25.1	27.8

・白身魚と野菜の煮物

① 白身魚はゆで，皮と骨を取り除き，細かくほぐす。

② たまねぎとにんじんはやわらかくゆで，5mm程度のみじん切りにする。ブロッコリーはやわらかくゆで，つぼみ部分をみじん切りにする。

③ だし汁と片栗粉を小鍋に入れ，①と②を加えてから弱火にかけ，かき混ぜながらとろみをつける。

・しらすモロヘイヤ

① モロヘイヤはやわらかくゆで，縦横に細かく刻む。しらすは塩抜きをし，5mm程度の長さに刻む。

② 固ゆでにした卵黄をフォークでつぶす。

③ ①のモロヘイヤとしらすを和えて器に盛りつけ，②をのせる。

・石狩風煮込みうどん

① うどんをやわらかくゆで，5mm幅に刻む。

② 鮭はゆでてから骨と皮を除き，細かくほぐす。

③ かぶは皮をむいてゆで，フォークで粗くつぶす。白菜は，やわらかくゆでてから粗く刻む。

④ 小鍋にだし汁を入れ，①と②と③を加えて弱火で軽く煮込む。

・なすのささみあんかけ

① なすは皮をむいてからやわらかくゆで，5mm程度のみじん切りにする。

② 鶏ささみはそぎ切りにして片栗粉をまぶし，沸騰した湯でゆでる。火が通ったら，なめらかにすりおろす。ゆで汁でのばし，しょうゆで調味する。

③ 器になすを入れ，②をかける。

・豚肉の柳川風

① ごぼうは細かいささがきにし，150mLのだしで
やわらかくなるまで煮る。

② ①に50mLのだしでほぐした豚ひき肉を加える。

③ ②にしょうゆを加えてから，溶いた卵を流し入れ，
肉と卵に完全に火を通す。

・パプリカの青のりあえ

① パプリカは種とワタを取り除いてからやわらかく
ゆで，皮をむいて8mm角に切る。

② 小鍋に①と青のり，だし，片栗粉を入れてから弱
火にかけ，かき混ぜながらとろみをつける。

・ツナと野菜のトマトパスタ

① スパゲッティはやわらかくゆで，3cm幅に切る。

② ツナは煮汁をきってほぐす。

③ トマトは湯むき後，種を取り除き1cm角に切る。

④ きゅうりとなすは皮をむいてから3〜4mm角に
切る。たまねぎはみじん切りにする。

⑤ フライパンに油を熱し，②と④を加えて軽く炒め，
水50mLを加えてやわらかくなるまで煮る。

⑥ ⑤に③を加えひと煮立ちさせ，ケチャップで味を
調える。

⑦ ⑥と①を混ぜ，粉チーズをふる。

・みかん

① 薄皮をむく。

・しらすのおやき

① ほうれんそうをやわらかくゆでみじん切りする。

② ボウルで軟飯，①，しらす干し，白すりごまを混
ぜ合わせ，1cm弱の厚さの平たい丸形に握る。

③ フライパンに油を熱してから②を並べ，両面を弱
火で焼き固める。

・かぼちゃのきなこポタージュ

① かぼちゃはやわらかくゆで，皮を除きペースト状
にする。

② ①にきなこを加えて混ぜ合わせ，かぼちゃのゆで
汁（大さじ1〜）でのばす。

離乳後期（歯ぐきでつぶせる固さ）

時間	献 立	材 料	分量（g）
6時	育児用ミルク		200
10時	全がゆ	5倍がゆ	90
	豚肉の柳川風	ぶた・ひき肉-生	8
		ごぼう-生	10
		かつお・昆布だし	200
		鶏卵・全卵-生	15
		こいくちしょうゆ	1
	パプリカの	黄ピーマン-生	20
	青のりあえ	青のり-素干し	0.1
		かつお・昆布だし	15
		じゃがいもでん粉	0.5
	育児用ミルク（調乳済）		40
14時	ツナと野菜の	スパゲッティ-乾	15
	トマトパスタ	まぐろ・缶詰-水煮	10
		トマト-生	25
		きゅうり-生	10
		なす-生	5
		たまねぎ-生	5
		トマトケチャップ	2
		ナチュラルチーズ・パルメザン	0.5
		調合油	2
	みかん	うんしゅうみかん・砂じょう，普通-生	15
	育児用ミルク（調乳済）		40
18時	しらすのおやき	軟飯	70
		しらす干し・微乾燥品	5
		ほうれんそう・葉-生	10
		ごま・いり（白すりごま）	1.5
		調合油	2
	かぼちゃのきなこ	西洋かぼちゃ-生	20
	ポタージュ	きな粉・全粒大豆，黄大豆	1
	高野豆腐の煮物	凍り豆腐-乾	4
		さやいんげん-生	10
		かつお・昆布だし	150
		こいくちしょうゆ	1
	育児用ミルク（調乳済）		40
22時	育児用ミルク		200

栄養素等摂取量	離乳食由来	育児用ミルク由来	合計
エネルギー（kcal）	398	347	745
たんぱく質（g）	16.4	8.4	24.8
脂質（g）	10.6	18.1	28.7

・高野豆腐の煮物

①　水で戻した高野豆腐を 8 mm 角に切り，しょうゆを加えただしで 8 分ほど煮る。

②　さやいんげんはやわらかくゆで，8 mm くらいの長さに切る。

③　器に①を盛りつけ，②を添える。

離乳完了期（歯ぐきでかめる固さ）

時間	献　立	材　料	分量(g)
8時	ぶどうパンの コロコロトースト	ぶどうパン	40
	たらのムニエル	まだら-生	20
		薄力粉	2
		有塩バター	2
	ラタトゥイユ風 野菜煮込み	トマト-生	20
		赤ピーマン-生	10
		黄ピーマン-生	10
		たまねぎ-生	10
		調合油	2
	きなこ牛乳	普通牛乳	100
		きな粉・全粒大豆, 黄大豆	7.5
		車糖・上白糖	3
10時	ほうれんそうの 蒸しパン	ほうれんそう・葉・生	15
		鶏卵-全卵-生	20
		薄力粉	20
		脱脂粉乳	3
		車糖・上白糖	3
		ベーキング パウダー	1.2
	牛乳	普通牛乳	100
12時	桜えびの 焼うどん	うどん-ゆで	60
		たまねぎ-生	25
		キャベツ-生	15
		りょくとうもやし-生	10
		さくらえび-素干し	2
		調合油	2
		こいくちしょうゆ	2
	ささみの から揚げ	若鶏肉・ささ身-生	20
		食塩	0.2
		じゃがいもでん粉	3
		調合油	2
15時	じゃがいもの 焼きおにぎり	軟飯	40
		うし・ひき肉-生	7
		ぶた・ひき肉-生	3
		米みそ・淡色辛みそ	2
		じゃがいも-生	25
		ナチュラルチーズ・パルメザン	3
		青のり-素干し	0.2
	いちご	いちご-生	20

・ぶどうパンのコロコロトースト

①　ぶどうパンをオーブントースターで軽く焼き，1〜2 cm 角に切る。

・たらのムニエル

①　たらは皮と骨を除いてからひと口大のそぎ切りにし，小麦粉をまぶす。

②　フライパンにバターを溶かし，①の両面をこんがり焼く。

・ラタトゥイユ風野菜煮込み

①　皮をむいたパプリカとたまねぎを 1 cm 角に切り，油を熱した小鍋で軽く炒める。

②　湯むきをしてつぶしたトマトと水 150 mL を①に加え，ふたをしてやわらかくなるまで弱火で煮る。

・きなこ牛乳

①　きなこと砂糖を少量の熱湯で溶かし，牛乳を注ぐ。

・ほうれんそうの蒸しパン

①　ほうれんそうをゆで，水にさらしてから縦横に細かく刻む。

②　ボウルで卵を溶き，①を加えて混ぜ合わせる。

③　別のボウルで小麦粉・スキムミルク・砂糖・ベーキングパウダーを泡立て器で混ぜ合わせる。

④　③を②に加えてゴムベラでさっくり混ぜる。

⑤　④をカップに入れて，15 分程度蒸す。

・桜えびの焼うどん

①　うどんは 2 cm 幅に切る。たまねぎは薄切り，キャベツはせん切りにする。もやしは 1 cm 幅に切る。

②　フライパンに油を熱し，①の野菜を炒め，水 50 mL と桜えびを入れてやわらかくなるまで煮る。

③　①を②に加え炒め煮にし，しょうゆで味を調える。

・ささみのから揚げ

①　鶏ささみの筋を取り，細い棒状になるように斜めに切る。

② ①に塩をふってなじませ，片栗粉を全体にまぶす。

③ フライパンに油を熱し，②を並べ，両面をこんがりと焼く。

・じゃがいもの焼きおにぎり

① フライパンで合い挽き肉をパラパラになるまで炒め，みそで調味する。

② じゃがいもは1cm角に切ってから，電子レンジで1〜2分加熱し，軽くつぶす。

③ 軟飯に粉チーズ，青のり，①と②を混ぜ込み，小さなおにぎりにする。

④ クッキングペーパーの上に③を並べ，トースターで両面を焼く。

・いちご

① 食べやすく，1/2〜1/4に切る。

・オクラのかきたまスープ

① オクラは産毛を取り，がくを除いてから小口切りにする。

② 小鍋に水と顆粒中華だしを入れて煮立て，①をやわらかく煮る。

③ 塩で味を調え，煮立てたところに溶いた卵を流し入れる。

18時	軟飯	軟飯	90
	オクラの	オクラ-生	2
	かきたまスープ	鶏卵・全卵-生	15
		食塩	0.1
		顆粒中華だし	0.8
	大豆とひじきの	にわとり・ひき肉-生	15
	つくね	だいず・水煮大豆，黄大豆	10
		干しひじき，鉄釜・乾	1
		たまねぎ-生	2
		鶏卵・卵黄-生	2
		パン粉-乾燥	1.2
		食塩	0.2
		米みそ・淡色辛みそ	1.2
		調合油	2
		ミニトマト-生	20
	スティック野菜	だいこん・根，皮なし-生	10
	のうま煮	にんじん，皮むき-生	10
		アスパラガス-生	10
		かつお・削り節	0.5
		こいくちしょうゆ	1.5
		車糖・上白糖	1

栄養素等摂取量	合計
エネルギー（kcal）	988
たんぱく質（g）	45.1
脂質（g）	32.3

・大豆とひじきのつくね

① 大豆はラップに包んでつぶす。

② ひじきは水で戻し，ゆでこぼして5mm程度に刻む。

③ たまねぎは細かいみじん切りにする。

④ ボウルで油とミニトマト以外のすべての材料を混ぜ合わせ，1cm程度の厚さの平たい棒状に成形する。

⑤ フライパンに油を熱し，④の両面を焼き，焼き色がついたら火を弱め，ふたをして蒸し焼きにする。

⑥ 器に⑤を盛りつける。湯むきをし，1/4に切ったミニトマトを添える。

・スティック野菜のうま煮

① 大根とにんじんは太さ1cm，長さ7〜8cmのスティック状に切る。アスパラガスは，はかまを取り除く。

② 小鍋に①の大根とにんじん，ひたひたの水，削り節を入れ，落としぶたをしてからやわらかくなるまで弱火で煮る。

③ ①のアスパラガスと調味料を加え，さらに4〜5分煮る。

ケーススタディー

【対象児プロフィール】

女児，月齢8か月

市町村の保健センターの離乳食講習会時に母親と共に来所。母親から「離乳食を丸のみする」，「いくらでも離乳食を食べたがる」，「離乳食後のミルクの量が減らない」と相談があった。

【栄養アセスメント結果】

身体計測：身長68.1cm，体重9,525g

食事調査：食事記録1日分（p.83）

食習慣調査：6か月頃に離乳食を開始。①離乳の開始時期が夏で食中毒が心配，②調理が苦手，③少量しか食べないのに離乳食をつくるのが面倒だという理由で離乳初期は主に市販のベビーフードを利用。人工栄養。

生活活動記録：　7：00　起床，授乳

　　　　　　　11：00　離乳食（1回目），授乳

　　　　　　　15：00　授乳

　　　　　　　19：00　離乳食（2回目），授乳

　　　　　　　23：00　授乳

　　　　　　　外出（散歩）はほとんどしない。

乳歯萌出状況：上下の前歯（乳中切歯）各2本が完全に生えている。

行動記録：ひとりで座ることができる。ハイハイすることができ，つかまり立ちしようとする。周りのものに興味を示し，手で握って口の中に入れようとする。

昼寝：合計3時間程度　就寝時刻：20：00〜21：00の間　夜中の授乳：ほとんどない

【栄養アセスメントのポイント】

・乳児期の成長曲線（身体発育曲線）に対象児の身長・体重を記入して，成長の経過を縦断的に観察し，発育状況を評価する。

・「授乳・離乳の支援ガイド」を参照し，離乳の進行状況を評価する。

・乳歯の萌出状況など，口腔機能に応じた調理形態について検討する。

1　食事記録（p.83）から，1日のエネルギー・栄養素の摂取量を算出してみましょう。

2　栄養アセスメントの内容を評価し，結果から対象児の問題点をあげてみましょう。

3　対象児の問題点について，改善目標とケアプランを立ててみましょう。

4　対象児に提示する食事プランを考えてみましょう。

5　離乳食の献立作成のための留意点をまとめてみましょう。

■引用文献

1)　厚生労働省：平成22年度乳幼児身体発育調査，2010

2)　「食物アレルギーの栄養食事指導の手引き2022」検討委員会：厚生労働科学研究班による 食物アレルギーの栄養食事指導の手引き2022，2022，p.2

食事記録

時間	料理名	食 品 名	分量(g)
7時	育児用ミルク	育児用ミルク(調乳済)	220
11時	全がゆ	5倍がゆ	90
	豆腐スープ	絹ごし豆腐	30
		昆布だし・水出し	60
	野菜の	にんじん, 皮むき‐生	20
	マッシュ	じゃがいも‐生	20
	育児用ミルク	育児用ミルク(調乳済)	200
15時	育児用ミルク	育児用ミルク(調乳済)	220
19時	全がゆ	5倍がゆ	90
	鯛入りかぼち	まだい‐生	15
	ゃマッシュ	西洋かぼちゃ‐生	20
	バナナ	バナナ‐生	30
	育児用ミルク	育児用ミルク(調乳済)	200
23時	育児用ミルク	育児用ミルク(調乳済)	220

第7章

幼児期の栄養管理

1 幼児期の特性

　幼児期とは，満1歳から5歳（小学校入学前）までの約5年間の期間をさす。幼児期は身長，体重などの体格面では乳児期に比べて成長が緩やかとなるが，まだまだ成長速度が高い時期にある。運動機能や精神面においても発達がめざましい。2歳頃までは生理機能が未熟な器官が多く，消化・吸収・代謝も未熟であり，食物の固さや形状，分量，調理法，与え方を各個人の発育の状態に配慮して与える必要がある。食に対する好き嫌いが生じはじめ，偏食，むら食い，遊び食い，小食，食欲不振など摂食上の問題が起こりやすい。また，不適切な食事による肥満，やせ，う歯（むし歯）など栄養上の問題も生じやすいので，望ましい食習慣の基礎を形成する大切な時期であることに留意し，発達を理解して適切な食環境を整えることが大切である。

1. 身体発育

　身体諸器官の発育速度を表すものとして，スキャモンの発育曲線が知られている（図7-1）。幼児期は神経系型，リンパ系型，一般型の発育が著しいことがわかる。

2. 口腔機能と消化機能の発達

　口腔では，第一小臼歯が生え始める1歳頃から食物をすりつぶすようになり，乳臼歯（奥歯）が上下はえそろう2歳になってはじめて，本格的に咀嚼することができる。1～2歳児では咀嚼性や消化性に配慮して，煮込んだり，トロミをつけるなど水分が多く，粘稠性のある調理法を工夫するとともに，咀嚼力を高める素材も適宜取り入れる。

　生歯の時期や咀嚼能力の発達にあわせて適度な硬さの食事を与え，噛むことを習慣づける。幼児は柔らかいものを好む傾向にあるが，よく噛むことには，

　①　顎の発達を促進し永久歯の歯並びをよくする。

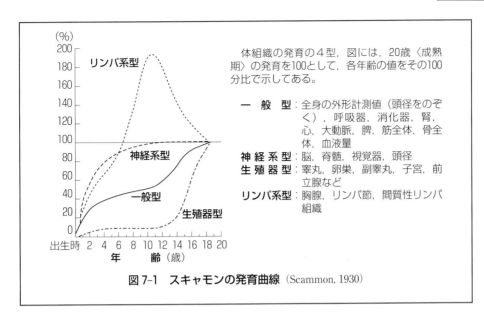

体組織の発育の4型，図には，20歳〈成熟期〉の発育を100として，各年齢の値をその100分比で示してある。

一　般　型：全身の外形計測値（頭径をのぞく），呼吸器，消化器，腎，心，大動脈，脾，筋全体，骨全体，血液量

神 経 系 型：脳，脊髄，視覚器，頭径
生 殖 器 型：睾丸，卵巣，副睾丸，子宮，前立腺など
リンパ系型：胸腺，リンパ節，間質性リンパ組織

図7-1　スキャモンの発育曲線（Scammon, 1930）

②　唾液や胃液の分泌を促し，消化機能を高める。

③　歯肉を刺激し，歯周疾患を防ぐ。

などの効果がある。

　唾液腺の大きさと機能はともに離乳食開始後に糖質をとり始めると，急速に発達し，唾液の分泌量も増加する。唾液の分泌量は1歳児には150 mL／日，5歳児には500 mL／日になる。唾液中に含まれるデンプン分解酵素であるプチアリン（α-アミラーゼ）はデンプン，デキストリン，グリコーゲンを麦芽糖（マルトース）にまで分解する。

　胃の容量は400〜800 mLになり，1回の食事量が増え，間食が減る。小腸の身長に対する長さは，成人の約4.5倍に比べて約6倍と長い。胃や腸での細菌への抵抗力や肝臓での解毒作用が成人より低く，食事の安全性への配慮が必要である（表7-1）。

表7-1　消化器系の発達

	1歳	5歳	成人
唾液（mL／日）	50〜150	400〜500	1,000〜1,500
胃の容量（mL）	370〜460	700〜850	3,000
胃液分泌量（mL）	42.5	42.5	143.2
肝重量（g）	350〜400	550〜620	1,500〜1,800
膵重量（g）	12	25	80

（出典）渡邊令子ほか：応用栄養学，南江堂，2019，p.151

3．運動機能の発達

　筋肉，骨格や平衡器官の発育・発達と，神経繊維の髄鞘化による中枢神経系の発育・発達が，運動機能の発達を促す。1歳〜1歳半で歩けるようになり，2歳で走ること

や階段の昇降，3歳で三輪車乗りや片足立ち，4歳では片足跳びが可能になる。

（4）精神機能の発達

　スキャモンの発育曲線のとおり，神経系は他の器官よりも発育が速く，脳の重量は4〜5歳で約1,200 gと，大人の8割となる。それにともない，言語，知能，情緒，社会性などがめざましく発達する。言葉を理解して行動したり，言語を使って表現できるようになり，自我の発達と自己主張と反抗期がみられるようになる。

2　幼児期の栄養アセスメント

　幼児期は，常に成長と発達の過程にあることが特徴である。この時期の栄養障害は，その後の成長・発達に大きく影響するので特に重要である。この時期のアセスメントは身体計測，身体所見や病歴を中心に行う。栄養障害が懸念される場合は，生化学的検査も行う。

1．臨床診査（自他覚症状，理学的検査）

自他覚症状：目覚め，食欲，遊びへの集中度，顔色，皮膚のつやや表情，睡眠の状態の観察。

理学的検査：体温，尿，便の状況などの診査。

2．臨床検査（血清タンパク質，血清脂質，ヘモグロビン，ヘマトクリット，尿タンパク質，糖）

（1）血清タンパク質

　アルブミン・トランスサイレチン（プレアルブミン）はたんぱく質摂取量と栄養状態の指標となり，アルブミンは3.0 g/dL以上が許容範囲内である。

（2）血 清 脂 質

　総コレステロールはエネルギーや脂質の過不足の指標となる。総コレステロール値の評価は，170 mg/dL未満が許容範囲内で200 mg/dL以上が高値である。

（3）ヘモグロビン

　ヘモグロビン濃度は，鉄不足・鉄欠乏性貧血の指標となる。WHOの貧血判定の限界値は幼児では11 g/dL以下である。出生時には16.5 g/dLであるが，出生後2か月間に著しく低下し（生理的貧血），その後回復し，幼児期には12〜13 g/dLとなる。

（4）尿タンパク質，糖

尿タンパク質は急性糸球体腎炎，尿糖は1型糖尿病の指標となる。

3．身体計測（頭囲，胸囲，身長，体重，成長曲線，カウプ指数）

（1）身　　長

1歳児は乳児用身長計を用いて仰臥位で測る。頭を固定板に当てて大腿部を押さえ，移動板をかかとに当て，顎を軽く引き上げるようにして測る。2歳になれば成人用の身長計で立位で測定する。

（2）体　　重

体重計を用いるが，衣服などの風袋の重さを差し引く。基準値や発育曲線により判定する。

（3）頭　　囲

一般に後頭部にある突起と眉間をとおして，巻尺で測る。厚生労働省「乳幼児身体発育調査」（2010年）による平均値（1～6歳6か月未満）は男児46.2～51.6cm，女児

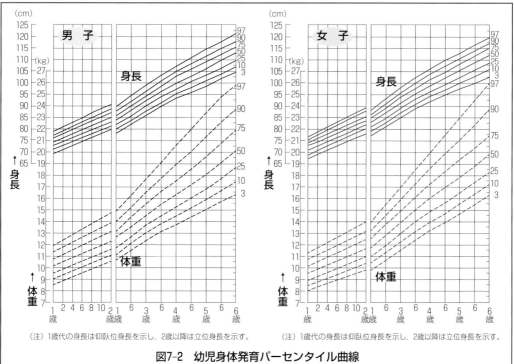

図7-2　幼児身体発育パーセンタイル曲線
（厚生労働省：乳幼児身体発育調査，2010）

45.1～50.9 cm である。

（4）胸　　囲

　静かに空気を吐いた時に，乳首の高さで巻尺を回して測る。厚生労働省「乳幼児身体発育調査」(2010年) による平均値（1～6歳6か月未満）は男児46.1～56.9 cm，女児44.8～55.5 cm である。

　幼児期の体型のバランスの指標として，身体発育パーセンタイル曲線（図7-2）やカウプ指数，肥満とやせの目安に使用される幼児の身長体重曲線などがある。身体発育パーセンタイル曲線は，母子健康手帳にも97パーセンタイル値と3パーセンタイル値が図示され，その年齢の身長と体重をプロットすることにより，成長経過を身長と体重を合わせて判断する。栄養状態の評価にはカウプ指数がよく用いられ，20以上を肥満，18以上を肥満傾向，15～18を普通，15以下をやせとしている（p.5参照）。

カウプ指数＝〔体重(kg) ÷〔身長(cm)^2〕× 10^4

3　幼児期の栄養と病態・疾患・生活習慣

1．低体重と過体重・肥満

（1）低　体　重

　低体重は標準体重に比べ，体重の少ない状態をいう。幼児期は体重の増加が乳児期と比べると少ない時期であるが，減少することはなく，肥満の治療として意図的に体重減少を図る場合以外は体重の減少はすべて異常である。原因として頻度の高いのは①食事の過誤，不足，②嘔吐・下痢，であり，③内分泌疾患（甲状腺機能亢進症，糖尿病）などの疾患の一症状として体重減少がみられることもある。

（2）過体重・肥満

　幼児の肥満は成人肥満に移行しやすく，生活習慣病との関わりも明らかにされているため，重要な問題である。幼児の肥満は，基礎疾患のない原発性（単純性）肥満であることが多く，摂取エネルギー量が長期にわたり消費エネルギー量を上まわったために，脂肪（皮下脂肪や内臓脂肪）が蓄積されて生じる。この場合は，運動療法や食事療法を行わなくても，身長に見合ったエネルギー摂取と外遊びで対応できるので，成人のような食事制限は必要ない。ただし幼児期の脂肪細胞の増殖は活発なため，一度増殖した細胞数は減少しにくいので，学童期まで肥満を継続すると生活習慣病への危険性が高まる。

2．低　栄　養

　低栄養は，実測体重が標準体重の60～80％の状態をいう。カウプ指数による判定がやせすぎの場合も，低栄養を疑う。皮膚の緊張の喪失，しわ，胸部の皮下脂肪の減少，腹部の膨隆が確認できる場合は注意が必要である。1歳未満に多いマラスムスは，エネルギーの摂取不足が主体で，極度にやせ，皮膚の弾力性が失われるが，浮腫はみられないのが主な症状である。また1～3歳に多いクワシオルコールは，たんぱく質の摂取不足が主体である。実際にはマラスムスとクワシオルコールは合併することが多い。

3．脱　　　水

　低年齢児ほど腎濃縮力が低いために尿量が多く，体重と比べて不感蒸泄量も大きいことから，1日に消費する体重あたりの水分量が大きくなる。成人に比べ，乳児の水分必要量は3倍，幼児2倍，学童は1.6倍である。水分必要量が多い上に，乳幼児期は嘔吐，下痢で細胞外液が失われやすいことも脱水に陥る理由である。頻度は急性胃腸炎による嘔吐，下痢，高熱，口内炎，喘息発作，重篤な全身疾患などがある。また，発汗，暑熱環境下での水分消失でも容易に脱水症状を引き起こすので注意を要する。

4．う歯（むし歯）

　う歯の罹患率は減少傾向で，重症型も減っている。う歯になると咀嚼力の低下や痛みから偏食や食欲不振を招いたり，重症化すると感染症を引き起こす。乳歯のう歯は永久歯の歯並びにも影響を与える。年齢別では2～3歳でう歯発生頻度が高い。1～2歳頃から親が子どもの寝かせ磨きを行い，3歳頃には立った姿勢で徐々に子どもに磨かせるようにしていく。

5．偏食，食欲不振，少食

　偏食は，野菜嫌い，肉が嫌いといった著しい食物の好き嫌いにより健康上の問題を生じる場合をいう。特定の食品を食べなくても，その食品から供給される栄養素を他の食品から摂取できていれば栄養上の不都合はみられないので，偏食とはいえないが，集団給食では栄養素等の摂取不足をまねいたり，心理的負担にもなるので固定化しないよう改善していく必要がある。偏食を予防するためには，離乳期に多くの食品や調理法に慣れさせておくことや，親が偏食をしないことなどがある。

　食欲不振は，食事量が少ないために栄養の不足をきたし，発育が不良の状態をさす。食欲不振には，親の養育態度に過保護や強制などの問題がある心因性のものと，間食の与え方や食事内容，生活リズムや運動量など生活環境が不適切な場合に分けられる。

そのためよく原因を見極め，それぞれに対応していくことが大切である。

　少食は体質や遺伝的素因によるものが多いことから，食事量が少なく発育が緩やかであっても，発達が順調であれば健康上の問題はない。子どもの食事状態や健康状態を観察しながら，表7-2を参考に対応していくことが大切である。

表7-2　偏食と食欲不振の対策

① 食べやすい調理法や食欲を増す盛り付け方を工夫する。

② 1回の盛りつけ量を減らし，量による圧迫感を軽減する。

③ 間食の与え方や運動量が適切であるよう配慮して，食事の前に空腹にする。

④ う歯（むし歯）や食物アレルギーなど原因となる疾患を治療する。

⑤ 栄養に関する会話を取り入れながら楽しい雰囲気で食事する。

⑥ 食事を強制したり，しつけを強要しない。

⑦ 生活リズムを整え，十分な睡眠を確保して食欲を高める。

⑧ 栽培や調理など食品に触れる機会を増やして関心を深める。

（出典）江澤郁子・ほか：四訂応用栄養学〔第2版〕，建帛社，2016，p.129

6．アレルギー

　食物アレルギーについては，第6章（p.70）で詳述している。

　三大食物アレルギーは，卵白，牛乳，小麦であるが，自己判断でアレルゲン除去を行うと幼児の成長・発達を損なうおそれがあるため，医師の指示に基づく個別対応が必要である。除去食を行う場合は，必ず代替食品を入れて成長に必要な栄養素等を補う。

7．不適切な身体活動・生活習慣・食習慣

　幼児が順調な発育・発達をするためには，栄養素等の摂取量だけでなく，体内の代謝を活性化し，毎日適度な運動をすることが大事なことである。しかし，最近は室内遊びや習い事や防犯などで子どもが戸外で遊ぶことが少なくなった。十分に身体を動かした子どもたちは就寝時間が早いが，そうでない場合は夜型の大人たちと一緒になり，就寝時間が遅くなっている。厚生労働省「平成27年度乳幼児栄養調査」によると，2～6歳で就寝時刻が22時以降になると朝食を欠食する子どもの割合が高いことがみられた。したがって，朝食を欠食しないためにも，昼間に体を動かして，早寝早起きの生活リズムをつくることが大切である。

　食習慣は繰り返し行われる行為によって習得され，固定化される行動様式である。幼児期に日々営まれる食生活を通して，健全な食習慣の基礎が形成されるので，規則的な摂食リズム，健康や成長に過不足のない栄養の確保，手洗い，うがい，歯磨きなどの衛生面の配慮など正しい食習慣の確立に向けて，幼児の発育や発達に応じた適切

な対応が大事である。無理なしつけは幼児の情緒を不安定にし，食欲不振を招いたり，性格形成にも影響を与えるので，幼児期の精神発達や食事行動の発達の特徴を理解し，年齢に応じた食事指導を心掛ける必要がある。また，幼児期の味付けは味覚形成の基礎として重要である。将来の生活習慣病予防の観点からも成人に比べ薄味とし，素材の味が生かされるよう調味料の使用は控えめにする必要がある。また，食事は幼児にとって社会性を身につける大事な場面である。一緒に食事作りをしたり，片付けの手伝いを通して，働くことの楽しさや感謝の気持ちを育てたり，共食時のマナーや会話などから，心の触れ合いの楽しさを身につけたいものである。

4 幼児期の食事摂取基準

1．基礎代謝・身体活動度

基礎代謝量（kcal/日）は，基礎代謝基準値（kcal/kg/日）×基準体重（kg）で算定される。幼児期の体重kg当たりの基礎代謝量は，成人よりも高値であり，1～2歳児が最も高く，次いで3～5歳児で，年齢とともに低下する。

成長・発達が盛んなため，推定エネルギー必要量，たんぱく質推定平均必要量ともに体重当たり大人の2.5～3倍必要である。また，身体の発育や運動能力の発達に伴い，身体活動に必要な消費エネルギーが増加し，グリコーゲン消費が著しくなる。活動量に合わせて適切な範囲で脂質エネルギー比を高める。炭水化物や脂質が不足すると，食事たんぱく質は体たんぱく質の合成よりエネルギー供給に向けられるため，良質のたんぱく質，炭水化物，脂質の確保が重要である。

2．推定エネルギー・栄養素の必要量

エネルギー・栄養素の必要量については，「日本人の食事摂取基準（2020年版）」に基づいて表7-3～4のように，1～2歳と3～5歳に区分して，幼児期の間食の量と回数および食事摂取基準が示される。

表7-3　幼児期の間食の量と回数

量	1～2歳	1日のエネルギーの10～15%（100～160kcal）
	3～5歳	1日のエネルギーの15～20%（200～260kcal）
回数	1～2歳	1～2回（午後3時または午前10時と午後3時）
	3～5歳	1回（午後3時）

※各食事との間に2時間以上間隔があることが望ましい。

表7-4　小児（1～2歳）（3～5歳）の食事摂取基準

身体活動レベル	男子 I	男子 II	男子 III	女子 I	女子 II	女子 III
推定エネルギー必要量（kcal/日）	—	1～2歳950, 3～5歳1300	—	—	1～2歳900, 3～5歳1250	—

栄養素	男子 推定平均必要量 1～2歳	男子 推定平均必要量 3～5歳	男子 推奨量 1～2歳	男子 推奨量 3～5歳	男子 目安量 1～2歳	男子 目安量 3～5歳	男子 耐容上限量 1～2歳	男子 耐容上限量 3～5歳	男子 目標量 1～2歳	男子 目標量 3～5歳	女子 推定平均必要量 1～2歳	女子 推定平均必要量 3～5歳	女子 推奨量 1～2歳	女子 推奨量 3～5歳	女子 目安量 1～2歳	女子 目安量 3～5歳	女子 耐容上限量 1～2歳	女子 耐容上限量 3～5歳	女子 目標量 1～2歳	女子 目標量 3～5歳
たんぱく質（g/日）	15	20	20	25	—	—	—	—	—	—	15	20	20	25	—	—	—	—	—	—
（% エネルギー）	—	—	—	—	—	—	—	—	13～20[1]	13～20[1]	—	—	—	—	—	—	—	—	13～20[1]	13～20[1]
脂質（% エネルギー）	—	—	—	—	—	—	—	—	20～30[1]	20～30[1]	—	—	—	—	—	—	—	—	20～30[1]	20～30[1]
飽和脂肪酸（% エネルギー）	—	—	—	—	—	—	—	—	—	10以下[1]	—	—	—	—	—	—	—	—	—	10以下[1]
n-6系脂肪酸（g/日）	—	—	—	—	4	6	—	—	—	—	—	—	—	—	4	6	—	—	—	—
n-3系脂肪酸（g/日）	—	—	—	—	0.7	1.1	—	—	—	—	—	—	—	—	0.8	1.0	—	—	—	—
炭水化物（% エネルギー）	—	—	—	—	—	—	—	—	50～65[1]	50～65[1]	—	—	—	—	—	—	—	—	50～65[1]	50～65[1]
食物繊維（g/日）	—	—	—	—	—	—	—	—	—	8以上	—	—	—	—	—	—	—	—	—	8以上
ビタミンA（μgRAE/日）[2]	300	350	400	450	—	—	600	700	—	—	250	350	350	500	—	—	600	850	—	—
ビタミンD（μg/日）	—	—	—	—	3.0	3.5	20	30	—	—	—	—	—	—	3.5	4.0	20	30	—	—
ビタミンE（mg/日）[3]	—	—	—	—	3.0	4.0	150	200	—	—	—	—	—	—	3.0	4.0	150	200	—	—
ビタミンK（μg/日）	—	—	—	—	50	60	—	—	—	—	—	—	—	—	60	70	—	—	—	—
ビタミンB₁（mg/日）	0.4	0.6	0.5	0.7	—	—	—	—	—	—	0.4	0.6	0.5	0.7	—	—	—	—	—	—
ビタミンB₂（mg/日）	0.5	0.7	0.6	0.8	—	—	—	—	—	—	0.5	0.6	0.6	0.8	—	—	—	—	—	—
ナイアシン（mgNE/日）[4]	5	6	6	8	—	—	60(15)	80(20)	—	—	4	6	5	7	—	—	60(15)	80(20)	—	—
ビタミンB₆（mg/日）	0.4	0.5	0.5	0.6	—	—	10	15	—	—	0.4	0.5	0.5	0.6	—	—	10	15	—	—
ビタミンB₁₂（μg/日）	0.8	0.9	0.9	1.1	—	—	—	—	—	—	0.8	0.9	0.9	1.1	—	—	—	—	—	—
葉酸（μg/日）	80	90	90	110	—	—	200	300	—	—	90	90	90	110	—	—	200	300	—	—
パントテン酸（mg/日）	—	—	—	—	3	4	—	—	—	—	—	—	—	—	4	4	—	—	—	—
ビオチン（μg/日）	—	—	—	—	20	20	—	—	—	—	—	—	—	—	20	20	—	—	—	—
ビタミンC（mg/日）	35	40	40	50	—	—	—	—	—	—	35	40	40	50	—	—	—	—	—	—
ナトリウム（mg/日）	—	—	—	—	—	—	—	—	—	—	—	—	—	—	—	—	—	—	—	—
（食塩相当量）（g/日）	—	—	—	—	—	—	—	—	3.0未満	3.5未満	—	—	—	—	—	—	—	—	3.0未満	3.5未満
カリウム（mg/日）	—	—	—	—	900	1,000	—	—	—	1,400以上	—	—	—	—	900	1,000	—	—	—	1,400以上
カルシウム（mg/日）	350	500	450	600	—	—	—	—	—	—	350	450	400	550	—	—	—	—	—	—
マグネシウム（mg/日）[5]	60	80	70	100	—	—	—	—	—	—	60	80	70	100	—	—	—	—	—	—
リン（mg/日）	—	—	—	—	500	700	—	—	—	—	—	—	—	—	500	700	—	—	—	—
鉄（mg/日）	3.0	4.0	4.5	5.5	—	—	25	25	—	—	3.0	4.0	4.5	5.5	—	—	20	25	—	—
亜鉛（mg/日）	3	3	3	4	—	—	—	—	—	—	2	3	3	3	—	—	—	—	—	—
銅（mg/日）	0.3	0.3	0.3	0.4	—	—	—	—	—	—	0.2	0.3	0.3	0.3	—	—	—	—	—	—
マンガン（mg/日）	—	—	—	—	1.5	1.5	—	—	—	—	—	—	—	—	1.5	1.5	—	—	—	—
ヨウ素（μg/日）	35	45	50	60	—	—	300	400	—	—	35	45	50	60	—	—	300	400	—	—
セレン（μg/日）	10	10	10	15	—	—	100	100	—	—	10	10	10	15	—	—	100	100	—	—
クロム（μg/日）	—	—	—	—	—	—	—	—	—	—	—	—	—	—	—	—	—	—	—	—
モリブデン（μg/日）	10	10	—	—	—	—	—	—	—	—	10	10	—	—	—	—	—	—	—	—

1　範囲に関しては，おおむねの値を示したものであり，弾力的に運用すること。
2　推定平均必要量，推奨量はプロビタミンAカロテノイドを含む。耐容上限量は，プロビタミンAカロテノイドを含まない。
3　α-トコフェロールについて算定した。α-トコフェロール以外のビタミンEは含んでいない。
4　耐容上限量は，ニコチンアミドの重量（mg/日），（　）内はニコチン酸の重量（mg/日）。
5　通常の食品以外からの摂取量の耐容上限量は，小児では5mg/kg体重/日とした。通常の食品からの摂取の場合，耐容上限量は設定しない。

（出典）厚生労働省：「日本人の食事摂取基準（2020年版）」策定検討会報告書，2019，p.398, p.399

3．推定エネルギー必要量

　成長期までは，身体活動に必要なエネルギーに加え，組織形成のためのエネルギーと成長に必要な組織増加分に相当するエネルギー蓄積量が必要である。総エネルギー消費量には，組織の形成に要するエネルギーが含まれるため，1日の必要エネルギー量は，

推定エネルギー必要量（kcal/日）＝基礎代謝量（kcal/日）×身体活動レベル
＋エネルギー蓄積量（kcal/日）

として計算できる。組織増加分のエネルギーは，参照体重から1日当たりの体重増加量を計算し，これと組織増加分のエネルギー密度との積とした（表7-5）。

表7-5　成長に伴う組織増加分のエネルギー（エネルギー蓄積量）

性　別	男　子				女　子			
	参　照体　重（kg）	体　重増加量（kg/年）	組織増加分		参　照体　重（kg）	体　重増加量（kg/年）	組織増加分	
年齢等			エネルギー密　度（kcal/g）	エネルギー蓄　積　量（kcal/日）			エネルギー密　度（kcal/g）	エネルギー蓄　積　量（kcal/日）
1～2（歳）	11.5	2.1	3.5	20	11.0	2.2	2.4	15
3～5（歳）	16.5	2.1	1.5	10	16.1	2.2	2.0	10

4．たんぱく質

　1～17歳のたんぱく質の推定平均必要量は，たんぱく質維持必要量と，成長に伴い蓄積されるたんぱく質蓄積量から要因加算法によって算出される。ただし，利用効率は体重維持の場合のたんぱく質利用効率である。

　体重1kgあたりのたんぱく質維持必要量は0.66g/kg体重/日であり，1～17歳の男女すべてに用いられる。

推定平均必要量算定の参照値（g/kg体重/日）
　＝（たんぱく質維持必要量÷利用効率）＋（たんぱく質蓄積量÷蓄積効率）
推定平均必要量（g/日）＝推定平均必要量算定の参照値（g/kg体重/日）×参照体重（kg）
　推奨量（g/日）＝推定平均必要量（g/日）×推奨量算定係数

表7-6　小児の推定平均必要量，推奨量

性　別	男　子								
年　齢（歳）	参　照体　重（kg）	体　重増加量（kg/年）	体たんぱく質（％）	たんぱく質蓄積量（g/kg体重/日）	蓄積効率（％）	たんぱく質維持必要量（g/kg体重/日）	利用効率（％）	推定平均必要量（g/日）	推奨量（g/日）
1～2	11.5	2.1	13.2	0.064	40	0.66	70	12.9	16.1
3～5	16.5	2.1	14.7	0.050	40	0.66	70	17.9	22.3

性 別	女 子								
年 齢 （歳）	参照 体重 （kg）	体重 増加量 （kg/年）	体たん ぱく質 （%）	たんぱく質 蓄積量 （g/kg体重/日）	蓄積 効率 （%）	たんぱく質 維持必要量 （g/kg体重/日）	利用 効率 （%）	推定平均 必要量 （g/日）	推奨量 （g/日）
1〜2	11.0	2.2	13.0	0.070	40	0.66	70	12.5	15.6
3〜5	16.1	2.1	14.1	0.051	40	0.66	70	17.5	21.8

5. 脂　　質

　脂質の食事摂取基準については，1歳以上は目標量として脂肪エネルギー比率を設定した。脂質の総エネルギーに占める割合（脂肪エネルギー比率）は，20〜30％とされる。幼児期では，3〜5歳については，最近の調査で得られた摂取量（中央値）を基に飽和脂肪酸の目標量（上限）は10％エネルギーとした。1〜2歳については，循環器疾患危険因子との関連を検討した研究が少ないことや日本人の摂取量の実態の報告はまだ少ないことから，飽和脂肪酸の目標量の設定を見送った。n-6系脂肪酸とn-3系脂肪酸の目安量が設定されている。

6. 食行動の発達

　幼児期には食行動の発達がみられ（表7-7），食事が徐々に一人で食べられるようになる。規則正しい時間帯に食事及び間食をとること，適度な運動により，適切な栄養状態を維持することは，幼児期の順調な成長・発達と健康増進につながる。

表7-7　摂食行動の発達

年齢	発達状況（75%以上の児が可能）	年齢	発達状況（75%以上の児が可能）
1歳前半	●自分でコップをもって飲める	2歳後半	●1人でだいたい食事ができる
	●食事がだいたい30分前後で終わる	3歳	●箸を使って食べる
1歳後半	●自分でスプーンをもって食べることができる		●箸と茶碗を両手で使用できる
	●1人で食事をしようとする		●完全に1人で食事ができる
	●家族と一緒に食事ができる	4歳	●よく噛んで食べる
2歳前半	●スプーンと茶碗を両手で使用できる		●こぼさないように食べる
	●こぼさないように飲める		
	●「いただきます」「ごちそうさま」の挨拶ができる		

（出典）渡邊令子ほか：応用栄養学，南江堂，2019，p.153

5 幼児期の食品構成と献立例

表7-8　幼児期の食品構成と目安量（1～2歳児）

食品群		分量（g）	目安量
乳　類		200	牛乳1本
卵　類		25	鶏卵小1/2個
肉・魚介類と製品		30	魚1/3切，またはひき肉　大さじ2
豆類と製品		30	豆腐1/10丁
緑黄色野菜類		90	ほうれん草小2株，にんじん3切，ブロッコリー1房を合わせたもの
その他の野菜類		120	キャベツ1枚とかぶ1個
海藻類		1	干しひじき小さじ1/2
果実類		100	りんご1/3個
穀　類 （米として）	（男児）	120	ごはんにすると子ども茶碗8分目×3
	（女児）	100	
いも類（じゃがいもとして）		30	じゃがいも1/3個
砂糖類		20	砂糖大さじ2強
油脂類		15	植物油大さじ1杯強

エネルギー　　　：（男子）　1,033 kcal　（女子）　962 kcal
たんぱく質　　　：　　　　29.3 g　　　　　　28.0 g
脂質　　　　　　：　　　　30.8 g　　　　　　30.6 g
脂肪エネルギー比率：　　　26.8％　　　　　　28.6％

表7-9　幼児期の食品構成と目安量（3～5歳児）

食品群		分量（g）	目安量
乳　類		200	牛乳1本
卵　類		30	鶏卵小2/3個
肉・魚介類と製品	（男児）	50	魚1/2切，または薄切り肉2枚，またはしらす干し大さじ1
	（女児）	45	
豆類と製品		50	豆腐1/6丁
緑黄色野菜類		90	ほうれん草小2株，にんじん3切，ブロッコリー1房を合わせたもの
その他の野菜類		150	キャベツ1枚とかぶ1個ときゅうり1/4本
海藻類		2	干しひじき小さじ1
果実類		150	りんご1/2個
穀　類	（男児）	180	ごはんにすると大人茶碗　1杯×3
	（女児）	150	ごはんにすると大人茶碗　1杯×3弱
いも類		50	じゃがいも1/2個
砂糖類		20	砂糖大さじ2強
油脂類		18	植物油大さじ1杯半

エネルギー　　　：（男子）　1,392 kcal　（女子）　1,275 kcal
たんぱく質　　　：　　　　40.0 g　　　　　　37.5 g
脂質　　　　　　：　　　　38.2 g　　　　　　37.2 g
脂肪エネルギー比率：　　　24.7％　　　　　　26.3％

表7-10　幼児期の献立例（1～2歳）

区分	料理名	食品名	使用量(g)	区分	料理名	食品名	使用量(g)
朝食	トースト	食パン	40	間食	ブラマンジェ	とうもろこしでん粉	6
		いちごジャム低糖度	5			車糖・上白糖	9
	うずらの巣ごもり卵	うずら全卵-生	20			普通牛乳	70
		ほうれん草	25			ブルーベリー・ジャム	5
		オリーブ油	1		牛乳	普通牛乳	100
		食塩	0.2	夕食	中華丼	水稲穀粒・精白米, うるち米	40
	ブロッコリーと	ブロッコリー-生	20			にわとり・ひき肉-生	8
	トマトのサラダ	トマト-生	20			うずら卵・全卵-生※	10
	牛乳	普通牛乳	100			にんじん, 皮なし-生	20
10時	バナナ	バナナ	30			たまねぎ-生	20
昼食	ご飯	水稲穀粒・精白米, うるち米	40			さやえんどう-生	10
	かじきの	めかじき-生	30			じゃがいもでん粉	2
	バーベキュー風	こしょう・黒, 粉	少々			中華だし	60
		じゃがいもでん粉	4			車糖・上白糖	3
		料理酒	1			こいくちしょうゆ	2
		みりん・本みりん	1		豆腐と小松菜の	木綿豆腐	15
		こいくちしょうゆ	2		スープ	こまつな-生	20
		車糖・上白糖	3			鳥がらだし	100
		穀物酢	1			こいくちしょうゆ	2
		レモン・果汁-生	5		季節のフルーツ	オレンジ・ネーブル-生	40
	フレンチドレッ	ミニトマト-生※	20
	シングサラダ	レタス	15
		きゅうり	15
		フレンチドレッシング	5
	粉ふきいも	じゃがいも-生	30
		食塩	0.2
		パセリ-生	0.1
	季節のフルーツ	りんご, 皮なし-生	30
	麦茶	麦茶	100

※ミニトマトとゆでたうずら卵は縦半分に切って盛りつける。

エネルギー・栄養素		1～2歳		献立の栄養摂取量
		男子	女子	
推定エネルギー必要量	kcal/日	950	900	970
たんぱく質（推奨量）	g/日	20		37.1（エネルギー比率15.3%）
脂肪エネルギー比率（目標量）	%エネルギー	20～30		24.8
ビタミンA（推奨量）	μgRAE/日	400	350	553
ビタミンB₁（推奨量）	mg/日	0.5		0.6
ビタミンB₂（推奨量）	mg/日	0.6	0.5	0.9
ビタミンC（推奨量）	mg/日	40		110
カルシウム（推奨量）	mg/日	450	400	448
鉄（推奨量）	mg/日	4.5		4.7
食塩相当量（目標量）	g/日	3.0未満		2.9

表7-11　幼児期の献立例（3〜5歳）女子：行事食（ひな祭り）

区分	料理名	食品名	使用量(g)	区分	料理名	食品名	使用量(g)
朝食	ピザトースト	食パン	70	間食	バナナ	バナナ-生	30
		たまねぎ-生	5		ヨーグルト	ヨーグルト・全脂無糖	70
		ぶた・ウインナーソーセージ	10			車糖・上白糖	10
		トマト-生	10	夕食	ご飯	水稲穀粒・精白米，うるち米	50
		青ピーマン-生	5		わかめスープ	カットわかめ	1
		トマトピューレ	8			根深ねぎ-生	10
		プロセスチーズ	15			鳥がらだし	100
	じゃがいもとブロッコリーのサラダ	じゃがいも-生	40		豆腐と豚肉の炒め物	木綿豆腐	50
		ブロッコリー・花序・生	20			ぶた・もも，皮下脂肪なし・生	15
		にんじん，皮なし-生	10			にんじん，皮なし-生	20
		スイートコーン・缶詰，ホールカーネルスタイル	10			りょくとうもやし-生	40
		マヨネーズ・全卵型	7			にら・葉-生	30
		ごま-いり（すり）	3			調合油	4
	牛乳	普通牛乳	100			こしょう・黒，粉	0.01
昼食(行事食)	ちらし寿司	水稲穀粒・精白米，うるち米	50			かつお節	1
		車糖・上白糖	3		きゅうりの酢の物	きゅうり-生	30
		穀物酢	5			もずく-塩抜き	3
		鶏卵・全卵-生	50			穀物酢	3
		普通牛乳	5			車糖・上白糖	3
		食塩不使用バター	1		季節のフルーツ	キウイフルーツ・緑肉種-生	50
		あまえび-生	15				
		さやえんどう-生	10				
		まだら・でんぶ	8				
	はまぐりの澄まし汁	はまぐり	20				
		和種なばな-生	10				
		かつお・昆布だし	100				
	キャベツのあえ物	キャベツ-生	35				
		こまつな-生	25				
		焼き竹輪	4				
		こいくちしょうゆ	0.1				
		ごま油	3				
	季節のフルーツ	いちご-生	50				

エネルギー・栄養素		3〜5歳 女子	献立の栄養摂取量
推定エネルギー必要量	kcal	1,250	1,248
たんぱく質（推奨量）	g	25	51.5（エネルギー比率16.5%）
脂肪エネルギー比率（目標量）	%エネルギー	20〜30	30.4
ビタミンA（推奨量）	μgRAE	500	645
ビタミンB$_1$（推奨量）	mg	0.7	0.8
ビタミンB$_2$（推奨量）	mg	0.8	1.0
ビタミンC（推奨量）	mg	50	182
カルシウム（推奨量）	mg	550	644
鉄（推奨量）	mg	5.5	6.6
食塩相当量（目標量）	g	3.5未満	3.4

身体活動レベルⅡのみ　3〜5歳：1.45

表7-12 幼児期の献立例（3～5歳）男子：昼食（お弁当）

区分	料理名	食品名	使用量(g)	区分	料理名	食品名	使用量(g)
朝食	ごはん	水稲穀粒・精白米, うるち米	40	間食	牛乳白玉	普通牛乳	120
	大根のみそ汁	だいこん, 皮なし-生	30			白玉粉	25
		だいこん葉	8			絹ごし豆腐	30
		かつお・昆布だし	120			いちご-生	20
		米みそ・淡色辛みそ	7			うんしゅうみかん・缶詰, 果物	20
	アジの照り焼き	まあじ, 皮付き-生	45			上白糖	10
		料理酒	2.5	夕食	ごはん	水稲穀粒・精白米, うるち米	50
		こいくちしょうゆ	2.5		野菜のコンソメスープ	はくさい-生	40
		みりん・本みりん	2.5			たまねぎ-生	10
		車糖・上白糖	3			りょくとうもやし-生	10
		調合油	2			にんじん, 皮むき-生	5
	ほうれん草のごまあえ	ほうれんそう-生	60			固形ブイヨン	1
		車糖・上白糖	10			こしょう・黒, 粉	0.02
		こいくちしょうゆ	3		タンドリーチキン	若鶏肉・もも, 皮なし-生	50
		ごま-いり	3			ヨーグルト・全脂無糖	30
昼食(弁当)	鮭のおにぎり	水稲穀粒・精白米, うるち米	50			たまねぎ-生	25
		しろさけ-生	5			にんにく-生	2.5
		あまのり-焼きのり	1			カレー粉	1
	さくらえび入り卵焼き	鶏卵・全卵-生	50			食塩	0.1
		車糖・上白糖	3		つけ合わせ	レタス-生	30
		さくらえび・素干し	1			みずな-生	10
		にんじん, 皮なし-生	3		フルーツヨーグルト	オレンジ・ネーブル-生	20
		こいくちしょうゆ	2			ヨーグルト(全脂無糖)	70
		調合油	1			はちみつ	10
	豚肉の野菜巻き	ぶた・ロース, 皮下脂肪なし-生	25				
		赤ピーマン-生	10				
		黄ピーマン-生	10				
		アスパラガス-生	10				
		車糖・上白糖	0.5				
		こいくちしょうゆ	1				
		清酒・普通酒	0.5				
		ごま油	1				
	つけ合わせ	ブロッコリー・花序-生	20				
		ミニトマト-生	10				
	小松菜のおかかあえ	こまつな-生	35				
		えのきたけ-生	10				
		かつお節	0.5				
		こいくちしょうゆ	1				
	季節のフルーツ	りんご, 皮なし-生	40				

エネルギー・栄養素		3～5歳 男子	献立の栄養摂取量
推定エネルギー必要量	kcal	1,300	1,305
たんぱく質（推奨量）	g	25	59.1（エネルギー比率18.1%）
脂肪エネルギー比率（目標量）	％エネルギー	20～30	21.2
ビタミンA（推奨量）	μgRAE	450	657
ビタミンB₁（推奨量）	mg	0.7	0.9
ビタミンB₂（推奨量）	mg	0.8	1.2
ビタミンC（推奨量）	mg	50	160
カルシウム（推奨量）	mg	600	605
鉄（推奨量）	mg	5.5	8.1
食塩相当量（目標量）	g	3.5未満	3.3

身体活動レベルⅡのみ　3～5歳：1.45

6　保育所給食

　幼児期では，食は豊かな人間性を育み，生きる力を身につけていく，基本的な生活習慣の確立に大きな影響を及ぼす。規則正しい食習慣の定着や人間性の形成と家族関係をつくり上げていくうえにおいても重要な役割を果たしている。保育所および幼保連携型認定こども園（以下「保育所等」）での給食は，幼児の発達段階に応じた適正な食事を供する場である。

　幼児が保育所等での給食を通して，「食を営む力」の基礎を培うことができるように，「日本人の食事摂取基準（2020年版）」，「保育所保育指針」（2018年改定），「保育所における食事の提供ガイドライン」（2012年）を参考に個々の健康，発育状態を把握したうえで，できる限りきめ細やかな食事づくりや食育が望まれる。

1．保育所における食事計画

　保育所等の児は，年齢や発達段階が異なり，食事の内容や食べ方に相違があるので，保育所等における給食は一律ではなく，乳児食と幼児食の2つに大きく分かれる。乳児食は乳汁（調乳）と離乳食に，幼児食は1～2歳児食と3～5歳児食に区分している。個人差が大きいので，家庭での食事内容や生活時間，病歴及び家族や本人の食物アレルギーの有無など，子どもの特性を把握しながら施設整備及び保育内容などに配慮することが大切である。保育所等給食は，昼食とおやつが基本であるが，家庭での食事も含めた1日の食事を念頭におき，食事計画を立てることが大事である。保育所等給食における一般的な給与栄養目標量は表7-13のとおりである。

2．給与栄養量の目標

　給与栄養目標量は「日本人の食事摂取基準（2020年版）」を用いて，1～2歳児と3～5歳児を分けて設定している。0歳児は個人差が大きいため，個別対応を基本とする。

　心身の発達が著しい幼児期において，食事が幼児の健康に与える影響はきわめて大きい。一人ひとりの幼児の発育・発達への対応をとりながら，エネルギーや各種の栄養素を十分かつ過剰にならないように適切に給与することが重要であるとともに，食育基本法における食の教育の観点からも幼児にとって望ましい食事の提供が期待される。

　近年，延長保育を行う保育所等が多くなっている。そこで，延長保育に伴うおやつ（補食）や夕食の給与については，保育時間や家庭での食事の状況をみながら個々に柔軟に対応することが望まれる。現状では，補食として，カステラやせんべい，クッキ

ーなどの菓子類やヨーグルト，果汁などの既成品を利用し，夕食に差しつかえない程度に与える保育所等がほとんどである。そのほか，調理した芋や豆類，サンドイッチや麺類，おにぎりなどの軽食が提供される。

表7-13　保育所における給与栄養目標量（例示）

Ⅰ．1〜2歳児の給与栄養目標量（男子）最大値で設定

	エネルギー(kcal)	たんぱく質(g)	脂質(g)	炭水化物(g)	ビタミンA(μgRAE)	ビタミンB₁(mg)	ビタミンB₂(mg)	ビタミンC(mg)	カルシウム(mg)	鉄(mg)	食塩相当量(g)
食事摂取基準(A)（1日当たり）	950	31〜48	21〜32	119〜155	400	0.5	0.6	40	450	4.5	3.0未満
昼食＋おやつの比率(B) ＊	50%	50%	50%	50%	50%	50%	50%	50%	50%	50%	50%
昼食＋おやつの給与栄養目標量(C=A×B/100)	475	16〜24	11〜16	60〜78	200	0.25	0.30	20	225	2.3	1.5
保育所における給与栄養目標量(Cを丸めた値)	480	20	14	70	200	0.25	0.30	20	225	2.3	1.5

＊　昼食および午前・午後のおやつで1日の給与栄養量の50%を給与することを前提とした。

Ⅱ．3〜5歳児の給与栄養目標量（男子）最大値で設定

	エネルギー(kcal)	たんぱく質(g)	脂質(g)	炭水化物(g)	食物繊維(g)	ビタミンA(μgRAE)	ビタミンB₁(mg)	ビタミンB₂(mg)	ビタミンC(mg)	カルシウム(mg)	鉄(mg)	食塩相当量(g)
食事摂取基準(A)（1日当たり）	1,300	42〜65	29〜43	163〜211	8.0以上	450	0.7	0.8	50	600	5.5	3.5未満
昼食＋おやつの比率(B) ＊1	45%	45%	45%	45%	45%	45%	45%	45%	45%	45%	45%	45%
昼食＋おやつの給与栄養目標量(C=A×B/100)	585	19〜29	13〜19	73〜95	4.0	203	0.32	0.36	23	270	2.5	1.6
家族から持参する米飯110gの栄養量(D) ＊2	185	4	0	40	0.3	0	0.02	0.01	0	3	0.1	0
E=C−D	400	15〜25	13〜19	33〜55	3.7	203	0.30	0.35	23	267	2.4	1.6
保育所における給与栄養目標量(Eを丸めた値)	400	20	16	45	4.0	210	0.30	0.35	23	270	2.4	1.6

＊1　昼食（主食は家庭より持参）および午前・午後のおやつで1日の給与栄養量の45%を給与することを前提とした。
＊2　家庭から持参する主食量は，主食調査結果（過去5年間の平均105g）から110gとした。

表7-14 保育所給食の献立例

1～2歳

区分	料理名	食品名	使用量(g)
10時	小魚せんべい	しらす干し-微乾燥品	15
		小麦粉・薄力粉	8
		青のり-素干し	0.5
	麦茶	麦茶・浸出液	100
昼食	ご飯		
	くずし卵汁		
	厚揚げのあまみそあんかけ	3～5歳児の80%量	
	フルーツ		
3時	かぼちゃ蒸しケーキ		
	牛乳		

3～5歳

区分	料理名	食品名	使用量(g)
10時			
昼食	ご飯	水稲穀粒・精白米, うるち米	50
	くずし卵汁	鶏卵・全卵-生	20
		りょくとうもやし-生	10
		食塩	0.2
		こいくちしょうゆ	3
		かつお・昆布だし	80
	厚揚げのあまみそあんかけ	生揚げ	50
		ぶた・もも, 脂身なし-生	10
		にんじん, 皮なし-生	10
		こまつな-生	20
		甘みそ	4
		車糖・上白糖	2
		ごま油	2
		じゃがいもでん粉	2
	フルーツ	オレンジ・バレンシア・生	50
3時	かぼちゃ蒸しケーキ	小麦粉・プレミックス粉, ホットケーキ用	30
		西洋かぼちゃ-生	10
		普通牛乳	10
		鶏卵・全卵-生	5
		車糖・上白糖	5
	牛乳	普通牛乳	150

表7-15 保育所における給与栄養目標量(例示)

	エネルギー(kcal)	たんぱく質(g)	脂質(g)	カルシウム(mg)	鉄(mg)	ビタミンA(μgRAE)	ビタミンB₁(mg)	ビタミンB₂(mg)	ビタミンC(mg)	食塩相当量(g)
保育所における給与栄養目標量(1～2歳)	480	20	14	225	2.3	200	0.25	0.30	20	1.5
献立の栄養摂取量	479	18.6	15.2	318	2.7	220	0.30	0.38	28	1.2
保育所における給与栄養目標量(3～5歳)	590	24	16	270	2.5	210	0.32	0.36	25	1.6
献立の栄養摂取量	599	23.3	19.0	398	3.4	275	0.38	0.48	35	1.5

＊3～5歳児は昼食の主食を家庭より持参しない場合とした。

ケーススタディー

【対象児プロフィール】

4歳男児

【栄養アセスメント結果】

臨床診査：目，耳健康状態は異常なし，う歯など歯の異常なし，栄養状態は普通

臨床検査：血液検査のデータは，血清アルブミン3.0g/dL，血清コレステロール値
208mg/dL，ヘモグロビン値10g/dLである。

身体計測：身長105.0cm，体重20.0kg，頭囲51cm，胸囲55cm

食事調査：食事記録2日分

【栄養アセスメントのポイント】

・幼児期の成長曲線（身体発育曲線）に，対象児の身長・体重を記入して，成長の経
過を縦断的に観察して，発育状況を評価する。

・対象児のエネルギー・栄養素の摂取量と食事摂取基準の指標から，摂取不足や過
剰摂取の可能性などを推定し，他の要因も含めて総合的に評価する。

・幼児期の成長・発達に必要なエネルギーや栄養素を過不足なく摂取できるように
留意する（特に，たんぱく質，カルシウム，鉄などの栄養素について）。

・乳歯の萌出状況など口腔機能に応じた調理形態について検討する。

1 食事記録から，1日のエネルギー・栄養素の摂取量を算出してみましょう。

2 栄養アセスメント内容を評価し，結果から対象児の問題点をあげてみましょう。

3 対象児の問題点について，改善目標とケアプランを立ててみましょう。

4 対象児に提示する食事プランを考えてみましょう。

5 野菜嫌い，魚嫌いに対応する保育所の給食（3-5歳児）の1日分の行事食を立て，
栄養価計算をし，また切り方，調理方法，盛りつけ方，食べさせ方など工夫した
点などあげてみましょう。

6 **5**を基本に卵アレルギー児，乳アレルギー児，小麦アレルギー児に対する献立
をそれぞれ展開させ，比較検討してみましょう。

食事記録（1日目）

区分	料理名	食品名	重量(g)
朝食	フレンチトースト	食パン	60
		鶏卵・全卵-生	20
		普通牛乳	50
		車糖・上白糖	7
		有塩バター	7
		温州みかん・果実飲料，ストレートジュース	100
		キウイフルーツ-生	50
昼食	スパゲッティミートソース	うし・ひき肉-生	20
		たまねぎ-生	20
		にんじん，皮つき-生	10
		有塩バター	2
		小麦粉・薄力粉	5
		トマトケチャップ	20
		食塩	1
		スパゲッティ-乾	60
		有塩バター	2
		ナチュラルチーズ・パルメザン	5
		パセリ-生	0.5
	かぼちゃのポタージュ	西洋かぼちゃ-生	25
		普通牛乳	20
		食塩	0.3
夕食	ご飯	水稲めし・精白米，うるち米	100
	サバのみそ煮	まさば-生	40
		かつお・昆布だし	20
		米みそ・淡色辛みそ	5
		車糖・上白糖	3
		しょうが-生	1
	青菜のおひたし	ほうれんそう-生	50
		こいくちしょうゆ	3
		かつお節	0.5
	ポテトサラダ	じゃがいも-生	30
		食塩	0.3
		きゅうり-生	15
		ぶた・プレスハム	20
		マヨネーズ・卵黄型	5
		トマト-生	20
間食		ドーナツ・ケーキドーナツ	30
		米菓・揚げせんべい	20
		ほうじ茶・浸出液	100

食事記録（2日目）

区分	料理名	食品名	重量(g)
朝食	おにぎり	水稲めし・精白米，うるち米	120
		食塩	0.5
		あまのり-ほしのり	0.6
	野菜のみそ汁	かぶ・根，皮なし-生	30
		かぶ・葉-生	5
		煮干しだし	120
		米みそ・淡色辛みそ	8
	卵焼き	鶏卵・全卵-生	50
		かつお・昆布だし	5
		車糖・上白糖	1
		こいくちしょうゆ	1
		調合油	1
昼食	ホットドッグ	ぶた・ウインナーソーセージ	30
		キャベツ-生	30
		食塩	0.2
		ロールパン	60
		トマトケチャップ	5
	キャベツのサラダ	キャベツ-生	40
		にんじん，皮なし-生	5
		ぶた・ロースハム	10
		レタス・サラダな・葉-生	10
		フレンチドレッシング	5
		りんご・濃縮還元ジュース	100
夕食	チキンライス	水稲めし・精白米，うるち米	100
		若鶏・もも，皮なし-生	30
		たまねぎ・りん茎-生	30
		有塩バター	5
		食塩	0.5
		トマトケチャップ	18
		鶏卵・全卵-生	60
		食塩	0.5
		調合油	1
	ヨーグルトフルーツサラダ	トマト-生	25
		りんご-生	25
		レタス-生	20
		マヨネーズ・卵黄型	14
		ヨーグルト・全脂無糖	30
		レモン・果汁-生	2.5
間食		さつまいも，皮なし-蒸し	50
		普通牛乳	100

第8章

学童期の栄養管理

1 学童期の特性

　学童期とは，6歳から11歳までの小学生の6年間をさす。第一発育急進期の乳児期と比べると，身長や体重の増加の度合いは減少し，比較的ゆっくりと発育し，学童期前半はほぼ一定の割合で身体は発育する。しかし，学童期後半からは女子では第二次性徴が始まり，男女ともに思春期スパートに備える時期でもある。食嗜好も完成する時期であり，規則正しい食生活と運動習慣，食育が重要となる。

2 学童期の栄養アセスメント

　栄養アセスメントには，主として身体計測，臨床検査，臨床診査及び食事調査があるが，学童期のアセスメントの中心は身体計測と食事調査である。食事調査は，食生活ばかりでなく，身体活動調査も重要となる。臨床検査は，疾病が疑われる以外では通常，学童期には実施しないが表8-1に学童期の臨床検査値の一覧を示した。臨床検査値は，年齢によるばらつきが大きく，成長過程の学童期の基準値を示したものは少なく，また文献によっても値は異なる。

　学童期におけるアセスメントは，児童本人のみではなく，児童の家庭，学校，地域を視野に入れたものが必要となる。関連要因を含む幅広い視点からの栄養アセスメントを心がける。心身の健康上の諸問題は食生活習慣に起因することが多い。この時期の不適切な食習慣は，その後の児童の将来の生活習慣病発症の危険性を高める。学童期に，正しい食習慣の形成及び定着を行うことが重要である。

表8-1　学童期の臨床検査項目と基準値

血圧（mmHg）	収縮期　110〜120
	拡張期　40〜90
総タンパク質（g/dL）	6.3〜8.0
A/G比	1.3〜2.5
総コレステロール（mg/dL）	130〜181
中性脂肪（mg/dL）	72〜106
空腹時血糖（mg/dL）	小児期　60〜100
	思春期　70〜105
ヘモグロビン（g/dL）	12.8〜14.6
ヘマトクリット（%）	37.7〜43.1

１．身体計測

（１）体格指数による評価

この時期の体格指数にはローレル指数が用いられる。一般には，判定には表8-2の値を利用するが，ローレル指数は身長によって大きく変動するので，1人の児童の経時的変化を判定するのは適当ではない。

ローレル指数＝体重(kg) ÷身長(cm)^3×10^7

表8-2　ローレル指数判定基準

発育状態	ローレル指数
やせすぎ	100以下
やせぎみ	101～115
標準	116～144
太りぎみ	145～159
太りすぎ	160以上

（２）性別・年齢別・身長別標準体重による評価

2005（平成17）年度まで，性別・年齢別に身長別平均体重を求め，その平均体重の120％以上の体重の者を肥満傾向児，80％以下の者を痩身傾向児としていたが，2006（平成18）年度から，性別，年齢別，身長別標準体重（表8-3）から肥満度（過体重度）を算出し，肥満度が20％以上の者を肥満傾向児，－20％以下の者を痩身傾向児としている。

肥満度の求め方は以下のとおりである。

肥満度（過体重度）
＝〔実測体重(kg)－身長別標準体重(kg)〕÷身長別標準体重(kg) ×100（%）

表8-4に，2022（令和4）年度調査の平均身長の場合の標準体重を示した。

表8-3　身長別標準体重の求め方

※身長別標準体重(kg)＝a×実測身長(cm)－b

年齢＼係数	男 a	男 b	女 a	女 b
5	0.386	23.699	0.377	22.750
6	0.461	32.382	0.458	32.079
7	0.513	38.878	0.508	38.367
8	0.592	48.804	0.561	45.006
9	0.687	61.390	0.652	56.992
10	0.752	70.461	0.730	68.091
11	0.782	75.106	0.803	78.846
12	0.783	75.642	0.796	76.934
13	0.815	81.348	0.655	54.234
14	0.832	83.695	0.594	43.264
15	0.766	70.989	0.560	37.002
16	0.656	51.822	0.578	39.057
17	0.672	53.642	0.598	42.339

（出典）　日本学校保健会：児童生徒の健康診断マニュアル（平成27年度改訂），2015

表8-4　令和4年度調査の平均身長の場合の標準体重

年齢	男 平均身長(cm)	男 平均身長時の標準体重(kg)	男 平均体重(kg)	女 平均身長(cm)	女 平均身長時の標準体重(kg)	女 平均体重(kg)
5	111.1	19.2	19.3	110.2	18.8	19.0
6	117.0	21.6	21.8	116.0	21.0	21.3
7	122.9	24.2	24.6	122.0	23.6	24.0
8	128.5	27.3	28.0	128.1	26.9	27.3
9	133.9	30.6	31.5	134.5	30.7	31.1
10	139.7	34.6	35.7	141.4	35.1	35.5
11	146.1	39.1	40.0	147.9	39.9	40.5
12	154.0	44.9	45.7	152.2	44.2	44.5
13	160.9	49.8	50.6	154.9	47.2	47.7
14	165.8	54.3	55.0	156.5	49.7	49.9
15	168.6	58.2	59.1	157.2	51.0	51.2
16	169.9	59.6	60.7	157.7	52.1	52.1
17	170.7	61.1	62.5	158.0	52.1	52.5

（出典）　文部科学省：令和4年度学校保健統計調査

また，表8-5に，学童期の身長・体重の平均値を示した。

表8-5　学童期の身長・体重の平均値

年齢（歳）	身長（cm）		体重（kg）		ローレル指数	
	男	女	男	女	男	女
6	117.0	116.0	21.8	21.3	136.1	136.5
7	122.9	122.0	24.6	24.0	132.5	132.1
8	128.5	128.1	28.0	27.3	132.0	130.0
9	133.9	134.5	31.5	31.1	131.2	127.8
10	139.7	141.4	35.7	35.5	130.9	125.6
11	146.1	147.9	40.0	40.5	128.3	125.2

（出典）文部科学省：令和4年度学校保健統計調査より作成

3　学童期の栄養と病態・疾患・生活習慣

1．肥満とやせ

　学校保健統計では，前述の式で求めた肥満度が，＋20％以上30％未満を軽度肥満傾向児，＋30％以上50％未満を中等度肥満傾向児，＋50％以上を高度の肥満傾向児という。一方，－20％以下から－30％未満を軽度の痩身傾向児，－30％以下を高度の痩身傾向児という。

　表8-6に2022（令和4）年度の肥満傾向児と痩身傾向児の割合を，図8-1にその推移を示した。肥満傾向児の割合は，男子では8歳から17歳で11％以上の値となり，10歳が15.11％と最も高くなっている。女子では11歳が10.47％で最も高くなっている。痩身傾向児の出現率は，男子では9歳から17歳で1％を超えており，15歳が4.43％と最も高くなっている。女子では8歳から17歳で1％を超えており，12歳が3.85％と最も高くなっている。

　学童の肥満は，成人期への移行が多く，過度の肥満は高血圧，心臓病，糖尿病，脂質異常症などのいわゆる生活習慣病予備軍となってしまう。肥満の多くは摂取エネルギーが消費エネルギーを上回る原発性（単純性）肥満であるので，成長を利用して，できるだけこの時期に解消することが望ましい。極端なエネルギー制限は行わず，成長期の身長の伸びを利用し，運動療法も併用しながら，標準体重に近づけるようにする。食事摂取基準を参考に，個人差を考慮しながら栄養管理を行う。

表8-6　年齢別　肥満傾向児及び痩身傾向児の割合

(%)

区分		男		女	
		肥満傾向児	痩身傾向児	肥満傾向児	痩身傾向児
幼稚園	5歳	3.56	0.15	3.73	0.23
小学校	6歳	5.74	0.28	5.50	0.44
	7歳	8.02	0.41	7.23	0.46
	8歳	11.14	0.58	9.07	1.01
	9歳	13.17	1.41	9.57	1.87
	10歳	15.11	2.36	9.74	2.53
	11歳	13.95	2.91	10.47	2.40
中学校	12歳	13.27	3.21	9.51	3.85
	13歳	12.25	2.59	9.05	3.28
	14歳	11.31	2.87	7.71	3.09
高等学校	15歳	12.51	4.43	7.68	3.13
	16歳	11.13	3.71	6.98	2.94
	17歳	11.42	3.32	7.45	2.38

（出典）文部科学省：令和4年度学校保健統計調査

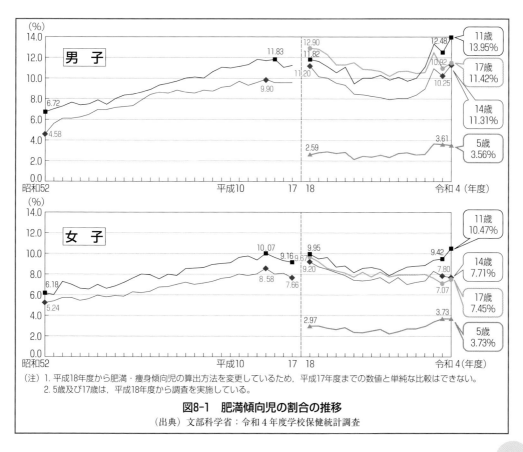

（注）1. 平成18年度から肥満・痩身傾向児の算出方法を変更しているため，平成17年度までの数値と単純な比較はできない。
　　　2. 5歳及び17歳は，平成18年度から調査を実施している。

図8-1　肥満傾向児の割合の推移

（出典）文部科学省：令和4年度学校保健統計調査

2．生活習慣病

　小児（6～15歳）のメタボリックシンドローム診断基準が2006（平成18）年に発表された（表8-7）。メタボリックシンドロームは肥満，特に内臓脂肪がその進行に重要な役割を果たすとされるが，小児でもそのメカニズムは同じであり，生活習慣病の側面が大きい。

　肥満の自然歴を観察すると，成人肥満のかなりの部分が小児肥満として発症し，動脈硬化の初期病変も小児期で観察されている[1,2]。生活習慣の基礎づくりは小児期にスタートすることを考えると，メタボリックシンドロームの発症機序や予防・治療の方策の面から，小児期の栄養管理の重要性が高まってきている。

　18歳におけるBMI（kg/m^2）が成人期の心筋梗塞死亡率と有意に相関することが報告され，若年期の肥満と冠動脈疾患とが関連を有していることが，明らかとなっている[2]。小児肥満の約70%は成人肥満へと移行すると考えられ，特に思春期の肥満とより関連が深いとの報告もある。

　小児に対しては成人とは異なった基準値が必要となることから，表8-7に示した基準値が発表されたが，診断基準は成人の場合とほぼ同じで，中学生では腹囲80cm以上，小学生では腹囲75cm以上の肥満が必須条件となる。さらに，(2)～(4)の3項目のうち2項目以上が該当するとメタボリックシンドロームと診断する。1項目の場合は，予備軍と考える。

表8-7　小児のメタボリックシンドローム診断基準

(1)	腹囲	中学生80cm以上，小学生75cm以上，もしくは，腹囲（cm）÷身長（cm）＝0.5以上	
(2)	血中脂質	中性脂肪 かつ／または HDL－コレステロール	120mg/dL以上 40mg/dL未満
(3)	血圧	収縮期血圧 かつ／または 拡張期血圧	125mmHg以上 70mmHg以上
(4)	空腹時血糖		100mg/dL以上

※(1)があり，(2)～(4)のうち2項目を有する場合にメタボリックシンドロームと診断する。
（出典）厚生労働省科学研究循環器疾患等総合研究事業（主任研究者，大関武彦・浜松医科大教授），2006

4　学童期の栄養ケア・マネジメントのあり方

　学童期は成長の過程にあり，身体活動の状況や体格も個人差が大きい。学童期の顕著な身体発育に対応できる栄養素等の摂取が必要である。学童期後半では，成長の早い児童では思春期の段階に入る児童も出現することから，第二次性徴など急激な変化

と成長を健やかに支えるために，特にエネルギー，たんぱく質，鉄，カルシウム，ビタミンなどを適量摂取する必要性が増加する。栄養素等を過不足なく摂取するためには朝食の摂取と規則正しい食生活が必須である。

また近年，生活習慣病の危険因子を持つ児童が増えている。危険因子は食生活を含めた生活習慣，心理的ストレス，遺伝体質などに起因し，予防するためにはそれぞれコントロール可能な危険因子を減らすよう努力しなければならない。特に学童期から，脂肪やコレステロールの過剰摂取，エネルギーの不足や過剰，食塩過剰摂取，食物繊維不足などには注意して，適正な栄養量へ改善できるように努める必要がある。

厚生省（当時）が作成した「健康づくりのための食生活指針（対象特性別）」では，学童期を「食習慣の完成期としての食事」と位置付けている。正しい食習慣を身に付けるためには，規則正しい生活習慣が大切であり，それが，健全な発育をとげ健やかな人生を送るための第一歩になる。自己管理能力の形成を促したい。

① 多種多様な食品の摂取
② ビタミン，ミネラルの充足
③ 食事ごとのエネルギー配分比
④ 主食，主菜，副菜のバランス
⑤ 規則正しい生活（早寝早起き，朝食を食べる）

5 学童期の食事摂取基準

学童期の食事摂取基準は，年齢が6〜7歳，8〜9歳及び10〜11歳の3区分となっている。また，6歳以降の身体活動レベルは，個人差を考慮するために成人と同じ3区分である。表8-8に学童期の基礎代謝量と身体活動レベルを示した。また，表8-9に学童期の食事摂取基準をまとめた。

表8-8 基礎代謝量と身体活動レベル

性別	男子			女子		
年齢	基礎代謝基準値 (kcal/kg体重/日)	参照体重 (kg)	基礎代謝量 (kcal/日)	基礎代謝基準値 (kcal/kg体重/日)	参照体重 (kg)	基礎代謝量 (kcal/日)
6〜7歳	44.3	22.2	980	41.9	21.9	920
8〜9歳	40.8	28.0	1,140	38.3	27.4	1,050
10〜11歳	37.4	35.6	1,330	34.8	36.3	1,260

身体活動 レベル 年齢	レベルⅠ (低い)	レベルⅡ (ふつう)	レベルⅢ (高い)
6〜7歳	1.35	1.55	1.75
8〜9歳	1.40	1.60	1.80
10〜11歳	1.45	1.65	1.85

表8-9　学童期の食事摂取基準（身体活動レベルⅡ）

エネルギー・栄養素		6〜7歳		8〜9歳		10〜11歳	
		男子	女子	男子	女子	男子	女子
エネルギー （kcal/日）		1,550	1,450	1,850	1,700	2,250	2,100
たんぱく質（推奨量） （g/日）		30		40		45	50
脂質エネルギー比 （%エネルギー）		20〜30					
ナトリウム（食塩相当量） （g/日）		4.5未満		5.0未満		6.0未満	
カルシウム（推奨量） （mg/日）		600	550	650	750	700	750
鉄（推奨量） （mg/日）		5.5		7.0	7.5	8.5	月経なし8.5 月経あり12.0
マグネシウム（推奨量） （mg/日）		130		170	160	210	220
ビタミンA（推奨量）（µgRAE/日）		400		500		600	
ビタミンB₁（推奨量） （mg/日）		0.8		1.0	0.9	1.2	1.1
ビタミンB₂（推奨量） （mg/日）		0.9		1.1	1.0	1.4	1.3
ビタミンC（推奨量） （mg/日）		60		70		85	
食物繊維（目標量） （g/日）		10以上		11以上		13以上	

1．エネルギー

　成長期である学童期では，身体活動に必要なエネルギーに加えて，組織合成に要するエネルギーと成長に伴う組織の増加を考慮する必要があるため，エネルギー蓄積量を追加する。そのうち，組織の合成に消費されるエネルギーは総エネルギー消費量に含まれるため，推定エネルギー必要量は　推定エネルギー必要量（kcal/日）＝基礎代謝量（kcal/日）×身体活動レベル＋エネルギー蓄積量（kcal/日）　として算出できる。

2．たんぱく質

　1〜17歳のたんぱく質の推定平均必要量は，たんぱく質維持必要量と成長に伴い蓄積されるたんぱく質蓄積量から要因加算法によって算出される。ただし，利用効率は体重維持の場合のたんぱく質利用効率である。

　推定平均必要量（g/kg体重/日）
　　＝（たんぱく質維持必要量÷利用効率）＋（たんぱく質蓄積量÷蓄積効率）
　推定平均必要量（g/日）＝推定平均必要量（g/kg体重/日）×参照体重（kg）

3．脂　　質

　総脂質のエネルギー比率は総エネルギー摂取量の20〜30％とされている。飽和脂肪酸の目標量は，学童期では10（％エネルギー）以下とされている。n-6系脂肪酸とn-3系脂肪酸では目安量が設定されている。

4. その他

カルシウム，鉄，ビタミンなど，発育期に重要な栄養素の適切な摂取を心がける。

6 学童期の食品構成と献立例

　学童期は発育期であり，運動量も一般には多い。たんぱく質，ミネラル，ビタミン類は不足のないように留意する。学童期の食品構成例を表8-10に示す。また，学童期の献立例を表8-11に示した。学童期の児童の昼食は，1年の半分は学校給食となるが，表8-11の献立例は昼食を家庭で摂る場合として表している。表8-12には，献立例から計算した，1日の栄養摂取量をまとめた。

表8-10　学童期の食品構成例

(g)

食品群	6～7歳		8～9歳		10～11歳	
	男子	女子	男子	女子	男子	女子
穀類（米）	180	150	240	210	300	270
いも類	60	50	70	70	90	90
砂糖・甘味料類	15	15	20	20	20	20
種実類	5	5	5	5	5	5
緑黄色野菜	100	100	100	100	100	100
その他の野菜	150	120	150	150	200	200
果実類	100	100	100	100	100	100
きのこ類	5	5	5	5	5	5
海藻類	5	5	5	5	5	5
豆類	30	30	50	50	60	60
魚介類	30	20	40	30	45	35
肉類	30	30	40	40	50	50
卵類	15	15	30	30	40	40
乳類	300	300	300	300	350	350
油脂類	15	12	18	15	20	17
菓子類	20	20	20	20	30	30
嗜好飲料類	5	5	10	10	15	15
調味料・香辛料類	20	20	30	30	40	40

表8-11　学童期の献立例

学童期（6～7歳）男子（身体活動レベルⅡ）

区分	料理名	食品名	使用量（g）
朝食	2種のロール パンサンド	ロールパン	30
		鶏卵・全卵-生	25
		レタス-生	5
		ロールパン	30
		きゅうり-生	10
		ぶた・ロースハム	15
	野菜スープ	たまねぎ-生	30
		ほうれんそう-生	20
		スイートコーン・缶詰, 粒	20
		鳥がらだし	150
		食塩	0.05
		こしょう・黒, 粉	0.01
	しゃきしゃき サラダ	れんこん-生	35
		ごぼう-生	35
		たまねぎ-生	20
		レタス-生	15
		かいわれだいこん-生	10
		こいくちしょうゆ	0.5
		穀物酢	3
	牛乳	普通牛乳	180
昼食	焼きビーフン	ビーフン	50
		しばえび-生	25
		にんじん, 皮なし-生	15
		はくさい-生	15
		青ピーマン-生	10
		根深ねぎ-生	10
		調合油	3
		こいくちしょうゆ	0.5
	中華スープ	たまねぎ-生	20
		きくらげ-乾	1.4
		にんじん, 皮なし-生	10
		いんげんまめ・さやいんげん-生	10
		乾燥わかめ-素干し	0.4
		中華だし	150
	めかじきと チンゲン菜の 炒め物	めかじき-生	40
		チンゲンサイ-生	40
		ぶなしめじ-生	15
		えのきたけ-生	10
		調合油	3
		トマトケチャップ	3
		清酒・普通酒	3
		車糖・上白糖	2
	果物	オレンジ・ネーブル-生	100
	麦茶	麦茶・浸出液	150

区分	料理名	食品名	使用量（g）
間食	五平もち風	水稲穀粒・精白米, うるち米	40
		米みそ・淡色辛みそ	4
		車糖・上白糖	2
		みりん・本みりん	2
		ごま-いり	2
	麦茶	麦茶・浸出液	150
夕食	菜飯	水稲穀粒・精白米, うるち米	60
		だいこん, 葉-生	25
		しらす干し-微乾燥品	5
	具だくさん みそ汁	じゃがいも-生	40
		油揚げ-生	10
		根深ねぎ-生	10
		米みそ・淡色辛みそ	6
		かつお・昆布だし	120
	蒸し豚と野菜の マヨネーズ ソースかけ	ぶた・もも, 皮下脂肪なし-生	30
		食塩	0.1
		こしょう・黒, 粉	0.01
		清酒・普通酒	3
		しょうが-生	3
		ブロッコリー・花序-生	40
		トマト-生	50
		なす-生	30
	（ソース）	マヨネーズ・全卵型	7
		らっかせい・ピーナッツバター	5
	オクラと 切干し大根の 酢の物	オクラ-生	20
		切干しだいこん-乾	8
		しそ・葉-生	1
		穀物酢	5
		車糖・上白糖	3
		あまのり-焼きのり	0.3
	麦茶	麦茶	180

栄養素等	栄養量	
エネルギー	1,552kcal	
たんぱく質	69.5g	Pエネルギー比率：17.9%
脂質	45.9g	Fエネルギー比率：27.2%
炭水化物	235.1g	
食塩相当量	4.4g	

学童期（8〜9歳）男子（身体活動レベルⅡ）

区分	料理名	食品名	使用量(g)
朝食	3種のロール パンサンド	ロールパン	30
		鶏卵・全卵-生	25
		レタス-生	5
		ロールパン	30
		きゅうり-生	10
		ぶた・ロースハム	15
		ロールパン	30
		アスパラガス-生	20
		プロセスチーズ	10
	野菜スープ	たまねぎ-生	30
		ほうれんそう-生	20
		スイートコーン・缶詰, 粒	20
		鳥がらだし	150
		こしょう・黒, 粉	0.01
	しゃきしゃき サラダ	れんこん-生	35
		ごぼう-生	35
		たまねぎ-生	20
		レタス-生	15
		かいわれだいこん-生	10
		こいくちしょうゆ	0.5
		穀物酢	3
	牛乳	普通牛乳	180
昼食	焼きビーフン	ビーフン	65
		しばえび-生	25
		にんじん, 皮なし-生	15
		はくさい-生	15
		青ピーマン-生	10
		根深ねぎ-生	10
		調合油	3
		こいくちしょうゆ	0.5
	中華スープ	たまねぎ-生	20
		きくらげ-乾	1.4
		にんじん, 皮なし-生	10
		いんげんまめ・さやいんげん-生	10
		乾燥わかめ-素干し	0.4
		中華だし	150
	めかじきと チンゲン菜の 炒め物	めかじき-生	50
		チンゲンサイ-生	40
		ぶなしめじ-生	15
		えのきたけ-生	10
		調合油	3
		トマトケチャップ	3
		清酒・普通酒	3
		車糖・上白糖	2
	果物	オレンジ・ネーブル-生	100
	麦茶	麦茶・浸出液	150

区分	料理名	食品名	使用量(g)
間食	五平もち風	水稲穀粒・精白米, うるち米	40
		米みそ・淡色辛みそ	4
		車糖・上白糖	2
		みりん・本みりん	2
		ごま-いり	2
	麦茶	麦茶・浸出液	150
夕食	菜飯	水稲穀粒・精白米, うるち米	65
		だいこん・葉-生	25
		しらす干し・微乾燥品	5
	具だくさん みそ汁	じゃがいも-生	50
		油揚げ-生	10
		根深ねぎ-生	10
		米みそ・淡色辛みそ	6
		かつお・昆布だし	150
	蒸し豚と野菜の マヨネーズ ソースかけ	ぶた・もも, 皮下脂肪なし-生	50
		こしょう・黒, 粉	0.01
		清酒・普通酒	3
		しょうが-生	3
		トマト-生	50
		ブロッコリー・花序-生	40
		なす-生	30
	（ソース）	マヨネーズ・全卵型	8
		らっかせい・ピーナッツバター	6
	オクラと 切干し大根の 酢の物	オクラ-生	20
		切干しだいこん-乾	8
		しそ・葉-生	1
		穀物酢	5
		車糖・上白糖	3
		あまのり・焼きのり	0.3
	麦茶	麦茶・浸出液	180

栄養素等	栄養量
エネルギー	1,816kcal
たんぱく質	81.5g
脂質	54.4g
炭水化物	272.4g
食塩相当量	4.9g

Pエネルギー比率：17.9%
Fエネルギー比率：26.9%

学童期（10〜11歳）男子（身体活動レベルⅡ）

区分	料理名	食品名	使用量（g）
朝食	3種のロール パンサンド	ロールパン	30
		鶏卵・全卵-生	25
		レタス-生	5
		ロールパン	30
		きゅうり-生	10
		ぶた・ロースハム	15
		ロールパン	30
		アスパラガス-生	20
		プロセスチーズ	10
	野菜スープ	たまねぎ-生	30
		ほうれんそう-生	20
		スイートコーン・缶詰, 粒	20
		鳥がらだし	150
		こしょう・黒, 粉	0.01
	豆腐のサラダ	木綿豆腐	50
		トマト-生	25
		たまねぎ-生	20
		レタス-生	15
		かいわれだいこん-生	10
		こいくちしょうゆ	1
		穀物酢	3
		食塩	0.2
	牛乳	普通牛乳	180
昼食	焼きビーフン	ビーフン	80
		しばえび-生	25
		にんじん, 皮なし-生	15
		はくさい-生	15
		青ピーマン-生	10
		根深ねぎ-生	10
		調合油	5
		こいくちしょうゆ	1
	中華スープ	たまねぎ-生	20
		きくらげ-乾	1.4
		にんじん, 皮なし-生	10
		いんげんまめ・さやいんげん-生	10
		乾燥わかめ・素干し	0.4
		中華だし	150
	めかじきと チンゲン菜の 炒め物	めかじき-生	50
		チンゲンサイ-生	40
		ぶなしめじ-生	15
		えのきたけ-生	10
		調合油	3
		トマトケチャップ	3
		清酒・普通酒	3
		車糖・上白糖	2
	フルーツ ヨーグルト	ヨーグルト・全脂無糖	100
		キウイフルーツ・緑肉種-生	40
		バナナ-生	40
		はちみつ	6
	麦茶	麦茶・浸出液	150

区分	料理名	食品名	使用量（g）
間食	五平もち風	水稲穀粒・精白米, うるち米	50
		米みそ・淡色辛みそ	4
		車糖・上白糖	3
		みりん・本みりん	3
		ごま-いり	2
	麦茶	麦茶・浸出液	150
夕食	菜飯	水稲穀粒・精白米, うるち米	75
		だいこん, 葉-生	30
		しらす干し・微乾燥品	5
	具だくさん みそ汁	じゃがいも-生	60
		油揚げ-生	10
		根深ねぎ-生	10
		米みそ・淡色辛みそ	6
		かつお・昆布だし	150
	蒸し豚と野菜の マヨネーズ ソースかけ	ぶた・もも, 皮下脂肪なし-生	50
		こしょう・黒, 粉	0.01
		清酒・普通酒	3
		しょうが-生	3
		トマト-生	50
		ブロッコリー・花序-生	40
		なす-生	30
	（ソース）	マヨネーズ・全卵型	10
		らっかせい・ピーナッツバター	8
	オクラと 切干し大根の 酢の物	オクラ-生	20
		切干しだいこん-乾	8
		しそ・葉-生	1
		穀物酢	5
		車糖・上白糖	3
		あまのり-焼きのり	0.3
	きんぴらごぼう	ごぼう-生	50
		にんじん, 皮なし-生	10
		こいくちしょうゆ	3
		みりん・本みりん	3
		ごま油	3
	麦茶	麦茶・浸出液	180

栄養素等	栄養量	
エネルギー	2,115kcal	
たんぱく質	90.5g	Pエネルギー比率：17.1%
脂質	64.7g	Fエネルギー比率：27.5%
炭水化物	313.6g	
食塩相当量	5.9g	

表8-12　表8-11献立例から計算したエネルギー・栄養素摂取量

1日の栄養摂取量（6〜7歳）

	エネルギー （kcal）	たんぱく質 （g）	脂質 （g）	カルシウム （mg）	鉄 （mg）	食塩相当量 （g）
朝食	459	22.4	18.0	295	2.3	1.8
昼食	415	20.1	10.3	128	2.4	0.7
間食	170	3.4	1.7	33	0.7	0.5
夕食	508	23.6	15.9	227	3.7	1.4
合計	1,552	69.5	45.9	683	9.1	4.4
食事摂取 基準	推定エネルギー 必要量	推奨量	目標量	推奨量	推奨量	目標量
男子／女子	1,550／1,450	30	20〜30%エネルギー	600／550	5.5	4.5未満

1日の栄養摂取量（8〜9歳）

	エネルギー （kcal）	たんぱく質 （g）	脂質 （g）	カルシウム （mg）	鉄 （mg）	食塩相当量 （g）
朝食	588	28.3	23.3	375	2.6	2.4
昼食	483	23.0	11.3	130	2.6	0.7
間食	170	3.4	1.7	33	0.7	0.5
夕食	576	26.9	18.1	230	4.0	1.3
合計	1,817	81.6	54.4	768	9.9	4.9
食事摂取 基準	推定エネルギー 必要量	推奨量	目標量	推奨量	推奨量	目標量
男子／女子	1,850／1,700	40	20〜30%エネルギー	650／750	7.0/7.5	5.0未満

1日の栄養摂取量（10〜11歳）

	エネルギー （kcal）	たんぱく質 （g）	脂質 （g）	カルシウム （mg）	鉄 （mg）	食塩相当量 （g）
朝食	592	30.6	25.7	400	3.0	2.6
昼食	623	27.6	14.6	241	2.7	0.9
間食	205	4.0	1.8	34	0.8	0.5
夕食	695	28.3	22.6	270	4.5	1.9
合計	2,115	90.5	64.7	945	11.0	5.9
食事摂取 基準	推定エネルギー 必要量	推奨量	目標量	推奨量	推奨量	目標量
男子／女子	2,250／2,100	45／50	20〜30%エネルギー	700／750	8.5	6.0未満

7 学校給食

2008（平成20）年10月学校給食法の一部が改正され，翌年4月より施行されている。1954（昭和29）年に学校給食法が制定されて以来，現在の学校給食は学校教育の一環として実施されてきた。しかし，時代の変化に伴い，学校給食法の目的が「栄養改善」から「食育」へ転換を目指すようなり，学校給食を活用した食に関する指導の充実や，学校給食の衛生管理等に関する全国基準の法制化が盛り込まれている。食管理能力を育てるためにも食教育の場として，学校給食の意義は大きい。

学校給食の目標は，下記の内容が述べられている。

① 適切な栄養の摂取による健康の保持増進を図ること。

② 日常生活における食事について正しい理解を深め，健全な食生活を営むことができる判断力を培い，及び望ましい食習慣を養うこと。

③ 学校生活を豊かにし，明るい社交性及び協同の精神を養うこと。

④ 食生活が自然の恩恵の上に成り立つものであることについての理解を深め，生命及び自然を尊重する精神並びに環境の保全に寄与する態度を養うこと。

⑤ 食生活が食に関わる人々の様々な活動によって支えられていることについての理解を深め，勤労を重んじる態度を養うこと。

⑥ 我が国や各地域の優れた伝統的な食文化についての理解を深めること。

⑦ 食料の生産，流通及び消費について，正しい理解に導くこと。

1. 学校給食摂取基準

2021（令和3）年，学校給食実施基準の一部が改正され，表8-13に示す児童または生徒1人1回当たりの「学校給食摂取基準」が施行されている。

「学校給食摂取基準」は，厚生労働省が定める「日本人の食事摂取基準（2020年版）」を参考とし，その考え方を踏まえるとともに，厚生労働科学研究費補助金による「食事摂取基準を用いた食生活改善に資するエビデンスの構築に関する研究」（食事状況調査）および，同調査結果より算出した小学校3・5年生・中学2年生の「昼食必要摂取量」等の結果を勘案し，児童および生徒の健康の増進および食育の推進を図るために望ましい栄養量を算出したものである。

学校給食摂取基準についての基本的な考え方は次のとおりである。

エネルギー：文部科学省が毎年度実施する学校保健統計調査の平均身長から求めた標準体重と食事摂取基準で用いている身体活動レベルのレベルⅡ（ふつう）により算出した1日の必要量の3分の1を基準値とした。

たんぱく質：「食事摂取基準」の目標量を用いることとし，学校給食による摂取エネルギー全体の13～20％を基準値とした。

表8-13　児童または生徒1人1回当たりの学校給食摂取基準

区分	基準値			
	児童（6歳～7歳）の場合	児童（8歳～9歳）の場合	児童（10歳～11歳）の場合	生徒（12歳～14歳）の場合
エネルギー（kcal）	530	650	780	830
たんぱく質（%）	学校給食による摂取エネルギー全体の13～20%			
脂質（%）	学校給食による摂取エネルギー全体の20～30%			
ナトリウム（食塩相当量）(g)	1.5未満	2未満	2未満	2.5未満
カルシウム（mg）	290	350	360	450
マグネシウム（mg）	40	50	70	120
鉄（mg）	2	3	3.5	4.5
ビタミンA（μgRAE）	160	200	240	300
ビタミンB$_1$（mg）	0.3	0.4	0.5	0.5
ビタミンB$_2$（mg）	0.4	0.4	0.5	0.6
ビタミンC（mg）	20	25	30	35
食物繊維（g）	4以上	4.5以上	5以上	7以上

（注）　1　表に掲げるもののほか，次に掲げるものについても示した摂取量について配慮すること。
　　　　　　亜鉛…児童（6～7歳）2mg，児童（8～9歳）2mg，児童（10～11歳）2mg，生徒（12～14歳）3mg
　　　　2　この摂取基準は，全国的な平均値を示したものであるから，適用に当たっては，個々の健康及び生活活動等の実態
　　　　　　並びに地域の実情等に十分配慮し，弾力的に運用すること。
　　　　3　献立の作成に当たっては，多様な食品を適切に組み合わせるよう配慮すること。
（出典）文部科学省：学校給食実施基準の一部改正について，令和3年2月12日2文科初第1684号

脂質：「食事摂取基準」の目標量を用いることとし，学校給食による摂取エネルギー全体の20～30%を基準値とした。

ナトリウム（食塩相当量）：「昼食必要摂取量」を算出すると，小学生は0.6g未満，中学生は0.8g未満であり，これに基づくと献立作成上味付けが困難となることから，「食事摂取基準」の目標量の3分の1未満を基準値とした。

カルシウム：「昼食必要摂取量」を算出すると，「食事摂取基準」の推奨量の50%を超えているが，献立作成の実情に鑑み，推奨量の50%を基準値とした。

マグネシウム：「昼食必要摂取量」を算出すると，小学生は「食事摂取基準」推奨量の3分の1以下であるが，中学生は約40%である。このため，児童については，「食事摂取基準」の推奨量の3分の1程度を，生徒については40%を基準値とした。なお，従来は，配慮すべき値として表の注に規定していたが，中学生において不足している現状が見られることから表中の基準値とした。

鉄：「昼食必要摂取量」を算出すると，「食事摂取基準」の推奨量の40%を超えているが，献立作成の実情に鑑み，「食事摂取基準」の推奨量の40%程度とした。

ビタミンA：「昼食必要摂取量」を算出すると，「食事摂取基準」の推奨量の40%を超えているが，献立作成の実情に鑑み，推奨量の40%を基準値とした。

ビタミンB$_1$およびB$_2$：「昼食必要摂取量」を算出すると，「食事摂取基準」の推奨量

の約40%であることから推奨量の40%を基準値とした。

ビタミンC：「昼食必要摂取量」を算出すると，「食事摂取基準」の推奨量の3分の1以下であるが，望ましい献立としての栄養バランスの観点から推奨量の3分の1を基準値とした。

食物繊維：「昼食必要摂取量」を算出すると，小学3年生は「食事摂取基準」の目標量の約40%，小学5年生は約3分の1であり，中学生は40%を超えているが，献立作成の実情に鑑み，目標量の40%以上を基準値とした。

亜鉛：「昼食必要摂取量」を算出すると，「食事摂取基準」の推奨量の3分の1以下であるが，望ましい献立としての栄養バランスの観点から，推奨量の3分の1を学校給食において配慮すべき値とした。

2．学校給食における食品構成について

食品構成については，「学校給食摂取基準」を踏まえつつ，多様な食品を適切に組み合わせて，食に関する指導や食事内容の充実を図る。また，各地域の実情や家庭における食生活の実態を把握のうえ，日本型食生活の実践，我が国の伝統的な食文化の継承も十分に配慮する。さらに，前述の「食事状況調査」の結果によれば，学校給食のない日はカルシウム不足が顕著であり，カルシウム摂取に効果的である牛乳等の使用に配慮する。なお，家庭の食事においてカルシウムの摂取が不足している地域では，積極的に牛乳，調理用牛乳，乳製品，小魚等の使用を配慮する。

8 学童期の食育—食のリズムや食行動の乱れ—

様々な要因から児童の生活時間は変化しており，それに伴って，食生活の内容も大きく変化している。食事リズムを規則正しいものにし，早寝・早起きで，空腹で食事に臨むことができるように，食生活をうまく整えることが大切である。

朝食の欠食状況（図8-2）から，毎日朝食を食べる児童が90%程度しかいないことに驚く。また，よく食べるおやつの調査結果からは，スナック菓子の多さが際立つ。さらに，授業以外での運動（図8-3）調査では，女子の運動量の少なさが目立つ。

平成18（2006）年から食育基本法が施行され，子どもたちに必要な5つの力が謳われている。5つの力を身に付けて，楽しく美味しい食卓を家族で囲み，豊かな感性を磨くことを目標としている。

① バランスよく組み合わせて食べる力

② 食べ物の味がわかる力

③ 料理ができる力

④ 自分の身体を大事にできる力

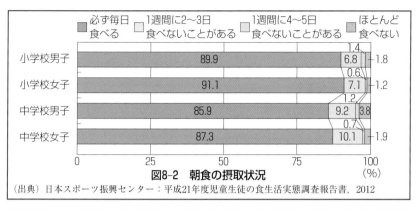

図8-2　朝食の摂取状況

（出典）日本スポーツ振興センター：平成21年度児童生徒の食生活実態調査報告書，2012

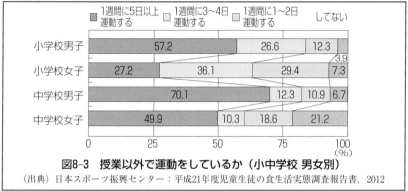

図8-3　授業以外で運動をしているか（小中学校 男女別）

（出典）日本スポーツ振興センター：平成21年度児童生徒の食生活実態調査報告書，2012

⑤　食べ物のいのちを感じる力

　学童期では生活リズムの乱れから食生活上の問題が生じやすいが，成長に必要な栄養素等の摂取を心がける。学校では，学校給食や栄養教諭（表8-14）の指導を通して食育が実践されている。家庭においては，家族で囲む食卓や日常生活を通して，思春期に向けて望ましい食習慣を完成させる時期とし，さらに身体活動量の増加を目指したい。

　児童の食生活管理能力を高めるために，学校，家庭そして地域の連携が必要である。

表8-14　公立学校栄養教諭の配置状況

年度	配置状況	
平成17	4道府県	34人
18	25道府県	359人
20	47都道府県	1,897人
22	47都道府県	3,379人
24	47都道府県	4,262人
26	47都道府県	5,023人
28	47都道府県	5,765人
30	47都道府県	6,324人
令和2	47都道府県	6,652人
4	47都道府県	6,843人

（出典）文部科学省：学校基本調査

■引用文献

1）大関武彦：小児肥満―その特質と新しい診断基準，医歯薬出版，pp.388－390，2004
2）大関武彦他：小児のメタボリックシンドローム診断基準の各項目についての検討，厚生労働科学研究費補助金，循環器疾患等生活習慣病対策総合研究事業平成19年度報告書，pp. 5－7，2007

ケーススタディー

【対象児プロフィール】

年齢：8歳2か月，男児

【栄養アセスメント結果】

身体計測：身長128.5cm，体重28.0kg　ローレル指数132，肥満度3.3%

臨床検査：臨床検査値なし

臨床診査：う歯数3本（治療済み），その他健康。塾に週3日通う。

食事調査：非連続の2日間，秤量法（昼食は学校給食）

【栄養アセスメントのポイント】

　成人の場合，エネルギーの収支バランスの維持の指標はBMIであるが，成長期の学童の場合には肥満度またはローレル指数を用いる。また，過不足の経過を見る場合には，成長曲線（身体発育曲線）のカーブに沿っているかを観察する。

　対象児への指導に加えて，養育者への指導・教育も必要となる。

1　食事記録から，1日のエネルギー・栄養素の摂取量を算出してみましょう。

2　対象児のプロフィールを，S（主観的データ）とO（客観的データ）に分類して記載しましょう。SとOからA（アセスメント）を行い，問題点をあげてみましょう。

3　対象児の問題点について，改善目標とケアプランを立ててみましょう。

4　対象児に提案する食事プランを考えてみましょう。

食事調査

	1日目	概量	重量(g)		2日目	概量	重量(g)
朝食	ドーナッツ	1個	60	朝食	おにぎり	2個	220
	麦茶	コップ1杯	200		麦茶	コップ1杯	200
昼食	きんぴらドッグ	1本	120	昼食	カレーライス	1皿	490
	ポークビーンズ	1皿	125		イタリアンサラダ	小皿1	100
	キャベツの蒸し煮	小皿1	65		みかんゼリー	1カップ	100
	ハニーヨーグルト	1カップ	80		牛乳	1本	200
	牛乳	1本	200				
夕飯	ご飯	茶碗1膳	150	夕飯	ご飯	茶碗1膳	150
	ハンバーグ	ハンバーグ1個	140		鶏のから揚げ	からあげ4個	120
		トマト1/4個	40			レタス1枚	40
		キャベツ1枚	50		豆腐のみそ汁	お椀1杯	200
	麦茶	コップ1杯	200				
間食	ポテトチップス	1/3袋	20	間食	ビスケット	2枚	20
	炭酸ジュース	コップ1杯	200		炭酸ジュース	コップ1杯	200

食事調査による一日の栄養摂取量

		エネルギー(kcal)	たんぱく質(g)	脂質(g)	カルシウム(mg)	鉄(mg)	食塩相当量(g)
1日目	朝食	223	4.3	7.0	23.0	0.1	0.2
	昼食	524	20.8	27.0	404	2.3	3.1
	間食	190	0.9	7.0	5	0.3	0.2
	夕食	530	23.4	17.7	73	2.2	1.3
	合計	1,467	49.4	58.7	505	4.9	4.8
2日目	朝食	376	5.9	0.7	11	0.2	1.1
	昼食	897	21.3	37.2	308	2.6	5.4
	間食	184	1.1	5.5	6	0.1	0.1
	夕食	676	39.4	26.2	104	2.9	4.1
	合計	2,133	67.7	69.6	429	5.8	10.7

第9章

思春期の栄養管理

1．身体状況の変化

　思春期とは，二次性徴の発現から性成熟までの期間を指し，性ホルモン，成長ホルモンが盛んに分泌され，二次性徴，急速急伸という大きな身体的変化が現れる。ヒトの一生のうち，身長の増加の速度が早いのは，胎児期・乳幼児期と思春期である。

（1）発育速度曲線

　思春期での身長増加のピークは，女子が男子に比べて約3年早い。近年の学校保健統計調査によれば，1976（昭和51）年と比べて，男女とも身長の増加が大きい。

（2）二次性徴

　女子では，性腺刺激ホルモンにより，卵巣が発達し，卵巣より卵胞ホルモン（エストロゲン）が分泌され，男子よりも早く生殖腺機能が発達する。女子では最初に乳腺が発達し，恥毛が生えて，初潮が起こり，骨盤の発育，皮下脂肪の増加などにより女性特有の体型となる。男子では，性腺刺激ホルモンにより，精巣から男性ホルモン（アンドロゲン）の分泌が増加し，声変わりや射精がみられ，ひげ，胸毛，恥毛などが生え，筋肉が発達して男性特有の体型となる。

（3）精神・心理的変化

　女性ホルモンや男性ホルモンなどの内分泌や生殖機能の成熟などの身体の急激な変化と並行して，精神・心理的変化が著しく，性的関心が強くなり，異性を意識するようになる。受験，学校生活などの生活環境の変化や漠然とした不安，異性，友人，家族などの対人問題，情報過多による判断の誤り，自我意識の高まりによる第二次反抗期，自己嫌悪感や自尊心などの諸問題は，身体的成熟の完成とともに社会性が高まり，次第に心身ともに安定した状態となる。

2　思春期の栄養アセスメント

　思春期は，男子・女子の身体的特徴が明確になるため，性差を考慮した栄養管理を行う。身体活動量も増加するので，消費量に見合った栄養素等の補給を行う。マスメディアの影響などから誤ったボディイメージを抱き，やせ志向になる女子が散見されるが，これは鉄欠乏性貧血やカルシウムの不足だけでなく，摂食障害が生じるケースも少なくない。偏った食品選択，不規則な食生活などからアンバランスな栄養素等の摂取に陥り，肥満，骨粗鬆症，高コレステロール血症，高血圧症などの生活習慣病やその予備軍になる可能性が高い。その予防のためにも栄養素等の摂取に気をつける必要がある。特に女子では，急速な身体の成長・発達だけでなく，初潮が始まり貧血になりやすいので十分な鉄の摂取，良質なたんぱく質，銅，ビタミンB_{12}，ビタミンC，葉酸の不足にも注意し，バランスのとれた食事が必要である。

1. 身体計測

　成長・発達の評価指標として，身長，体重，体格指数，体重変化，体組成（体脂肪，骨密度）などがある。成長期では，身長と体重の変化が著しく個人差が大きいので，性・年齢別だけでなく，個人別の健康管理が特に大切である。身体の体格指数としてローレル指数 ｛〔体重(kg)÷身長(cm)^3〕×10^7｝ やBMI〔体重(kg)÷身長(m)^2〕 を用いる。極端な低体重は，神経性やせ症の疑いがあるので，注意を要する。

2. 臨床検査

血圧：思春期，特に男子で収縮期血圧が上昇するといわれる。家族が高血圧や肥満傾向の場合，血圧が高くなりやすい。肥満の程度に応じて高血圧の頻度は高くなる。

血清タンパク質：低タンパクの指標として，血清総タンパク（基準値6.5〜8.0g/dL）または，血清アルブミン値（基準値3.5〜5.0g/dL）などが用いられる。

血清脂質：脂質検査では総コレステロール（220mg/dL以上），中性脂肪（150mg/dL以上），HDLコレステロール（81mg/dL以上）が評価指標となる。10歳代での血清脂質の高値状態は高確率で成人期に移行し，動脈硬化性疾患を発症するといわれる。

　思春期の女子の貧血は，栄養性に起因する鉄欠乏性貧血が多い。鉄摂取状態の指標として，血液の単位容積あたり赤血球数（男子400〜540×10^4/μL，女子380〜490×10^4/μL）赤血球中の血色素（ヘモグロビン）濃度（男子14〜18g/dL，女子12〜16g/dL），血液全体に対する赤血球の容積比率（ヘマトクリット）（男子38〜52%，女子34〜45%）の検査が貧血の診断に使われる。フェリチンは鉄貯蔵たんぱく質の1つで，血清フェリチン濃度は貯蔵鉄量と細胞の破壊に依存すると考えられている。

3　思春期の栄養と病態・疾患・生活習慣

1．食習慣，生活習慣

　思春期では学童期に比べ，自己主張が強まり家庭的制約から離れて独立して行動するようになる。そのため，ファストフードなどを利用する機会が増え，エネルギーは充足してもアンバランスな栄養状態になる。また，生活習慣も，深夜まで勉強したり，テレビを見たりなど夜型の生活になるため，夜食や朝食の欠食の増加など不適切な食生活となる。この状態を継続すると，摂取エネルギーと消費エネルギーのバランスが崩れ，栄養素等の摂取の偏りが顕著となり，生活習慣病を引き起こす原因となる。

2．病態・疾患

（1）生活習慣病のリスク

　食生活の欧米化，運動不足，ストレスなどのリスクファクターにより，生活習慣病が急増し，その若年齢化が大きな問題である。成長・発育期から生活習慣病のリスクファクターを減らすため，バランスのよい栄養摂取と健康教育の推進が必要である。

（2）肥満とやせ

　肥満は，標準体重より重いというのではなく，体内の脂肪組織が過剰に増加した状態にある。肥満になると，糖尿病，高血圧，脂質代謝異常症などの合併症を引き起こす確率が高くなる。そこで，生活習慣病の予防のためには，成長・発育期から適正体重を知り，それを生涯にわたって維持することが大切なことである。

　やせについては，思春期では無理なダイエットや偏食によるものも多く，神経性やせ症では早期発見と早期治療が必要である。肥満とやせの判定は，肥満度（％）＝〔（実測体重−身長別標準体重）÷身長別標準体重×100〕が使用される。

（3）骨粗鬆症

　骨粗鬆症は，高齢者や閉経後の女性に多くみられる生活習慣病である。骨量は年齢とともに増加し，20歳くらいまでに最大骨量を示し，その後は次第に減少する。特に女性は閉経後急速に骨量が減少し，骨粗鬆症の発症が高くなるので，成長・発育期から一生を通じて適切なカルシウムの摂取が重要になる。また，この骨形成の盛んな思春期に骨量を最大限に高めることが大切なことである。

（4）高コレステロール血症

コレステロールは生体内で必要な脂質であるが，過剰な脂質は血中コレステロール

値を上げ，動脈硬化を促進するので注意が要される。また，血中LDL-コレステロール値を下げる食品は，EPA，DHAを多く含む魚類，大豆・大豆製品，そのほか食物繊維を多く含む食品などが推奨される。

（5）神経性やせ症

　若い女性，特に思春期を中心とした思春期女子に多くみられる心因性の摂食低下による食欲不振症を神経性やせ症（神経性食欲不振症）という。拒食症とも呼ばれている。特徴は，強いやせ願望と肥満恐怖などから起こる摂食低下や拒食にあるが，必ずしも食欲がないことを意味するわけではない。神経性やせ症では食べることを拒むだけでなく，過食，偏食などの食行動異常を多く起こすことがある。過食後に自発的に嘔吐したり下剤，利尿剤などを乱用したり，絶食や過剰な運動をして活動的になることもある。過食のみを繰り返す場合を神経性大食症という。

> ■神経性やせ症（神経性食欲不振症）の診断基準
> ①　標準体重の-20%以下のやせ
> ②　食行動の異常（不食，大食，かくれ食いなど）
> ③　体型や体重についての歪んだ認識（体重増加に対する極端な恐怖など）
> ④　発症年齢：30歳以下
> ⑤　女性ならば無月経
> ⑥　やせの原因と考えられる器質性疾患がない

（出典）厚生省特定疾患・神経性食欲不振症調査研究班，1990

（6）貧　　血

　思春期特有の栄養障害の一つとして，特に月経を開始した女子や激しいスポーツをする男子には，潜在性の鉄欠乏性貧血（小球性低色素性貧血）が多くみられる。思春期では，急速な成長・発育により，循環血液量が増加する。そのため，鉄の需要の亢進や，月経による鉄の損失，食事からの鉄摂取不足，腸における鉄の吸収障害など鉄の供給が不足すると造血が追いつかず貧血が起こる。予防のために，十分な鉄の摂取，良質なたんぱく質，銅，ビタミンB_{12}，ビタミンC，葉酸の不足にも注意し，バランスのとれた食事を摂るように注意する。

（7）起立性調節障害

　めまいや立ちくらみなどの循環器系諸症状のほかに，消化器系症状（吐き気，嘔吐，腹痛など），精神の無力症状，神経過敏などの種々の訴えを示す症候群である。一種の自律神経失調症である。発症は体質的，遺伝的，精神的要因の占める割合が大きく，特に精神的，肉体的疲労を原因として起こしやすいといわれる。前思春期から思春期にかけて多いので，成長過程における生理的現象の一部としてみられる。診断に際しては他の器質性疾患がないことを確認する必要がある。

4　思春期の食事摂取基準

1. エネルギー

　推定エネルギー必要量は，基礎代謝量（kcal/日）×身体活動レベル＋エネルギー蓄積量として計算する。エネルギー蓄積量とは，成長に伴う組織増加分のエネルギー量であり，体重増加量と組織増加分エネルギー密度の積である。

2. たんぱく質

　急速な発育のため体合成に必要なたんぱく質と，運動などの活動のために必要なたんぱく質を付加する。1〜17歳では，体重維持，すなわち窒素出納法で求められた維持必要量と成長に伴い蓄積されるたんぱく質蓄積量から，要因加算法によって推定平均必要量が算定されている。推奨量は，推定平均必要量の1.25倍で算出している。「日本人の食事摂取基準（2020年版）」では，1日あたりのたんぱく質推奨量は，12〜14歳で男子が60 g，女子が55 gであり，15〜17歳では男子65 g，女子55 gである。

3. ビタミン

　ビタミンは生体内の代謝に重要であり，健康維持・増進のため過不足のないように注意する。ビタミンB群のうち，ビタミンB_1，B_2，ナイアシンは，エネルギー代謝に関与するため，推奨量は推定エネルギー必要量1,000 kcalに対する量から算出される。従って，推定エネルギー量が多くなるときは，これらのビタミンの必要量も増す。

4. ミネラル

　成長期のミネラルの摂取では，特にカルシウムと鉄の摂取に注目したい。カルシウムは，生体内に約1 kg含まれ，その約99％が骨や歯の硬組織の構成成分であり，残り1％は血液や軟組織に分布している。カルシウムは，骨や歯の構成成分であるだけではなく，酸・塩基平衡，浸透圧の保持，血液凝固，神経・筋肉の興奮性の保持，酵素の活性化など，様々な生理的機能に深く関与している。食物から摂取されたカルシウムの吸収率については，牛乳約40％，小魚約30％，野菜約19％と報告されており，ビタミンDや乳糖などは吸収を促進し，シュウ酸やフィチン酸などはカルシウムと不溶性の塩を作るため吸収を阻害する。牛乳や乳製品は摂取しやすく，カルシウムを多く含み，吸収率が高いだけでなく，カルシウム以外の良質なたんぱく質などを含み，適量を習慣的に摂取することが望まれる。

　鉄は赤血球中のヘモグロビンや筋肉中のミオグロビン，鉄を含む補酵素などの構成成分であり，欠乏によって鉄欠乏性貧血，運動機能や認知機能などの障害を起こす。非ヘム鉄はヘム鉄と比べて吸収率が2〜5％と低いが，動物性たんぱく質やビタミンCとの組み合わせで吸収率が高くなる。特に思春期の女子では，この時期から月経による鉄の損失が始まるため，十分な鉄の摂取が必要である。

5　思春期の食品構成と献立例

表9-1　思春期の食事摂取基準と食品構成案（身体活動レベルⅡ）

区　　分		中学生 12〜14歳		高校生 15〜17歳	
		男子	女子	男子	女子
食事摂取基準	エネルギー（kcal/日）	2,600	2,400	2,800	2,300
	たんぱく質（g/日）	60	55	65	55
	脂質（％エネルギー）	20〜30			
	飽和脂肪酸（％エネルギー）	10以下（目標量）	10以下（目標量）	8以下（目標量）	8以下（目標量）
	n−6系脂肪酸（g/日）	11	9	13	9
	n−3系脂肪酸（g/日）	1.9	1.6	2.1	1.6
	炭水化物（％エネルギー）	50〜65			
	食物繊維（g/日）	17以上（目標量）	17以上（目標量）	19以上（目標量）	18以上（目標量）
	ビタミンA（μgRAE/日）	800	700	900	650
	ビタミンB$_1$（mg/日）	1.4	1.3	1.5	1.2
	ビタミンB$_2$（mg/日）	1.6	1.4	1.7	1.4
	ビタミンC（mg/日）	100	100	100	100
	カルシウム（mg/日）	1,000	800	800	650
	鉄（mg/日）	10.0	月経なし 8.5／月経あり 12.0	10.0	月経なし 7.0／月経あり 10.5
	食塩相当量（g/日）	7.0未満	6.5未満	7.5未満	6.5未満
食品構成	穀類（g）	680	580	760	580
	いも類（g）	100	100	100	100
	砂糖・甘味料類（g）	15	15	15	15
	豆類（g）	30	30	30	30
	種実類（g）	5	5	5	5
	緑黄色野菜（g）	140	140	140	140
	その他の野菜（g）	260	260	260	260
	果実類（g）	200	200	200	200
	きのこ類（g）	20	20	20	20
	海藻類（g）	15	15	15	15
	魚介類（g）	45	40	45	40
	肉類（g）	45	40	45	40
	卵類（g）	35	30	30	30
	乳類（g）	250	200	220	200
	油脂類（g）	30	25	35	25
	菓子類（g）	40	40	50	40
	嗜好飲料（g）	400	450	450	450
	調味料・香辛料類（g）	50	50	60	50

思春期の献立例（女子15～17歳）

区分	料理名	食品名	重量(g)
朝食	ご飯	水稲穀粒・精白米, うるち米	80
	油揚げと大根のみそ汁	油揚げ-生	10
		だいこん, 皮なし-生	20
		かつお・昆布だし	140
		米みそ・淡色辛みそ	6
	かじきのムニエル	めかじき-生	60
		食塩	0.5
		こしょう・黒, 粉	0.02
		小麦粉・薄力粉	3
		調合油	3
	つけ合わせ	ミニトマト-生	20
	きゅうりの酢の物	きゅうり-生	25
		りょくとうもやし-生	10
		食塩	0.3
		カットわかめ	0.5
		米酢	5
		車糖・上白糖	3
		こいくちしょうゆ	1.5
		しょうが-生	0.7
		ごま-いり	0.5
	牛乳	普通牛乳	200
昼食	スパゲッティナポリタン	スパゲッティ-乾	100
		ぶた・ウインナーソーセージ	30
		青ピーマン-生	20
		マッシュルーム・水煮缶詰	20
		たまねぎ-生	30
		にんにく-生	0.5
		オリーブ油	5
		トマトケチャップ	17
		こしょう・黒, 粉	0.02
		ナチュラルチーズ, パルメザン	1
	イタリアンサラダ	キャベツ・レタス	各30
		みずな-生	10
		黄・赤ピーマン-生	各10
		まぐろ・缶詰-水煮	15
		調合油	5
		穀物酢	2.5
		食塩	0.2
		こしょう・黒, 粉	0.02

区分	料理名	食品名	重量(g)
間食	オレンジ	オレンジ・ネーブル-生	80
	さつまいものオレンジジュース煮	さつまいも-生	80
		干しぶどう	15
		食塩不使用バター	6
		オレンジ・バレンシア・濃縮還元ジュース	100
	抹茶ミルク	抹茶	1
		上白糖	6
		普通牛乳	80
夕食	ご飯	水稲穀粒・精白米, うるち米	80
	豚肉と小松菜中華炒め	ぶた・ロース, 皮下脂肪なし-生	50
		こまつな-生	60
		黄ピーマン	40
		にんじん, 皮なし-生	30
		乾しいたけ-乾	1.5
		清酒・普通酒	8
		オイスターソース	3
		こいくちしょうゆ	3
		みりん・本みりん	3
		ごま油	3
		食塩	0.3
		こしょう・黒, 粉	0.03
		じゃがいもでん粉	2
	ひじきとオクラのマヨあえ	干しひじき, 鉄釜-乾	2
		オクラ-生	10
		たまねぎ-生	10
		かつお節	0.3
		こいくちしょうゆ	3
		マヨネーズ・全卵型	3
	春雨と卵のあえ物	緑豆はるさめ-乾	15
		鶏卵・全卵-生	35
		根深ねぎ-生	10
		さやいんげん-生	15
		調合油	4
		かつお・昆布だし	10
		こしょう・黒, 粉	0.02
	キウイフルーツ	キウイフルーツ・緑肉種-生	70

	エネルギー(kcal)	たんぱく質(g)	脂質(g)	炭水化物(g)	カルシウム(mg)	鉄(mg)	食塩相当量(g)
朝食	610	28.1	20.9	83.2	311	2.0	2.3
昼食	639	22.3	21.8	96.7	105	2.6	1.4
間食	313	5.0	8.4	58.5	141	1.1	0.1
夕食	671	23.7	21.0	101.6	202	5.0	2.1
1日	2,234	79.0	72.0	339.9	758	10.8	5.9

ケーススタディー

【対象者のプロフィール】

15歳女子，月経あり

【栄養アセスメント結果】

臨床診査：眼瞼結膜蒼白

臨床検査：健康診断での血液検査のデータは，赤血球数$379 \times 10^4/\mu L$，ヘモグロビン11.5g/dL，ヘマトクリット35.0%，白血球数6,880/μL，血小板数18$\times 10^4/\mu L$，AST16U/L，ALT12U/L，総コレステロール150mg/dL，中性脂肪59mg/dL，HDL-コレステロール68mg/dL，LDL-コレステロール70mg/dL　空腹時血糖94mg/dLである。血圧は，104/60mmHgである。

身体計測：身長160.4cm，体重46.5kg，体脂肪率　17.0%

生活活動記録：安静，立つ，歩く，速歩，バレーボール（2時間）：PAL（Ⅲ）

食事調査：食事記録2日分

【栄養アセスメントのポイント】

・個人の摂取量と食事摂取基準の指標から，エネルギー・栄養素の摂取不足や過剰摂取の可能性などを推定し，他の要因も含めて総合的に評価する。

・思春期の成長・発達に必要なエネルギーや栄養素を過不足なく摂取できるように留意する（特に，たんぱく質，カルシウム，鉄などの栄養素について）。

・思春期女子の場合には，貧血予防のためにエネルギー・栄養素の摂取に留意する（特に鉄などの栄養素について）。

・「目標量」を用いて，生活習慣病の予防の観点から評価する。

1 食事記録から，1日のエネルギー・栄養素の摂取量を算出してみましょう。

2 栄養アセスメント内容を評価し，結果から対象者の問題点をあげてみましょう。

3 対象者の問題点について，改善目標とケアプランを立ててみましょう。

4 対象者に提示する食事プランを考えてみましょう。

食事記録（1日目）

区分	料理名	食 品 名	重量(g)
朝食	トースト	食パン（市販品）	73
		ソフトタイプマーガリン	12
	サラダ	ぶた・ロースハム	25
		きゅうり-生	37
		ミニトマト-生	51
		マヨネーズ・全卵型	5
	牛乳	普通牛乳	180
昼食	おにぎり	水稲めし・精白米，うるち米	100
		しろさけ-焼き	5
		あまのり-焼きのり	2
		水稲めし・精白米，うるち米	100
		すけとうだら・からしめんたいこ	5
		あまのり-焼きのり	2
	漬物	たくあん漬・塩押し大根漬	7
	お茶	せん茶・浸出液	345
夕食	ご飯	水稲めし・精白米，うるち米	116
	里芋とイカの煮物	さといも-水煮	48
		するめいか-水煮	9
		いんげんまめ・さやいんげん-生	6
		車糖・上白糖	2
		かつお・昆布だし	40
		こいくちしょうゆ	4
		食塩	0.1
		清酒・普通酒	4
	きくらげの中華サラダ	きくらげ-ゆで	8
		若鶏肉・ささ身-ゆで	8
		きゅうり-生	17
		こいくちしょうゆ	3
		ごま油	0.4
		穀物酢	6
		チンゲンサイ-ゆで	38
		絹ごし豆腐	52
		根深ねぎ-生	5
		鳥がらだし	75
		清酒・普通酒	3
		食塩	0.2
		こいくちしょうゆ	3
	牛乳	普通牛乳	180

食事記録（2日目）

区分	料理名	食 品 名	重量(g)
朝食	バターロール	ロールパン	64
		ソフトタイプマーガリン	6
	スクランブルエッグ	鶏卵・全卵-生	54
		調合油	4
		固形ブイヨン	0.2
		こいくちしょうゆ	2
	サラダ	ぶた・ロースハム	40
		きゅうり-生	140
		トマト-生	75
		マヨネーズ・全卵型	8
	牛乳	普通牛乳	180
昼食	チャーハン	水稲めし・精白米，うるち米	200
		若鶏肉・もも，皮なし-生	25
		食塩	0.1
		鶏卵・全卵-生	30
		たまねぎ-生	14
		にんじん，皮なし-生	17
		青ピーマン-生	10
		食塩	0.2
		こしょう・混合，粉	0.1
		有塩バター	2
		こいくちしょうゆ	8
		調合油	4
	ウーロン茶	ウーロン茶・浸出液	100
夕食	ご飯	水稲めし・精白米，うるち米	129
	鮎の塩焼き	あゆ・養殖-焼き	38
		食塩	1.5
	ゴーヤチャンプル	にがうり-生	73
		絹ごし豆腐	70
		米みそ・淡色辛みそ	6
		こいくちしょうゆ	2
		清酒・普通酒	1
		みりん・本みりん	2
		調合油	3
	ほうれん草のお浸し	ほうれんそう-ゆで	30
		こいくちしょうゆ	2
		かつお節	0.1
	牛乳	普通牛乳	180
間食	ヨーグルト	ヨーグルト・脱脂加糖	92
	梅しば	うめ・梅干し-塩漬	15

第10章

成人期の栄養管理

1 成人期の特性

　20歳以降64歳までを成人期という。成人期の中をさらに分類し，29歳までを青年期，30～49歳を壮年期，その後64歳までを実年期と呼ぶ。成人期まで発育発達を続けてきた心身機能は，次第に低下する。しかし，その低下の度合いは個人差が大きく，どのような健康管理を実践してきたかが大きく関わることになる。

　次に訪れるライフステージである高齢期を健やかに生活していく上でも，この年代の栄養管理は重要となる。成人期は運動不足や不規則な食事習慣，喫煙，飲酒などが要因となり，生活習慣病を生じるリスクが高い時期でもある。身体的・生理的変化を伴うこの時期には，日々の栄養素等摂取状況が生活習慣病の誘因ともなりうる。

　2022（令和4）年簡易生命表によると，男性の平均寿命は81.05歳，女性の平均寿命は87.09歳である。世界的に見ても，男性は2位，女性は1位と長寿国である。2022（令和4）年の厚生労働省「人口動態調査」によると，わが国の死因は表10-1に示すように，1位悪性新生物24.6%，2位心疾患14.8%，3位老衰11.4%である。悪性新生物，心疾患，4位の脳血管疾患，そして5位の肺炎の7.5%を合わせると半数以上を占めていることがわかる。2020（令和2）年厚生労働省の患者調査によると，医療機関を受診している総患者数は，高血圧性疾患1511万人，糖尿病579万人，心疾患（高血圧性のものを除く）305万人，脳血管疾患174万人，悪性新生物366万人であり，これらを合計すると約2,935万人となっている。

表10-1　死亡順位第10位までの死因別死亡の状況

死因順位 （令和4年）	死因	死亡総数に 対する割合(%)
	全死因	100.0
第1位	悪性新生物	24.6
2	心疾患	14.8
3	老衰	11.4
4	脳血管疾患	6.8
5	肺炎	4.7
6	誤嚥性肺炎	3.6
7	不慮の事故	2.8
8	腎不全	2.0
9	アルツハイマー病	1.6
10	血管性等の認知症	1.6

（出典）厚生労働省：人口動態調査，2022

2　成人期のアセスメント

　一般に，臨床診査，身体計測，臨床検査及び食事調査などにより，問題点をリストアップし，栄養ケアプランを立てる（詳細は第1章参照）。

① 臨床診査：問診（既往歴，食習慣，生活習慣など），身体診察など
② 身体計測：身長，体重，BMI，体脂肪率，腹囲計測，ウエスト／ヒップなど
③ 臨床検査：血液生化学検査，尿検査など
④ 食事調査：食事調査，食物摂取頻度調査など

3　成人期の栄養と病態・疾患・生活習慣

1．生活習慣病

　生活習慣病（life-style related disease）は，「食習慣，運動習慣，休養，喫煙，飲酒などの生活習慣がその発症・進行に関与する疾患群」のことを指しており，インスリン非依存性糖尿病，脂質異常症，高血圧症，高尿酸血症，大腸がん（家族性のものを除く）などの疾患が含まれる。一般に30～40歳代以上の世代から発症しやすくなり，かつその発症に生活習慣が深くかかわると考えられている。

　生活習慣病は，今や健康長寿の最大の阻害要因となるばかりでなく，国民医療費にも大きな影響を与えている。その多くは，不健全な生活の積み重ねによって引き起こされるものであるが，食習慣が関与する割合はきわめて高い。

2．生活習慣病のリスク要因

（1）肥　　満

　肥満（obesity）とは，「身体に体脂肪が過剰に蓄積された状態」をいう。ヒトの体脂肪量を正確に簡便に測定する方法がないため，肥満の判定は国際的にはBMI（body mass index）｛BMI＝体重（kg）÷〔身長（m）〕^{2}｝を使用して評価される。BMIによる肥満の判定基準は，第1章：表1-4を参照。

　肥満は，原因によるものでは原発性（単純性）肥満と二次性（症候性）肥満に分けられ，部位によるものでは上半身肥満と下半身肥満とに分けられる。ほとんどの肥満は原発性肥満であり，栄養素等摂取量の過剰や運動不足などが原因となる。二次性肥満は，原因となる基礎疾患がある場合の肥満である。中枢性肥満（視床下部性），内分泌性肥満（クッシング症候群など），遺伝性症候群（Prader-Willi症候群など）に分類される。

　上半身肥満は内臓脂肪型肥満（りんご型肥満），下半身肥満は皮下脂肪型肥満（洋な

し型肥満）と呼ぶ。肥満に伴う健康障害は脂肪の分布に関連があり，内臓脂肪型肥満で起こりやすく，メタボリックシンドロームとの関連で注目されるようになってきた。我が国では中年男性の肥満が増加しており，女性には皮下脂肪型肥満が多い。

　肥満症は，過食・運動不足という生活習慣の乱れから肥満に伴う健康障害を生じる病態であり，過食をなくし，運動を行う（活動度を高める）ことで改善，さらには解消させることができる疾患である。特に，肥満治療に対して有効な治療法である食事療法の重要性は増し，それに関して指導・治療を行ううえで，管理栄養士に対する期待も責任もますます大きくなっていくものと思われる。

（2）メタボリックシンドローム（内臓脂肪症候群）

　メタボリックシンドロームは，内臓肥満に高血圧・高血糖・脂質代謝異常が組み合わさることにより，心臓病や脳卒中などになりやすい病態である。メタボリックシンドロームは，食事療法や運動療法による生活習慣の是正で内臓脂肪蓄積を軽減することにより，各危険因子の同時治療が可能である。動脈硬化リスクをもつ症例を認めたらウエスト周囲径を測定し，それを目安にして，食事・運動療法による生活習慣の改善を行うことにより，高血圧，高血糖，脂質代謝異常などの危険因子は改善する。

　メタボリックシンドロームの個々の危険因子がたとえ軽症でも，それが重複することにより大きな動脈硬化リスクとなる。全国12万人の労働者の10年間の検診データをもとに，冠動脈疾患の危険度を検討すると，肥満，高脂血症，高血圧，糖尿病の危険因子を3つ以上もつと，危険因子をもたない場合に比べて危険度が36倍以上になることが旧労働省研究班の調査より報告されている（2001年，図10-1）。したがって，合併する危険因子が 軽症でも軽視することなく，確実にまた個々の危険因子のみに集中することなく，同時に治療することが重要である。

　わが国では，2005（平成17）年4月にメタボリックシンドロームの診断基準が公表された（図10-2）。必須項目は内臓脂肪蓄積量を示すウエスト周囲径であり，加えて高血糖，血圧高値，脂質代謝異常の3項目のうち2項目が該当すれば，メタボリックシンドロームと診断される。2019（令和元）年国民健康・栄養調査によると，メタボリックシンドロームが強く疑われる者と予備群と考えられる者を併せた割合は，男女とも40歳以上で特に高い。40〜74歳でみると，男性の2人に1人，女性の5人に1人がメタボリックシンドロームが強く疑われる者または予備群と考えられる者であった。

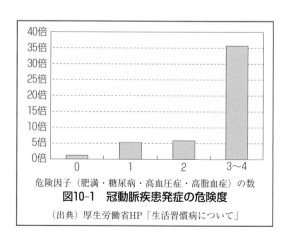

危険因子（肥満・糖尿病・高血圧症・高脂血症）の数
図10-1　冠動脈疾患発症の危険度
（出典）厚生労働省HP「生活習慣病について」

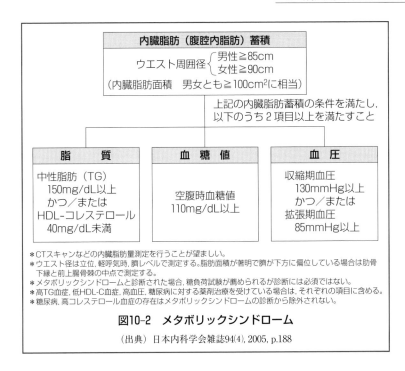

＊CTスキャンなどの内臓脂肪量測定を行うことが望ましい。
＊ウエスト径は立位，軽呼気時，臍レベルで測定する。脂肪面積が著明で臍が下方に偏位している場合は肋骨
　下縁と前上腸骨棘の中点で測定する。
＊メタボリックシンドロームと診断された場合，糖負荷試験が薦められるが診断には必須ではない。
＊高TG血症，低HDL-C血症，高血圧，糖尿病に対する薬剤治療を受けている場合は，それぞれの項目に含める。
＊糖尿病，高コレステロール血症の存在はメタボリックシンドロームの診断から除外されない。

図10-2　メタボリックシンドローム

（出典）日本内科学会雑誌94(4)，2005，p.188

（3）糖　尿　病

　2型糖尿病では血清コレステロールや中性脂肪が増加しやすく，特に高中性脂肪血症を呈する者が多い。最近，動脈硬化の危険因子として空腹時の高血糖値よりも食後の高血糖と関連深いことが示され，食後の血糖の抑制が重要であることが明らかとなっている。糖尿病の診断で使われている血糖値は食事や運動の影響を受けやすく，検査前の一時的な節制や過食でも簡単に数値が変わる。このため日本糖尿病学会では診

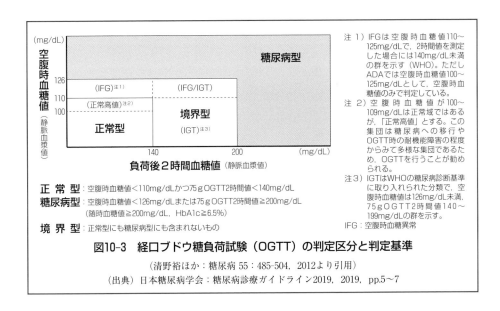

図10-3　経口ブドウ糖負荷試験（OGTT）の判定区分と判定基準

（清野裕ほか：糖尿病 55：485-504，2012より引用）

（出典）日本糖尿病学会：糖尿病診療ガイドライン2019，2019，pp.5〜7

断基準を見直し，過去1～2か月の平均的な血糖の状態を示す血液検査値「ヘモグロビンA1c（HbA1c）」が診断基準に加えられ，2010（平成22）年から施行されている。

（4）脂質異常症

内臓脂肪蓄積は，遊離脂肪酸の肝臓内流入増加やインスリン抵抗性をきたし，リポたんぱく質（VLDL）合成を増加させ，リポたんぱく質リパーゼ活性低下によりHDL生成を低下させる。

表10-2　脂質異常症の診断基準（空腹時採血*）

LDLコレステロール	140mg/dL以上	高LDLコレステロール血症
	120～139mg/dL	境界域高LDLコレステロール血症＊＊
HDLコレステロール	40mg/dL未満	低HDLコレステロール血症
トリグリセライド	150mg/dL以上（空腹時採血*） 175mg/dL（随時採血*）	高トリグリセライド血症
non-HDLコレステロール	170mg/dL以上	高non-HDLコレステロール血症
	150～169mg/dL	境界域高non-HDLコレステロール血症＊＊

＊基本的に10時間以上の絶食を「空腹時」とする。ただし水やお茶などカロリーのない水分の摂取は可とする。空腹時であることが確認できない場合を「随時」とする。
＊＊スクリーニングで境界域高LDL-C血症，境界域高non-HDL-C血症を示した場合は，高リスク病態がないか検討し，治療の必要性を考慮する。
●LDL-CはFriedewald式（TC － HDL-C － TG/5）で計算する（ただし空腹時採血の場合のみ）。または直接法で求める。
●TGが400mg/dL以上や随時採血の場合はnon-HDL-C（＝TC － HDL-C）かLDL-C直接法を使用する。ただしスクリーニングでnon-HDL-Cを用いるときは，高TG血症を伴わない場合はLDL-Cとの差が＋30mg/dLより小さくなる可能性を念頭においてリスクを評価する。
●TGの基準値は空腹時採血と随時採血により異なる。
●HDL-Cは単独では薬物介入の対象とはならない。
（出典）日本動脈硬化学会：動脈硬化性疾患予防ガイドライン2022年版

（5）高　血　圧

高血圧症は食塩の過剰摂取など多因子の要因で発症し，メタボリックシンドロームにおける本態性高血圧症の多くは内臓脂肪蓄積に起因するインスリン抵抗性を有する。

メタボリックシンドロームの対象者に対する指導では，内臓脂肪量の減少を主目的とする。ウエスト周囲径は，体重の5％減少を目標にして徐々に減少させる。メタボリックシンドロームは軽度肥満が多く，リバウンドを避ける意味でも，過度のエネルギー制限は避けたほうがよい。個々の危険因子を軽減する食事療法も並行して行う。高血圧症では食塩制限，高トリグリセライド血症ではアルコール摂取制限，高コレステロール血症

表10-3　成人における血圧値（診察室血圧）の分類（mmHg）

分　類	収縮期血圧		拡張期血圧
正常血圧	＜120	かつ	＜80
正常高値血圧	120～129	かつ	＜80
高値血圧	130～139	かつ/または	80～89
Ⅰ度高血圧	140～159	かつ/または	90～99
Ⅱ度高血圧	160～179	かつ/または	100～109
Ⅲ度高血圧	≧180	かつ/または	≧110
（孤立性）収縮期高血圧	≧140	かつ	＜90

（出典）日本高血圧学会，高血圧治療ガイドライン2019，2019，p.18

ではコレステロール制限，糖尿病では食物繊維増加などを行う。生活習慣病は個人が日常生活の中での適度な運動，バランスの取れた食生活，禁煙を実践することにより予防することができる。

（6）慢性腎臓病（CKD）

　腎臓は，リンやカルシウムの代謝調節に重要な役割を果たしており，腎機能の低下に伴って生じるリン・カルシウム・骨代謝異常は，CKD-mineral and bone disorder（CKD-MBD）と総称されている。

　慢性的に腎機能が低下した状態を，慢性腎臓病（chronic kidney disease：CKD）と呼ぶ。たんぱく尿やその他の腎障害を示唆する所見や，糸球体濾過量（GFR）の低下が3か月以上持続する場合にCKDと診断される。

　CKDの重症化の危険因子としては，高齢，高血圧，尿タンパク異常，糖尿病，脂質異常，肥満などが報告されている。CKDの重症化予防において，栄養・食事指導は重要な役割を担っており，たんぱく質や食塩の摂取量を制限すること等が推奨される。

4　成人期の栄養ケア・マネジメントのあり方

　2008（平成20）年4月から始まった特定健康診査・特定保健指導は，2018（平成30）年度より第3期が実施されている。これは，日本人の生活習慣の変化等により，近年，糖尿病等の生活習慣病の有病者・予備群が増加し，それを原因とする死亡は，全体の約3分の1にものぼると推計されており，生活習慣病予防のための新しい健診・保健指導が実施されるようになった。特定健康診査は，メタボリックシンドロームに着目した健診で，表10-4に示した項目が実施される。

　特定健康診査の結果から，生活習慣病の発症リスクが高く，生活習慣の改善による生活習慣病の予防効果が多く期待できる者に対して生活習慣を見直すサポートとして，特定保健指導を実施する。特定保健指導には，リスクの程度に応じて動機付け支援と積極的支援がある（よりリスクが高いほうが積極的支援）（図10-4）。

表10-4　特定健康診査の実施項目（第3期）

基本的な健診の項目	○質問票（服薬歴，喫煙歴等）○身体計測（身長，体重，BMI，腹囲）○理学的検査（身体診察）○血圧測定 ○検尿（尿糖，尿蛋白）○血液検査 ・脂質検査（中性脂肪，HDLコレステロール，LDLコレステロール） ・血糖検査（空腹時血糖またはHbA1c，やむを得ない場合は随時血糖） ・肝機能検査（GOT，GPT，γ-GTP）
詳細な健診の項目	○心電図検査 ○眼底検査 ○貧血検査（赤血球，血色素量，ヘマトクリット値）○血清クレアチニン検査 ※一定の基準の下，医師が必要と認めた場合に実施

（出典）厚生労働省：第三期からの特定健診・特定保健指導について，2019，p.17

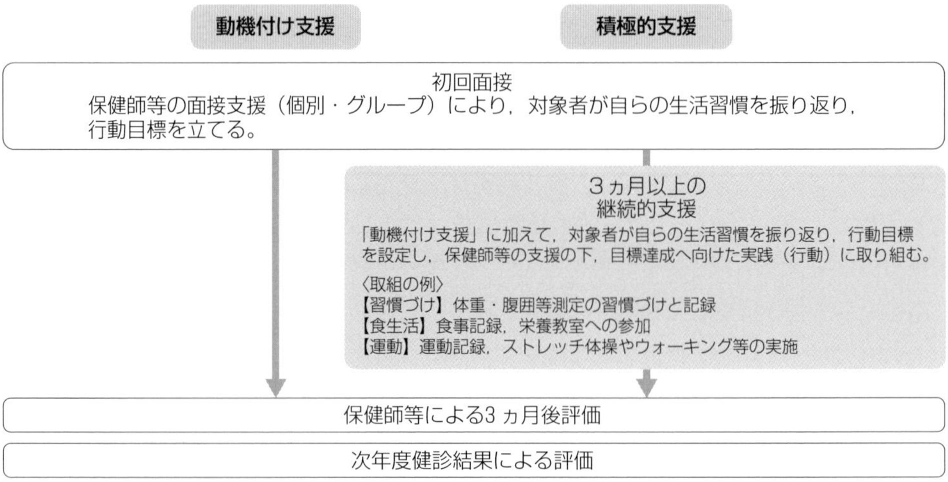

（注）積極的支援における3ヵ月後評価は，他の継続支援と一体的に行ってもよいこととなっている。

図10-4　特定保健指導の流れ

（出典）厚生労働省：第三期からの特定健診・特定保健指導について，2019，p.17

2000（平成12）年「第3次国民健康づくり対策」として，健康増進法に基づき「21世紀における国民健康づくり運動（健康日本21）」が策定され，数値目標により国民の健康指標の評価を実施することとした。「健康日本21」では，生活習慣病予防の具体的な施策として，壮年期の死亡の減少，健康寿命の延伸等を実現するためがん，心臓病，脳卒中，糖尿病などの生活習慣病やその発症・進行に関与している生活習慣の改善等に関する課題を選定し，9分野80項目にわたる具体的な数値目標を設定し，運動を推進した。

10年間にわたるこれらの目標の達成状況や関連する取り組みの状況の評価などを行った最終評価では，全体の目標達成状況は「目標値に達した」と「目標値に達していないが改善傾向にある」を合わせ，全体の約6割で一定の改善がみられた。9分野の目標の中，メタボリックシンドロームを認知している国民の割合の増加，食塩摂取量の減少，糖尿病やがん検診の促進などの効果がみられた。

これら「健康日本21最終評価」において問題提起された課題等を踏まえ，2012（平成24）年度「健康日本21（第二次）」が示され，今後10年間の基本的な方向性が示された。「健康日本21（第二次）」の目指すべき姿は「全ての国民が共に支え合い，健やかで心豊かに生活できる活力ある社会の実現」とし，①健康寿命の延伸と健康格差の縮小，②生活習慣病の発症予防と重症化予防，③社会生活を営むために必要な機能の維持および向上，④健康を支え，守るための社会環境の整備，⑤栄養，食生活，身体活動・運動・休養，飲酒，喫煙及び歯・口腔の健康に関す生活習慣および社会環境の改善，の5つが提案された。

2022（令和4）年10月には，最終評価が出され，約5割で改善がみられた。2024（令

和6）年度からは新たに「健康日本21（第三次）」が開始される。

　身体活動・運動施策については，国民の健康の維持・増進，生活習慣病の予防を目的とした望ましい身体活動・運動および体力の基準を示すため，「健康づくりのための運動基準・運動指針」が2006（平成18）年に策定された。

　さらに，2013（平成25）年には「健康づくりのための身体活動基準・指針2013」へと改定され，ふだんの生活で無理なく体を動かすことで，生活習慣病，運動器障害や認知症などを予防し，「健康寿命」を延ばすことを目標とした。

　そして2024（令和6）年1月，「健康づくりのための身体活動・運動ガイド2023」が策定され，子ども（18歳未満），成人（18歳以上），高齢者について，科学的根拠をもとにライフステージ別の身体活動・運動の推奨値が提示された。運動の一部において筋力トレーニングを週2～3日取り入れることや，座位行動（座りっぱなし）の時間が長くなりすぎないように注意すること等が示された。高齢者・成人の身体活動・運動の推奨事項を表10-5に示す。

表10-5　身体活動・運動の推奨事項

高齢者の身体活動	成人の身体活動
歩行又はそれと同等以上の(3メッツ以上の強度の)身体活動を1日40分以上（1日約6,000歩以上）(＝週15メッツ・時以上)〔運動〕有酸素運動・筋力トレーニング・バランス運動・柔軟運動など多要素な運動を週3日以上【筋力トレーニングを週2～3日】	歩行又はそれと同等以上の(3メッツ以上の強度の)身体活動を1日60分以上（1日約8,000歩以上）(＝週23メッツ・時以上)〔運動〕息が弾み汗をかく程度以上の(3メッツ以上の強度の)運動を週60分以上（＝週4メッツ・時以上）【筋力トレーニングを週2～3日】

※座位行動：座りっぱなしの時間が長くなりすぎないように注意する（立位困難な人も，じっとしている時間が長くなりすぎないように，少しでも身体を動かす）

5　成人期の食事摂取基準

　成人期の食事摂取基準に関しては，第2章を参照する。年齢区分が18～29歳，30～49歳，50～64歳の3区分に分かれ，身体活動レベルは，Ⅰ，Ⅱ，Ⅲの3段階である。表10-6に成人期の身体活動レベルⅡの場合の食事摂取基準を示した。

エネルギー：標準体重維持程度を摂取する。エネルギー摂取量の過不足の評価には，BMI（kg/m²）または体重変化量を用いる。

脂質：脂肪エネルギー比率の目標量は20～30%である。飽和脂肪酸エネルギー比率の目標量は7%エネルギー以下である。

食塩相当量：目標量は男性7.5g未満，女性6.5g未満／日と食事摂取基準（2020年版）ではかなり厳しい数値になっている。

食物繊維：目標量は男性21g，女性18g/日以上である。

　表10-7に成人期の食品構成例を示した。また，次に18～29歳男性の1日の献立例を示した。生活習慣病予防の食事で，身体活動レベルはⅡとした。さらに，50～64歳閉経後の女性の1日の献立例を並記した。女性は，閉経後エストロゲンの分泌が急激に

表10-6　成人期の食事摂取基準

成人期身体活動レベルⅡ

栄養素等	18～29歳		30～49歳		50～64歳	
	男	女	男	女	男	女
エネルギー(kcal/日)	2,650	2,000	2,700	2,050	2,600	1,950
たんぱく質（%エネルギー）	13～20		13～20		13～20	
脂質（%エネルギー）	20～30		20～30		20～30	
食塩相当量（目標量)(g/日)	7.5未満	6.5未満	7.5未満	6.5未満	7.5未満	6.5未満
カルシウム（推奨量)(mg/日)	800	650	750	650	750	650
鉄（推奨量)(mg/日)	7.5	月経なし6.5 月経あり10.5	7.5	月経なし6.5 月経あり10.5	7.5	月経なし6.5 月経あり10.5
ビタミンA(推奨量)(μgRAE/日)	850	650	900	700	900	700
ビタミンB₁(推奨量)(mg/日)	1.4	1.1	1.4	1.1	1.3	1.1
ビタミンB₂(推奨量)(mg/日)	1.6	1.2	1.6	1.2	1.5	1.2
ビタミンC（推奨量)(mg/日)	100		100		100	
食物繊維（目標量)(g/日)	21以上	18以上	21以上	18以上	21以上	18以上

減少し，骨粗鬆症や脂質異常症のリスクが高くなるので，それらを予防する食事を摂取するように心がける。

成人期の食事づくりで気をつける点をまとめると以下のようになる。

① エネルギーの適正摂取
② 朝・昼・夕食のエネルギー摂取バランス（基本的には1/3ずつ）
③ 各食品グループの適正摂取（肉類，油脂類，酒類，菓子類の過剰摂取とならないように）
④ 穀類，野菜類，果実，乳類の摂取不足の解消
⑤ 適正なPFC比（エネルギー比率の目標量は，P13～20%：F20～30%：C50～65%程度）

表10-7　成人期の食品構成例（g）（身体活動レベルⅡ）

食品群	18～29歳		30～49歳		50～64歳	
	男	女	男	女	男	女
穀類（米）	260	210	260	210	250	200
いも類	80	60	80	60	80	60
砂糖・甘味料類	5	5	5	5	5	5
種実類	5	5	5	5	5	5
緑黄色野菜	140	140	140	140	140	140
その他の野菜	260	260	260	260	260	260
果実類	200	150	200	150	200	150
きのこ類	20	20	20	20	20	20
海藻類	15	15	15	15	15	15
豆類	90	60	90	60	90	60
魚介類	110	100	110	100	110	100
肉類	90	90	90	90	90	90
卵類	60	55	60	55	60	55
乳類	220	200	220	200	220	200
油脂類	12	10	12	10	12	10
菓子類	30	25	30	25	30	25
嗜好飲料類	450	450	450	450	450	450
調味料・香辛料類	80	80	80	80	80	80

献立例：成人期（18〜29歳）男性 （身体活動レベルⅡ）

区分	料理名	食品名	使用量(g)
朝食	パン	ぶどうパン	90
	ミネストローネ	たまねぎ-生	30
		キャベツ-生	15
		ぶた・ボンレスハム	15
		にんじん, 皮なし-生	15
		セロリ-生	10
		トマト・缶詰・ホール, 食塩無添加	50
		オリーブ油	4
		洋風だし	150
		食塩	0.3
		こしょう・黒, 粉	0.01
	オムレツ	鶏卵・全卵-生	55
		にわとり・ひき肉-生	30
		こいくちしょうゆ	2
		調合油	2
		きゅうり-生	10
		レタス-生	10
	果物のヨーグルトかけ	ヨーグルト・無脂肪無糖	100
		バナナ-生	80
		りんご, 皮なし-生	40
		オレンジ・バレンシア-生	30
		はちみつ	10
	コーヒー	コーヒー・浸出液	180
昼食	ご飯	水稲穀粒・精白米, うるち米	100
	大豆と根菜のスープ	大豆（ゆで）	30
		にんじん, 皮なし-生	15
		ごぼう-生	15
		れんこん-生	15
		生しいたけ-生	10
		鳥がらだし	150
		食塩	0.5
		こしょう・黒, 粉	0.01
	牛肉のオイスターソース炒め	うし・かた, 脂身なし-生	70
		にら-生	50
		りょくとうもやし-生	50
		にんにく-生	5
		調合油	3
		こいくちしょうゆ	2

献立例：成人期（50〜64歳）女性（月経無し） （身体活動レベルⅡ）

区分	料理名	食品名	使用量(g)
朝食	トースト	食パン	90
		いちごジャム, 高糖度	8
		有塩バター	8
	温野菜サラダ	ブロッコリー・花序-生	40
		キャベツ-生	30
		にんじん, 皮なし-生	10
		フレンチドレッシング	10
	ミルクティー	普通牛乳	150
		紅茶・浸出液	50
	果物	りんご, 皮なし-生	75
昼食	雑炊	水稲穀粒・精白米, うるち米	70
		鶏卵・全卵-生	55
		にわとり・もも, 皮つき-生	40
		はくさい-生	60
		根深ねぎ-生	30
		かぶ・根, 皮なし-生	20
		えのきたけ-生	20
		根みつば-生	5
		かつお・昆布だし	200
		こいくちしょうゆ	2
	かぼちゃのじゃこあえ	西洋かぼちゃ-生	60
		しらす干し-半乾燥品	8
		調合油	5
		こいくちしょうゆ	3
	ヨーグルトバナナ	ヨーグルト・無脂肪無糖	100
		バナナ-生	70
間食	わらび餅	さつまいもでん粉	20
		車糖・上白糖	7
		水	75
		抹茶	0.2
		きな粉・全粒大豆・黄大豆	8
		黒蜜	10
	お茶	せん茶・浸出液	180
	ご飯	水稲穀粒・精白米, うるち米	80
	さつまいもと小松菜のみそ汁	こまつな-生	30
		さつまいも-生	15
		かつお・昆布だし	150
		米みそ・淡色辛みそ	8

区分	料理名	食品名	分量
		オイスターソース	5
		こしょう・黒, 粉	0.01
	なすときのこの ごま酢あえ	なす-生	50
		ぶなしめじ-生	30
		ごま-むき	7
		穀物酢	3
		車糖・上白糖	5
	ジュース	にんじん・ジュース	200
間食	さつまいもの りんご煮	さつまいも-生	60
		りんご, 皮なし-生	50
		車糖・上白糖	10
		有塩バター	5
		レモン・果汁-生	10
	ミルクティー	普通牛乳	150
		紅茶・浸出液	50
夕食	ご飯	水稲穀粒・精白米, うるち米	100
	みそ汁	こまつな-生	15
		油揚げ-生	8
		乾燥わかめ-素干し	0.4
		米みそ・淡色辛みそ	10
		かつお・昆布だし	150
	さんまのみぞれ煮	さんま, 皮つき-生	60
		だいこん・根, 皮なし-生	30
		根深ねぎ-生	10
		しょうが-生	3
		じゃがいもでん粉	3
		清酒・普通酒	3
		こいくちしょうゆ	3
		調合油	2
	青菜と切干し大根 のナムル	ほうれんそう	40
		切干しだいこん-乾	12
		しょうが-生	2
		ごま-いり	3
		さくらえび-素干し	1
		ごま油	3

区分	料理名	食品名	分量
	かつおのたたき	かつお-生	80
		たまねぎ-生	40
		みょうが-生	10
		しそ・葉-生	1
		こねぎ-生	3
		しょうが-生	3
		こいくちしょうゆ	3
		ゆず・果汁-生	5
		みりん・本みりん	3
夕食	なすとオクラの ごま煮	なす-生	80
		オクラ-生	30
		かつお・昆布だし	100
		こいくちしょうゆ	2.5
		車糖・上白糖	2
		みりん・本みりん	2
		ごま-いり	3
	切干し大根の 酢の物	切干しだいこん-乾	10
		にんじん, 皮なし-生	10
		刻み昆布	1
		こいくちしょうゆ	2
		穀物酢	3
		車糖・上白糖	3

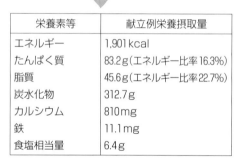

栄養素等	献立例栄養摂取量
エネルギー	1,901kcal
たんぱく質	83.2g（エネルギー比率16.3%）
脂質	45.6g（エネルギー比率22.7%）
炭水化物	312.7g
カルシウム	810mg
鉄	11.1mg
食塩相当量	6.4g

栄養素等	献立例栄養摂取量
エネルギー	2,345kcal
たんぱく質	94.2g（エネルギー比率15.3%）
脂質	73.5g（エネルギー比率28.2%）
炭水化物	356.4g
カルシウム	793mg
鉄	12.0mg
食塩相当量	7.0g

ケーススタディー

【対象者プロフィール】

年齢53歳，男性，デスクワーク，特定健診対象者

【栄養アセスメント結果】

身体計測：身長172.2cm，体重77.1kg，腹囲92cm，BMI kg/m^2 26.0

臨床検査：早朝空腹時の採血における血液検査のデータは，赤血球数472×10^4/μL，ヘモグロビン14.85g/dL，ヘマトクリット43.5%，白血球数5,900/μL，血小板数17.9×104/μL，AST20U/L，ALT20U/L，総コレステロール193mg/dL，中性脂肪185mg/dL，HDL-コレステロール44mg/dL，LDL-コレステロール101mg/dL，空腹時血糖100mg/dLである。血圧は130/96mmHgである。

臨床診査：肥満，2年前から高血圧傾向，階段を上る時に動悸や息切れ症状があり，疲労感有り。飲酒週3回2合程度。喫煙なし。

食事調査：食事記録2日分。食事時刻が不規則，昼食・夕食は外食が多い，魚より肉が好き。

生活活動記録：デスクワーク，通勤は電車で1時間（駅までは車），1回／月ゴルフをする。休日はゴルフの打ちっぱなしに3時間ほど行く（1回／週）。

【栄養アセスメントのポイント】

　成人期のエネルギー収支バランスは，BMIを用いて判定する。目標とするBMIの範囲は，18〜49歳では18.5〜24.9（kg/m^2），50〜64歳では20.0〜24.9（kg/m^2）である。

　その他，生活習慣病の予防のための食事になっているかを評価する。

1 食事記録から，1日のエネルギー・栄養素の摂取量を算出してみましょう。

2 対象者のプロフィールをS（主観的データ）とO（客観的データ）に分類して記載しましょう。SとOからA（アセスメント）を行い，問題点をあげてみましょう。

3 対象者に提案する食事プランを考えてみましょう。

食事記録（1日目）

区分	料理名	食 品 名	重量(g)
朝食	トースト	食パン	60
		ソフトタイプマーガリン	4
	ゆで卵	鶏卵・全卵-ゆで	54
		キャベツ-生	96
		食塩	1
	カフェオレ		160
昼食	ご飯	水稲めし・精白米, うるち米	250
	とんかつ	とんかつ	100
		ウスターソース	10
		ごま-いり	5
		キャベツ-生	100
		レモン・全果-生	2
		パセリ-生	5
	豚汁	ぶた・かた, 脂身つき-生	25
		にんじん, 皮なし-生	10
		だいこん・根, 皮なし-生	20
		ごぼう-生	5
		さといも-生	20
		板こんにゃく	20
		煮干しだし	180
		米みそ・淡色辛みそ	12
	漬物	はくさい-生	70
		レモン・全果-生	5
		塩昆布	5
	茶	せん茶・浸出液	250
夕食	ご飯	水稲めし・精白米, うるち米	160
	焼肉	うし・かたロース, 脂身つき-生	78
		焼肉のたれ	18
		レタス-生	30
		きゅうり-生	20
		トマト-生	50
		ぶた・ばら, 脂身つき-生	60

食事記録（2日目）

区分	料理名	食 品 名	重量(g)
朝食	トースト	食パン	78
		ソフトタイプマーガリン	10
	ゆで卵	鶏卵・全卵-ゆで	53
		食塩	0.5
	サラダ	きゅうり-生	50
		ミニトマト-生	14
		マヨネーズ・全卵型	6
	牛乳	普通牛乳	180
昼食	ざるそば	そば-ゆで	162
		めんつゆ・ストレート	20
		根深ねぎ-生	4
	ウーロン茶	ウーロン茶・浸出液	150
夕食	ご飯	水稲めし・精白米, うるち米	120
	鶏の唐揚げ	からあげ	80
	ゆでたこ	まだこ-ゆで	30
		しょうが-生	1
	いんげんのごま和え		50
	カレースープ	だいこん・根, 皮なし-生	30
		なす-生	40
		じゃがいも-生	25
		たけのこ-ゆで	10
		ごぼう-生	12
		かつおだし・荒節	85
		カレー粉	5
		食塩	0.5
	牛乳	普通牛乳	180
間食	わらび餅		50

食事調査による一日の栄養摂取量

		エネルギー (kcal)	たんぱく質 (g)	脂質 (g)	カルシウム (mg)	鉄 (mg)	食物繊維 (g)	食塩相当量 (g)
1日目	朝食	428	18.7	17.0	80	1.4	4.0	2.0
	昼食	1,011	39.7	45.0	240	4.0	11.0	3.8
	夕食	707	27.6	38.6	33	1.9	4.0	1.6
	1日計	2,146	86.0	100.6	353	7.3	19.0	7.4
2日目	朝食	501	20.1	28.4	256	1.4	4.0	2.1
	昼食	221	8.3	1.6	21	1.4	5.0	0.7
	夕食	640	28.0	24.3	319	2.9	10.0	3.5
	間食	85	2.2	1.5	16	0.6	1.1	0.0
	1日計	1,447	58.6	55.8	612	6.3	20.1	6.3

第11章

更年期（閉経期）の栄養管理

1 更年期の特性と内分泌系

1．更年期の特性

　更年期と閉経期はほぼ同義で使用される場合が多く，1976年に国際閉経学会で「生殖期から非生殖期への移行期」と定義された（Utian,W. H. and Serr, D.：The climacteric syndrome. In Consensus on Menopause Research, ed. by van Keep, P. A et al., pp.1〜4, MTP, 1976）。期間は，卵巣機能の排卵が障害され始め，月経不順となり停止（閉経）までである。閉経年齢の個人差はあるが，日本人の平均閉経年齢は51歳であり，閉経をはさんで閉経前期・閉経後期，あわせて10年間くらいを更年期という。

2．内分泌系の変化

　女性の性周期を調節するホルモンの中で，卵巣ホルモンは老化に伴う卵巣機能低下により，分泌が減少する。一方，下垂体前葉により分泌する卵胞刺激ホルモン（follicle stimulating hormone：FSH），黄体形成ホルモン（luteinizing hormone：LH）は，下位の分泌情報が上位分泌細胞を調節する負のフィードバック作用により分泌量が上昇する。特に女性ホルモン（エストロゲン）は，閉経後急激に減少しほとんど分泌されなくなりエストロゲン欠乏の症状がみられる。エストロゲン欠乏症には，月経異常，自律神経失調（ホットフラッシュ，のぼせ，異常発汗など），精神神経症状（頭重感，不眠，不安など），心血管系疾患（動脈硬化，脂質異常症など），骨粗鬆症などがある。

　エストロゲンは以下に示す①〜④の主な作用をもつ。

① 卵胞や子宮内膜の発達と維持を促し，二次性徴，乳房の発達を促す。

② HDLコレステロールを増やし，LDLコレステロール・中性脂肪を減らすなど脂質代謝を改善し，動脈硬化症を抑制する。

③ 骨吸収を抑制し，骨の発達を促進する。

④ たんぱく質合成を促進する（コラーゲンの合成など）。

2 更年期の栄養アセスメント

1. 身体計測

　更年期にみられるエストロゲンの欠乏や基礎代謝量の低下は，体脂肪量の増加を引き起こし，肥満特に内臓脂肪の増加から生活習慣病へとつながる。よって生活習慣病予防のためにも定期的な身長・体重・腹囲・皮下脂肪厚の評価が必要である。

2. 臨床検査・臨床診査

脂質代謝の変化：血清脂質の上昇がみられる。中性脂肪，LDLコレステロール，HDLコレステロール，Non-HDLコレステロールの評価が重要である。

骨代謝の変化：骨塩量が急激に減少するので，定期的な超音波法や二重エネルギーX線吸収法（DEXA）による骨密度の評価が必要である。

　問診では，既往歴・現病歴・自覚症状などの医学情報，家族構成・職業などの社会的情報を聞き取る。観察では，ホットフラッシュ，肥満や皮膚・頭髪・爪等から栄養

表11-1　簡略更年期指数（SMI）

症状	症状の程度（点数）				点数	症候群	割合(%)
	強	中	弱	無			
①顔がほてる	10	6	3	0		血管運動神経系症状	46
②汗をかきやすい	10	6	3	0			
③腰や手足が冷えやすい	14	9	5	0			
④息切れ，動悸がする	12	8	4	0			
⑤寝つきが悪い，また眠りが浅い	14	9	5	0		精神神経系症状	40
⑥怒りやすく，すぐイライラする	12	8	4	0			
⑦くよくよしたり，憂うつになることがある	7	5	3	0			
⑧頭痛，めまい，吐き気がよくある	7	5	3	0			
⑨疲れやすい	7	4	2	0		運動神経系症状	14
⑩肩こり，腰痛，手足の痛みがある	7	5	3	0			
合計点							

注1）症状に応じ，自分で点数を入れて，その合計点をもとにチェック
　2）日本人が訴えることの少ない，知覚神経症状は，大きい症状群項目からは除外した
　3）簡易更年期指数の評価法
0～25点＝問題なし
26～50点＝食事，運動に気をつけ，無理をしないように
51～65点＝更年期-閉経外来で生活指導カウンセリング，薬物治療を受けた方がよい
66～80点＝長期（半年以上）の治療が必要
81～100点＝各科の精密検査を受け，更年期障害のみである場合は，更年期−閉経外来で長期の治療が必要
（出典）小山嵩夫：日本医師会雑誌109，1993，pp.259-264

状態を評価する。触診では，浮腫・乾燥・心音・脈拍などから対象者の栄養状態を評価する。表11-1は，更年期障害を簡単に評価する「簡略更年期指数」について示した。

3．食 事 調 査

　更年期女性は，調理を担当することが多いことから，各食事調査の実施が可能である（第1章参照）。秤量記録法は対象者の負担は多いが精度が高く，24時間思い出し法は対象者の負担が少なく調査時の食事に影響が少ない等の長所がある。

4．環　　　境

　更年期障害は物理的な変化だけでなく，環境や心理・性格要因と関係が深い。よって食環境，自然環境，生活環境，社会・経済・文化的環境のアセスメントも重要である。

3　更年期の栄養と病態・疾患

1．更年期障害

　更年期障害は，更年期に現れる不定愁訴症候群をいう。原因は卵巣機能の低下に加え，社会文化的要因，心理・性格要因がからみあって起こる。社会文化的要因には，育児から解放された虚脱感・空の巣症候群，定年後の経済的不安，がんや生活習慣病への不安など多様な背景がある。

2．骨 粗 鬆 症

　エストロゲンの欠乏から，骨形成より骨吸収が活発となり骨塩量が減少する閉経後骨粗鬆症が多くみられる。さらに骨芽細胞と破骨細胞のリモデリングが亢進し高代謝回転となる。栄養管理では，エネルギー，たんぱく質，カルシウム，ビタミンDの不足に注意する。さらにビタミンD_3（コレカルシフェロール）は，皮膚で紫外線により光学的に生成されるので，適度な日光浴，骨形成刺激効果のある運動が勧められる。

3．脂質異常症

　エストロゲン欠乏は脂質代謝調節を変動することにより，脂質異常症（高LDLコレステロール血症，低HDLコレステロール血症，高トリグリセライド血症，高non-HDLコレステロール血症など）を発症する。栄養管理では肉類，乳類などに多く含まれる飽和脂

肪酸は，動脈硬化性疾患のリスクを高めると考えられ，過剰摂取に注意をする。

4 更年期の栄養ケア・マネジメントのあり方

　更年期のエストロゲン欠乏は，肥満，脂質異常症，心血管系疾患，骨粗鬆症などを引き起こす要因となる。これらの生活習慣病を予防するためには，食生活の改善をはじめ運動や休養のバランスが大切である。食事摂取基準では，更年期の分類はないが成人（30〜49歳，50〜64歳）に該当する。骨粗鬆症予防に重要なカルシウムの食事摂取基準の策定方法については第2章を参照。

ケーススタディー

【対象者プロフィール】
　年齢53歳女性。都内で，会社員の夫と2人暮らしで専業主婦。子どもは，独立し家庭を持っている。3年前より生理不順となり，最近1年間は生理がなく，倦怠感やホットフラッシュの症状がみられるが通院はしていない。

【栄養アセスメント結果】
身体計測：身長145cm，体重51kg，腹囲80cm
臨床検査：血清アルブミン4.5g/dL，総コレステロール208mg/dL，中性脂肪
　　　　　145mg/dL，HDL-コレステロール46mg/dL，LDL-コレステロール
　　　　　133mg/dL，Non-HDLコレステロール160mg/dL，ヘモグロビン
　　　　　12.3g/dL，空腹時血糖値94mg/dL，血圧133/81mmHg，尿タンパク
　　　　　陰性，尿糖陰性。骨密度は，DEXA法で腰椎を測定し，若年成人平均値
　　　　　（YAM）75%，超音波法で踵骨を測定し同性・同年齢の平均値（Z-score）
　　　　　93%。
臨床診査：自覚症状は閉経，倦怠感，ホットフラッシュがある。
食事調査：秤量記録法による食事記録。非連続の2日間。
生活活動記録：座位のテレビ，読書など静的生活活動が中心である（PAL I）。

【栄養アセスメントのポイント】
・個人の摂取量と食事摂取基準の指標から，エネルギー・栄養素の摂取不足や過剰摂取の可能性などを推定し，他の要因も含めて総合的に評価する。
・エネルギーの過不足の評価は，「BMI（kg/m²）」，または「体重変化量」を用いる。
・閉経後女性の場合には，骨粗鬆症予防のためにエネルギー・栄養素の摂取に留意する（特に，カルシウム，ビタミンD，ビタミンKなどの栄養素について）。
・「目標量」を用いて，生活習慣病の予防の観点から評価する。

1 食事記録から，1日のエネルギー・栄養素の摂取量を算出してみましょう。
2 栄養アセスメント内容を評価し，結果から対象者の問題点をあげてみましょう。
3 対象者の問題点について，改善目標とケアプランを立ててみましょう。
4 対象者に提案する食事プランを考えてみましょう。

食事記録（1日目）

区分	料理名	食品名	重量(g)
朝食	トースト	角形食パン-焼き	55
		マーガリン・家庭用，有塩	7
	ポテトサラダ	じゃがいも-蒸し	120
		食塩	0.2
		きゅうり-生	31
		ぶた・ロースハム	3
		マヨネーズ・卵黄型	20
	バナナジュース	バナナ-生	79
		普通牛乳	211
	お茶	麦茶・浸出液	140
昼食	握り寿司	水稲めし・精白米，うるち米	185
		すし酢・にぎり用	13
		（まぐろ類）びんなが-生	10
		するめいか-生	9
		ますのすけ-生	8
		あまえび-生	12
		かつお・秋獲り-生	10
		あなご-蒸し	15
		こいくちしょうゆ	0.5
		みりん・本みりん	1
		にしん・かずのこ・塩蔵，水戻し	15
		しろさけ・イクラ	20
		たまご焼・厚焼きたまご	23
	つけしょうゆ	こいくちしょうゆ	6
	みそ汁	あさり-生	10
		湯通し塩蔵わかめ，塩抜き-ゆで	15
		かつお・昆布だし	150
		米みそ・淡色辛みそ	10
	たたきごぼう	ごぼう・根-ゆで	10
		米酢	0.7
		こいくちしょうゆ	0.5
	お茶	せん茶・浸出液	210
夕食	ご飯	水稲めし・精白米，うるち米	160
	スクランブルエッグ	鶏卵・全卵-いり	55
		有塩バター	2
	野菜炒め	青ピーマン・果実-油いため	10
		えのきたけ-油いため	26
		ぶなしめじ-油いため	4
		キャベツ-油いため	28
		食塩	0.7
		こしょう・白，粉	0.03
	かぼちゃの甘煮	西洋かぼちゃ-ゆで	39
		車糖・上白糖	2
		こいくちしょうゆ	1
	お茶	麦茶・浸出液	176
間食	飴	あめ玉	13
	シュークリーム	シュークリーム	150
	紅茶	紅茶・浸出液	155
		ざらめ糖・グラニュー糖	4

食事記録（2日目）

区分	料理名	食品名	重量(g)
朝食	トースト	角形食パン-焼き	55
		マーガリン・家庭用，有塩	7
	サラダ	ぶた・ロースハム	25
		きゅうり-生	37
		ミニトマト-生	51
		マヨネーズ・卵黄型	5
	コーヒー	コーヒー・浸出液	155
		コーヒーホワイトナー・液状，乳脂肪	3
		ざらめ糖・グラニュー糖	5
昼食	おにぎり	水稲めし・精白米，うるち米	100
		しろさけ・新巻き-焼き	5
		あまのり-焼きのり	1
		水稲めし・精白米，うるち米	100
		すけとうだら・からしめんたいこ	5
		あまのり-焼きのり	1
	漬物	たくあん漬・塩押し大根漬	7
	お茶	せん茶・浸出液	345
夕食	ご飯	水稲めし・精白米，うるち米	116
	チンゲン菜のスープ	チンゲンサイ-ゆで	38
		絹ごし豆腐	52
		根深ねぎ-生	5
		鳥がらだし	75
		清酒・普通酒	3
		食塩	0.2
		こいくちしょうゆ	3
	里芋とイカの煮物	さといも-水煮	48
		するめいか-水煮	9
		さやいんげん-ゆで	6
		車糖・上白糖	2
		かつお・昆布だし	40
		こいくちしょうゆ	4
		食塩	0.1
		清酒・普通酒	4
	きくらげの中華サラダ	きくらげ-ゆで	8
		若鶏肉・ささ身-ゆで	8
		きゅうり-生	17
		こいくちしょうゆ	3
		ごま油	0.4
		米酢	6
	お茶	せん茶・浸出液	155
間食	大福	大福もち	68
	チョコレート	ミルクチョコレート	65
	紅茶	紅茶・浸出液	155
		ざらめ糖・グラニュー糖	4

第12章

高齢期の栄養管理

1 高齢期の特性

　高齢者の区分は，生理的年齢と社会的年齢では区分の仕方が異なり一様ではない。世界保健機関（WHO）では，65〜74歳を前期高齢者（young old），75歳以上を後期高齢者（old old），85歳以上を超高齢者（very old）と区分している。また，国際労働機関（ILO）では，65歳以上を従属人口の老年人口としている。我が国でも，65歳以上を老年人口とし，65〜74歳を前期高齢者，75歳以上を後期高齢者と分類している。日本人の食事摂取基準（2020年版）も同様に2区分としている。

　高齢者は加齢とともに身体機能の低下や社会的環境の変化がみられ，個人差が非常に大きく，肥満によるメタボリックシンドロームややせによるフレイルが混在している時期である。よって栄養マネジメントでは，生活の質：QOL（quality of life）の向上を目標に，身体的側面や社会的側面に加え精神的側面から幅広く栄養アセスメントし，栄養ケア・マネジメントを実施していくことが重要である。

2 高齢期の栄養アセスメント

　栄養管理の中で栄養アセスメントの情報は，栄養ケアプランを立案する上で大変重要である。身体計測，生理・生化学検査（臨床検査），臨床診査，食事調査，環境の5つの指標に分類され，特に高齢者の栄養アセスメントでは身体・生理機能の低下など加齢による変化について考慮する必要がある。

1．身体計測

　高齢者の身体計測は，BMIによる評価が一般的である。脊柱や関節の変形による身長の短縮がBMIに影響することも考慮する。若年者と比較して個人差が大きいため，身体機能の指標となる筋肉量など体構成成分の評価が重要である。身体計測指標は，

日常生活動作：ADL（activities daily living）の障害や身体麻痺などから成人と同様に測定できない場合が多いので，特に第1章で解説の指標以外について示す。

（1）身　　長

身体障害（下半身麻痺，寝たきりなど）で実測できない場合は次の方法で推定する。

① 膝高と年齢を用いた推定式より算出

男性：身長（cm）＝64.02＋{膝高（cm）×2.12}－{年齢（年）×0.07}
　　　誤差±3.43（cm）
女性：身長（cm）＝77.88＋{膝高（cm）×1.77}－{年齢（年）×0.10}
　　　誤差±3.26（cm）

② 仰臥位身長の測定（脚を伸展した仰向け状態の頭頂から足底までの距離）

③ 指極間による推定身長を算出（両手を鎖骨の高さで広げた時の両中指先端間の距離）

（2）体　　重

身体障害（寝たきりなど）で実測できない場合は，次の方法から推定する。

① 膝高，上腕周囲長（AC），上腕三頭筋皮下脂肪厚（TSF），年齢より算出

男性：体重（kg）＝（1.01×膝高）＋（AC×2.03）＋（TSF×0.46）＋（年齢×0.01）－49.37
　　　誤差±5.01（kg）
女性：体重（kg）＝（1.24×膝高）＋（AC×1.21）＋（TSF×0.33）＋（年齢×0.07）－44.43
　　　誤差±5.11（kg）

② 車椅子体重計による測定

③ ハンドレール型デジタル体重計による測定（立位で1分間柵を把持）

（3）体脂肪量

皮下脂肪厚はキャリパー（栄研式皮下脂肪計），アディポメータ（ダイナボット社簡易式キャリパー）を用いて測定する。特に臥位でも容易に測定ができるので，皮下脂肪厚から体脂肪量と筋肉量の変化を推定できる。

一般的に体脂肪量は簡便であるインピーダンス法を用いて測定される。

（4）手段的日常生活動作：IDAL（instrumental activities of daily living）

日常生活動作（ADL）には，基本的ADL（basic ADL）と手段的ADLがある。前者は食事，更衣，排泄などを指し，後者はより高度なものとして，料理，掃除，買物などの評価項目がある。

2．生理・生化学検査（臨床検査）

一般的な指標については第1章を参照し，本章では特に高齢者に多くみられるフレ

イル（虚弱）やサルコペニア（筋肉量の減少），ロコモティブシンドロームの原因のひとつであるたんぱく質・エネルギー栄養障害：PEM（protein energy malnutrition）の評価指標について示した。

（1）血液検査

・総タンパク質（血清に含まれるタンパク質の総量。基準値6.5～8.0 g /dL）
・血清アルブミン値（血清総タンパク質の50～70％を占める。＜3.5 g /dLで低栄養状態評価のスクリーニングに利用される）
・トランスフェリン（低栄養の場合著明に低値になる。基準値190～320 mg/dL）
・総リンパ球数（栄養状態の低下と相関があり，早期の栄養状態低下を把握ができる。末梢総リンパ球数1,000/mm^{3}以下で中等度，800/mm^{3}以下で高度の栄養障害と評価する）

（2）尿 検 査

・窒素出納（体内でのたんぱく質の同化作用と異化作用の状態を反映する。一般的に高齢者は出納がゼロであるが，負の場合は異化作用・正の場合は同化作用が亢進している）
・尿クレアチニン（筋肉で産生されたクレアチニンは筋肉量を反映する。食事量に影響を受けない。クレアチニン身長係数（CHI）:60～80％中等度消耗，＞80％高度消耗）
・尿中3-メチルヒスチジン（筋肉の異化を反映し，食事の影響を受ける）

3．臨 床 診 査

問診，観察，触診から栄養状態を評価する。特に高齢者に必要な指標を次に示した。
問 　　診：既往歴，現病歴，自覚症状，咀嚼及び嚥下（義歯の有無）
観 　　察：毛髪，眼，舌および口唇，皮膚および粘膜
触 　　診：浮腫，眼瞼蒼白

4．食 事 調 査

　高齢者の正確な食事量の把握は，エネルギーおよび栄養素摂取状態や食習慣および食スキルを評価する上で大変重要である。食事調査法には，現在の食事に関する調査と過去の食事に関する調査がある。前者は食事記録法（目安量・秤量）や陰膳法などがあり，後者は24時間思い出し法や食物摂取頻度調査法などがある。高齢者自身を調査する場合，食事記録法は対象者の負担が大きく，陰膳法は費用がかかり調査者の負担が大きい。過去の食事に関する調査は，記憶に依存するため高齢者には不向きである。よって代理人による食事調査や写真を取り入れた映像記録法などの新しい調査法の開発が求められる。

　高齢者は疾病による受療率が年齢とともに上昇し，特に65歳以上で著しい。疾患の特徴は，①一人で多くの疾患を併せもつ多臓器疾患，②水・電解質の代謝異常，③咀嚼・嚥下機能障害の出現，④消化・吸収率の低下等が認められる。

　また老年症候群は，加齢とともに発症する身体的および精神的諸症状・疾患で，複数の病因が影響しあって病的症状などを現す。主な症状には　認知症，うつ，脱水，発熱，低体温，むくみ，失禁，褥瘡，誤嚥，便秘，転倒骨折，腰背痛などがある。よって総合的機能評価を行いケアする必要がある。

　これらのことをふまえた栄養管理には，多角的な栄養アセスメントが重要である。以下高齢期における栄養と特に関係の深い疾患について示した。

1. 低 栄 養

　たんぱく質・エネルギー栄養障害（PEM：protein energy malnutrition）は，在宅で自立した日常生活を送っている高齢者より，施設入所者や寝たきりの高齢者に多くみられる。原因は，社会的要因，精神的心理的要因，加齢の関与，疾病要因などがあげられる（表12-1）。またPEMに陥ると日常生活動作（activities of daily living：ADL）の低下，感染症や合併症の誘発など余命の低下にもつながるので，栄養アセスメントと個人に対応した栄養ケアが必要である。

　ADLのアセスメント指標として，バーセルインデックス（Barthel index）や機能的自立度評価表（FIM：functional independence measure）が，リハビリテーションや介護施設で用いられている。

表12-1　高齢者の様々な低栄養の要因

1．社会的要因 　独居 　介護力不足・ネグレクト 　孤独感 　貧困 2．精神的心理的要因 　認知機能障害 　うつ 　誤嚥・窒息の恐怖 3．加齢の関与 　嗅覚，味覚障害 　食欲低下	4．疾病要因 　臓器不全 　炎症・悪性腫瘍 　疼痛 　義歯など口腔内の問題 　薬物副作用 　咀嚼・嚥下障害 　日常生活動作障害 　消化管の問題（下痢・便秘） 5．その他 　不適切な食形態の問題 　栄養に関する誤認識 　医療者の誤った指導

（出典）厚生労働省：「日本人の食事摂取基準（2020年版）」策定検討会報告書，2019，p.413

2．脱　　水

　高齢者は主に以下の原因から容易に高張
性脱水を起こす。特に図12-1に示すように
加齢に伴い水分量も減少するため，1日数
回の水分補給など水分管理が必要である。

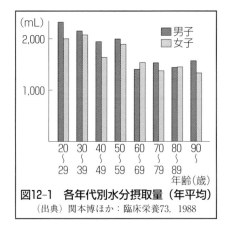

図12-1　各年代別水分摂取量（年平均）
（出典）関本博ほか：臨床栄養73，1988

- ・泌尿器系機能低下（尿濃縮能や尿希釈能
  の低下，前立腺肥大）
- ・口渇中枢機能低下
- ・水分摂取量の減少（食事量の減少，飲料
  水の摂取低下）

3．咀嚼・嚥下障害（誤嚥）

　嚥下障害は，老化などによる水などを飲み込む機能の障害である。さらに高齢者は
免疫機能の低下のため，唾液や分泌物による不顕性誤嚥や食物による誤嚥から肺炎を
引き起こす場合がある。予防には適切な食品と調理形態を選択することが重要である。
具体的には①やわらかい食材を使用する，②とろみをつける，③酸味が少ない料理，
④食塊になりやすい料理にするなどがある。

4．便　　秘

　便秘とは排便回数減少や排便困難によって，身体や日常生活に支障をきたしうる病
態をいう。日本消化管学会により作成された「便通異常症診療ガイドライン2023」で
は，慢性便秘症だけでなく慢性下痢症や下剤使用のエビデンスも追加された。国民生
活基礎調査によれば，有訴率は加齢とともに上昇し，高齢期で最も高くなり，成人で
は女性のほうが高いが，70歳以降は男女差があまり認められなくなる。

　高齢期の便秘の主な原因は，食事摂取量の低下，活動量の低下（ADL低下，廃用症
候群など），薬剤による影響（味覚の変化，腸内細菌叢の変化など）などが挙げられる。

　特に食生活の支援としては，規則正しい食生活，十分量の水分摂取，便通改善に効
果的な食品の摂取などが挙げられる。腸内環境を整える食物繊維，プレバイオティク
ス（オリゴ糖・ラフィノースなど），プロバイオティクス（ヨーグルト・納豆・漬物など）
の積極的な摂取が効果的である。

5．褥　　瘡

　褥瘡は持続的な圧迫により組織の血流が止まり壊死を起こす病態である。原因は①

脳血管障害など身体麻痺により体位交換が困難な状態，②糖尿病など創傷治癒を阻害する疾患を合併した状態，③低栄養状態などがある。

6．ロコモティブシンドローム

　ロコモティブシンドローム（運動器症候群：locomotive syndrome）は，骨や関節，筋肉などの運動器の衰えが原因で，「立つ」，「歩く」といった機能（移動機能）が低下している状態のことである。ロコモティブシンドロームが進むと日常の生活動作が制限され，さらに悪化すると支援や介護が必要になる可能性が高まる。

7．サルコペニア

　サルコペニアは1989年，Rosenbergがギリシャ語の「sarx：筋肉を意味する」と「penia：喪失を意味する」から提案した造語で，「加齢に伴う筋力の減少または筋肉量の減少」を意味する。2010年にはヨーロッパサルコペニアワーキンググループが診断基準を報告した（表12-2）。診断基準では，筋肉量の減少を必須とし筋力の低下・身体機能低下があげられた。筋肉量の減少は二重エネルギーX線吸収測定法（DEXA）や生体インピーダンス分析（BIA），筋力の低下は握力測定，身体機能（特に下肢機能）は簡易身体能力バッテリー(SPPB)や歩行速度などで評価する。栄養ケアでは，エネルギー・栄養素摂取量の増加と適切な運動が必要である。栄養素ではたんぱく質の中でも筋肉同化に優れている分岐鎖アミノ酸（BCAA：バリン・ロイシン・イソロイシン）の摂取，運動では有酸素性のレジスタンス運動が推奨される。

表12-2　サルコペニアの診断

① 筋肉量減少
② 筋力低下（握力など）
③ 身体能力の低下（歩行速度など）

診断は上記の項目①に加え，項目②または項目③を併せ持つ場合にサルコペニアと診断される。
（出典）厚生労働省：「日本人の食事摂取基準（2020年版）」策定検討会報告書，2019, p.414

8．フレイル

　フレイルとは，老化に伴う種々の機能低下（予備能力の低下）を基盤とし，様々な健康障害に対する脆弱性が増加している状態，すなわち健康障害に陥りやすい状態のことである。フレイルは，要介護状態に至る前段階であり，介護予防との関連性が高い状態である。表12-3にFriedらのフレイルの定義を示した。サルコペニアと異なる点は，主にADLが加わり，①体重減少，②疲労感，③活動度の減少，④身体機能の減弱，⑤筋力の低下のうち，3項目以上該当すればフレイル，1～2項目であればフレイル前段階と定義した。フレイルサイクルでは低栄養からサルコペニアを発症し，疲労・活力の低下・筋力の低下・基礎代謝の低下・身体機能の低下・活動度の低下からエネルギー消費量の低下を招き食欲低下および摂取量の低下より低栄養に戻ることを示し

表12-3　Friedらのフレイルの定義

① 体重減少
② 疲労感
③ 活動度の減少
④ 身体機能の減弱（歩行速度の低下）
⑤ 筋力の低下（握力の低下）

上記の5項目中3項目以上該当すればフレイルと診断される。
(出典) 厚生労働省：「日本人の食事摂取基準（2020年版）」策定検討会報告書，2019，p.414

ている。栄養ケアでは，サルコペニアと同様に適切な栄養と運動が必要である。特に高齢者は「アクティブガイド―健康づくりのための身体活動指針―」（厚生労働省，2013）で示されているプラス10分間の身体活動を行うことが，ADLの低下の予防のために推奨されている。

4　高齢期の食事摂取基準

　高齢期の分類は65～74歳，75歳以上 の2区分とされた。

　食事摂取基準の対象は，フレイルに関する危険因子を有していても，おおむね自立した日常生活を営んでいる者及びこのような者を中心として構成されている集団を含む。高齢者の必要量は，年齢・ADL・疾患など多くの要因があり個人差が大きいので，食事摂取基準を活用する場合は策定の機序を理解し個人対応することが重要である。

1．エネルギー

　エネルギーの過不足は成人と同様にBMIと体重変化で評価する（第1章参照）。目標とするBMIの範囲は65歳以上で21.5～24.9（kg/m²）であるが，観察疫学研究により報告された総死亡率が最も低かったのは22.5～27.4（kg/m²）であることも理解したうえで，活用する。

　推定エネルギー必要量は，基礎代謝量（kcal/日）× 身体活動レベルの式より求める。基礎代謝基準値は若年者に比較して低下し，65～74歳で男性21.6（kcal/kg体重/日），女性20.7（kcal/kg体重/日）である。身体活動レベルは健康で自立した高齢者の二重標識水法を用いた報告から，65～74歳では3区分で成人より0.05低く，レベルⅠ（低い）1.45，レベルⅡ（ふつう）1.70，レベルⅢ（高い）1.95である。75歳以上は2区分でさらに0.05低く，レベルⅠ 1.40，レベルⅡ 1.65であり，レベルⅢは策定されていない。

2．たんぱく質

　たんぱく質摂取量とフレイルの関係は，多くの研究により明らかにされている。フレイルやサルコペニアの発症予防には，少なくとも1.0g/kg体重/日以上の摂取が望まれると食事摂取基準では示されている。

　推定平均必要量は成人と同様で，たんぱく質維持必要量を日常食混合たんぱく質利用効率で除して算定する。推奨量は推定平均必要量に推奨量算定係数を乗じて算定す

表12-4　高齢者〔性別・65～74歳（左欄），75歳以上（右欄）〕の食事摂取基準

身体活動レベル	男　性						女　性					
	I		II		III		I		II		III	
推定エネルギー必要量（kcal/日）	2,050	1,800	2,400	2,100	2,750	－	1,550	1,400	1,850	1,650	2,100	－

栄養素		男　性									女　性							
		推定平均必要量		推奨量		目安量		目標量	耐容上限量		推定平均必要量		推奨量		目安量		目標量	耐容上限量
高齢者区分（歳）		~74	75~	~74	75~	~74	75~		~74	75~	~74	75~	~74	75~	~74	75~		~74	75~
たんぱく質（g/日）		50		60		－		－	－		40		50		－		－	－
（%エネルギー）		－		－		－		15~20	－		－		－		－		15~20	－
脂質	脂質（%エネルギー）	－		－		－		20~30	－		－		－		－		20~30	－
	飽和脂肪酸（%エネルギー）	－		－		－		7以下	－		－		－		－		7以下	－
	n-6系脂肪酸（g/日）	－		－		9	8	－	－		－		－		8	7	－	－
	n-3系脂肪酸（g/日）	－		－		2.2	2.1	－	－		－		－		2.0	1.8	－	－
炭水化物	炭水化物（%エネルギー）	－		－		－		50~65	－		－		－		－		50~65	－
	食物繊維（g/日）	－		－		－		20以上	－		－		－		－		17以上	－
ビタミン	脂溶性 ビタミンA（μgRAE/日）	600	550	850	800	－		－	2,700		500	450	700	650	－		－	2,700
	ビタミンD（μg/日）	－		－		8.5		－	100		－		－		8.5		－	100
	ビタミンE（mg/日）	－		－		7.0	6.5	－	850	750	－		－		6.5		－	650
	ビタミンK（μg/日）	－		－		150		－	－		－		－		150		－	－
	水溶性 ビタミンB1（mg/日）	1.1	1.0	1.3	1.2	－		－	－		0.9	0.8	1.1	0.9	－		－	－
	ビタミンB2（mg/日）	1.2	1.1	1.5	1.3	－		－	－		1.0	0.9	1.2	1.0	－		－	－
	ナイアシン（mgNE/日）	12	11	14	13	－		－	300(80)[1]	300(75)[1]	9		11	10	－		－	250(65)[1]	250(60)[1]
	ビタミンB6（mg/日）	1.1		1.4		－		－	50		1.0		1.1		－		－	40
	ビタミンB12（μg/日）	2.0		2.4		－		－	－		2.0		2.4		－		－	－
	葉酸（μg/日）	200		240		－		－	900[2]		200		240		－		－	900[2]
	パントテン酸（mg/日）	－		－		6		－	－		－		－		5		－	－
	ビオチン（μg/日）	－		－		50		－	－		－		－		50		－	－
	ビタミンC（mg/日）	80		100		－		－	－		80		100		－		－	－
ミネラル	多量 ナトリウム（mg/日）	600		－		－		－	－		600		－		－		－	－
	（食塩相当量）（g/日）	1.5		－		－		7.5未満	－		1.5		－		－		6.5未満	－
	カリウム（mg/日）	－		－		2,500		3,000以上	－		－		－		2,000		2,600以上	－
	カルシウム（mg/日）	600	750	700		－		－	2,500		550	500	650	600	－		－	2,500
	マグネシウム（mg/日）	290	270	350	320	－		－	－		230	220	280	260	－		－	－
	リン（mg/日）	－		－		1,000		－	3,000		－		－		800		－	3,000
	微量 鉄（mg/日）	6.0	7.5	7.0		－		－	50		5.0		6.0		－		－	40
	亜鉛（mg/日）	9		11	10	－		－	40		7	6	8		－		－	35	30
	銅（mg/日）	0.7	0.9	0.8		－		－	7		0.6		0.7		－		－	7
	マンガン（mg/日）	－		－		4.0		－	11		－		－		3.5		－	11
	ヨウ素（μg/日）	95		130		－		－	3,000		95		130		－		－	3,000
	セレン（μg/日）	25		30		－		－	450	400	20		25		－		－	350
	クロム（μg/日）	－		－		10		－	500		－		－		10		－	500
	モリブデン（μg/日）	20	30	25		－		－	600		20		25		－		－	500

1　耐容上限量：ニコチンアミドのmg量，（　）内はニコチン酸のmg量。
2　サプリメントや強化食品に含まれる葉酸（プテロイルモノグルタミン酸）の量である。
（出典）厚生労働省：日本人の食事摂取基準（2020年版）策定検討会報告書，2019，pp.421～422

る。目標量の下限値は推奨量以上を担保する値で，65歳以上で15％エネルギーと成人よりも高く設定されている。目標量の上限値は健康障害の可能性があることより，20％エネルギーとされる。

3．ビタミンD

　ビタミンDは，カルシウム代謝や骨代謝に深く関与しており，高齢者においては骨粗鬆症との関連が注目されている。ビタミンDの不足状態は高齢者で多く認められており，大腿骨近位部骨折などのリスクを増加させる。また最近，ビタミンDの筋力維持における役割やビタミンD不足が転倒のリスクを高めることが示されている。フレイル予防を目的とした量の設定はされていないが，日照により皮膚でビタミンDが産生されることから，日常生活において可能な範囲内での適度な日光浴を心がけることが望ましい。

5 高齢期の食品構成と献立例

　食事摂取基準に基づき，食事改善の計画と実施をする場合の基本的な考え方は第1章を参照する。特に高齢期の食生活の特徴は①個人差が成人に比べ大きい，②食事摂取量の低下，③有病率上昇などがあり，個々を多角的に栄養アセスメントし，栄養ケアプランを立てることが重要である。表12-5に75歳以上の男女を想定した1,800kcal食品構成例を示した。

表12-5　高齢期の食品構成例
（1,800kcal）

食品群	摂取量（g）
穀類（めし）	360
いも類	80
砂糖・甘味料類	10
種実類	5
緑黄色野菜	120
その他野菜	230
果実類	200
きのこ類	5
海藻類	5
豆類	80
魚介類	70
肉類	50
卵類	50
乳類	200
油脂類	10
菓子類	20
嗜好飲料類	150
調味料・香辛料類	60

次に高齢者の献立例を示した。

高齢者の献立例

区分	料理名	食品名	重量(g)
朝食	ご飯	水稲穀粒・精白米，うるち米	70
	けんちん汁	さといも-生	25
		だいこん・根，皮なし-生	20
		こんにゃく・精粉こんにゃく	20
		にんじん，皮なし-生	15
		ごぼう-生	15
		油揚げ・油ぬき-生	10
		あさつき-生	1
		かつお・昆布だし	150
		米みそ・淡色辛みそ	6
	鮭の塩焼き	しろさけ-生	80
		食塩	0.3
	つけ合わせ	根深ねぎ-生	30
		調合油	3
	春菊とみょうがのお浸し	しゅんぎく-生	40
		みょうが-生	20
		かつお・昆布だし	50
		みりん・本みりん	5
		こいくちしょうゆ	3
	なすのごまあえ	なす-生	60
		ごま-いり	5
		こいくちしょうゆ	2
		車糖・上白糖	4
昼食	温玉和風サラダうどん	うどん-乾	70
		鶏卵・全卵-生	60
		レタス-生	30
		絹ごし豆腐	30
		きゅうり-生	20
		ミニトマト-生	20
		スイートコーン・缶詰，粒	15
		かつお節	1
		あまのり-焼きのり	0.5
		めんつゆ・ストレート	10
		マヨネーズ・全卵型	5
	さつまいものレモン煮	さつまいも-生	60
		レモン・全果-生	5
		車糖・上白糖	6
		食塩	0.3
	フルーツヨーグルト	ヨーグルト・全脂無糖	60
		キウイフルーツ・緑肉種-生	30
		はちみつ	6
間食	牛乳寒天	普通牛乳	150
		いちご-生	20
		みかん・缶詰，果肉	20
		てんぐさ・粉寒天	2
		車糖・上白糖	6
夕食	ご飯	水稲穀粒・精白米，うるち米	80
	中華スープ	りょくとうもやし-生	20
		キャベツ-生	20
		たまねぎ-生	10
		にんじん，皮なし-生	5
		あさつき-生	5
		顆粒中華だし	1
		食塩	0.3
		こしょう・黒，粉	0.02
		ごま油	2
	エビとホタテの野菜あんかけ炒め	ほたてがい-生	50
		バナメイエビ-生	50
		清酒・普通酒	15
		にんにく-生	5
		ごま油	4
		チンゲンサイ-生	50
		にんじん，皮なし-生	10
		きくらげ-乾	5
		たけのこ・水煮缶詰	10
		青ピーマン-生	5
		ごま油	4
		顆粒中華だし	1
		食塩	0.5
		こしょう・黒，粉	0.02
		じゃがいもでん粉	3
		水	15
	豆苗としめじの炒め物	トウミョウ・芽ばえ-生	50
		ぶなしめじ-生	20
		食塩	0.5
		こしょう・黒，粉	0.02
		ごま油	4
	お茶	せん茶・浸出液	250

〔調理上の留意点〕

咀嚼困難な場合

・繊維の多い野菜は切り方の工夫をする。

　例）朝食のけんちん汁や夕食の中華スープは繊維を切断するように切る。

・弾力性のあるもの（こんにゃく，かまぼこ，ちくわなど），口腔内や咽頭に付着しやすいもの（わかめ等，餅，だんごなど），小さくて硬いもの（ピーナッツなど）を避ける。

嚥下困難な場合

・とろみをつける。

例）夕食のエビとホタテの野菜あんかけ炒めで片栗粉を使用する。

消化吸収が悪い場合

・消化が良くなるように調理法を工夫する。

	エネルギー割合 %	エネルギー kcal	たんぱく質 g	脂　質 g	炭水化物 g	食物繊維総量 g	食塩相当量 g
朝食	29	531	30.1	12.6	79.2	7.7	2.2
昼食	32	571	20.3	14.0	95.6	5.8	1.4
夕食	31	567	27.1	16.1	80.8	7.6	2.9
間食	8	137	5.2	5.7	19.6	2.0	0.2
合計	100	1,806	82.7	48.5	275.2	23.0	6.7

(注)「うどん-乾」に含まれる食塩相当量3gのうち，約2.7gはゆで汁に流出する。

Ｐエネルギー比率：18.3%
Ｆエネルギー比率：24.2%
Ｃエネルギー比率：57.5%

ケーススタディー

【対象者プロフィール】
　　年齢75歳男性。地方都市郊外で，妻と2人暮らし。

【栄養アセスメント結果】

身体計測：体重49kg，身長160cm

臨床検査：血液検査のデータは，総タンパク質6.5g/dL，血清アルブミン3.5g/dL，中性脂肪148mg/dL，HDL-コレステロール41mg/dL，LDL-コレステロール138mg/dL，Non-HDLコレステロール160mg/dL，血圧138/88mmHgである。

臨床診査：咀嚼力は義歯で低下しているが，嚥下障害はない。

食事調査：妻が非連続の2日間を秤量記録した。

生活活動記録：無職で特に運動習慣はない。日常生活は大部分が座位で，静的な活動が中心である。：PAL（Ⅰ）1日の歩数は4,000歩程度である。

【栄養アセスメントのポイント】

・個人の摂取量と食事摂取基準の指標から，エネルギー・栄養素の摂取不足や過剰摂取の可能性などを推定し，他の要因も含めて総合的に評価する。

・エネルギーの過不足の評価は，「BMI（kg/m²）」，または「体重変化量」を用いる。

・「目標量」を用いて，生活習慣病の予防の観点から評価する。

・フレイル，サルコペニアやロコモティブシンドローム予防のためにエネルギー・栄養素の摂取に留意する（特にエネルギー，たんぱく質，カルシウム，ビタミンD，ビタミンKなど）。

・咀嚼・嚥下障害がある場合は，口腔機能に応じた調理形態について検討する。

1️⃣　食事記録から，1日のエネルギー・栄養素の摂取量を算出してみましょう。

2️⃣　栄養アセスメント内容を評価し，結果から対象者の問題点をあげてみましょう。

3️⃣　対象者の問題点について，改善目標とケアプランを立ててみましょう。

4️⃣　対象者に提案する食事プランを考えてみましょう。

食事記録（1日目）

区分	料理名	食品名	重量(g)
朝食	ご飯	水稲めし・精白米，うるち米	150
	漬物	きゅうり-ぬかみそ漬	30
		なす-ぬかみそ漬	20
		こいくちしょうゆ	5
	焼き海苔	あまのり-味付けのり	0.3
		こいくちしょうゆ	1
	トマト	トマト-生	100
		食塩	0.9
	お茶	せん茶・浸出液	250
昼食	ナポリタン	スパゲッティ-ゆで	200
		ぶた・ウィンナーソーセージ	19
		トマトケチャップ	35
		食塩	0.5
		こしょう・黒，粉	0.02
	お茶	せん茶・浸出液	250
夕食	ご飯	水稲めし・精白米，うるち米	90
	わかめの みそ汁	湯通し塩蔵わかめ-塩ぬき	1
		煮干しだし	150
		米みそ・淡色辛みそ	10
	焼き魚	まあじ・開き干し-焼き	57
		こいくちしょうゆ	1
		だいこん・根，皮なし-生	4
	なすの 煮つけ	なす-ゆで	100
		車糖・上白糖	6
		こいくちしょうゆ	12
		清酒・普通酒	3
	お茶	せん茶・浸出液	250
間食	どら焼き	どら焼・つぶしあん入り	100
	お茶	せん茶・浸出液	250

食事記録（2日目）

区分	料理名	食品名	重量(g)
朝食	トースト	角形食パン-焼き	41
		ソフトタイプマーガリン	5
		いちご・ジャム，高糖度	12
	トマト	トマト-生	70
		食塩	0.3
	コーヒー	コーヒー・インスタントコーヒー	2
昼食	ざるそば	そば-ゆで	155
		根深ねぎ-生	7
		わさび・練り	2
		めんつゆ・ストレート	75
		あまのり-焼きのり	0.2
	お茶	せん茶・浸出液	250
夕食	ご飯	水稲めし・精白米，うるち米	150
	大根の みそ汁	だいこん・根，皮なし-ゆで	20
		煮干しだし	150
		米みそ・淡色辛みそ	10
	サラダ	トマト-生	50
		きゅうり-生	30
		食塩	0.8
	漬物	きゅうり-ぬかみそ漬	30
		なす-ぬかみそ漬	20
		こいくちしょうゆ	5
	お茶	せん茶・浸出液	250
間食	バナナ ヨーグルト	ヨーグルト・全脂無糖	120
		バナナ-生	86
		はちみつ	8
	まんじゅう	蒸しまんじゅう	50
	お茶	せん茶・浸出液	300

第13章

運動・スポーツと栄養管理

　「健康づくりのための身体活動・運動ガイド2023」（2024年厚生労働省）において，運動は「身体活動の一部で，スポーツやフィットネスなどの，健康・体力の維持・増進を目的として，計画的・定期的に実施する活動」と定義されている。一方，スポーツは広い意味では「楽しみや健康を求めて自発的に行われる運動」を，狭い意味では「競争・競技として行われる運動」を指す。一般的に運動とスポーツを区別する場合，スポーツを狭義として捉えることが多い。

1　運動とエネルギー代謝

1．運動時のエネルギー供給系

　運動時の骨格筋では3つの過程からエネルギーが供給される。第1の過程は，骨格筋に存在するクレアチンリン酸（CP）を分解して得られるエネルギーを用いる方法（ATP-CP系）である。CPは骨格筋にわずかしか存在せず，激しい運動を行った場合は数秒しか持続できない。第2の過程は骨格筋に存在するグリコーゲンとグルコースを利用する方法である。この過程では乳酸が生成されることに特徴があるため乳酸性エネルギー産生機構（乳酸系）という。この供給系は約30秒〜3分ほどで疲労困憊に至るような運動時に関与する。第1や第2の過程は酸素を必要としないため無酸素系である。さらに，持続的な運動になると，第3の過程である有酸素性エネルギー産生機構の比率が高くなる。この供給機構では，体内に蓄積されている脂肪，筋肉や肝臓に蓄えられている糖質が二酸化炭素と水に分解される過程でATPを再合成する。

2．糖質代謝と脂質代謝の転換

　運動時，エネルギー源として利用される糖質と脂質の割合は運動強度に依存する。低強度の運動時には糖質と脂質は同じ程度利用されるが，高強度の運動では糖質がエネルギー源の中心となる。有酸素性エネルギー産生機構においても糖質は消費され，

脂肪だけをエネルギー源として代謝することができないため，脂肪だけを燃焼したときの呼吸商（RQ）＝〔排出したCO_2〕÷〔摂取したO_2〕＝0.707になることはない。

3．有酸素運動と無酸素運動

　すべての運動は，その強度に応じて無酸素性，有酸素性のエネルギー産生機構からエネルギーを利用しており，その供給量の相対値により無酸素運動，有酸素運動に分類される。有酸素運動は，酸素の消費量が多い全身運動が多く，持久的運動としてウォーキング，ジョギング，水泳，サイクリング，ダンスなどがあげられる。

2 健康増進と運動

　国民の健康増進の総合的な推進を図るため「健康づくりのための身体活動・運動ガイド2023」が発表され（巻末資料編p.191），全体の方向性として「個人差を踏まえ，強度や量を調整し，可能なものから取り組む」「今よりも少しでも多く体を動かす」ことが示された。このガイドでは「健康日本21（第三次）」を踏まえ，ライフステージごとに身体活動・運動に関する推奨事項がまとめられた。いずれの対象も身体活動は3メッツ以上（中強度以上）の活動，運動は有酸素運動だけでなく筋力トレーニングを週3日程度行うこと，座位行動の時間が長くなりすぎないことが勧められている。

　生活習慣を見直す際には，身体活動によるエネルギー消費量だけでなく，食事などからのエネルギーおよび栄養素摂取状況とのバランスも加味して考えるべきである。エネルギー消費量の換算式は以下を参考とする。

　換算方法：エネルギー消費量（kcal）＝強度（メッツ）×時間（h）×体重（kg）

3 トレーニングと栄養補給

1．運動・スポーツ時の栄養必要量

　エネルギーの過不足はエネルギー摂取量と消費量との相対関係で決まり，どちらも体組成，体調，故障等に影響を及ぼす。エネルギーバランスの評価は体重の変化がよい指標となる。しかしスポーツ選手の場合，体脂肪量や筋肉量の変化，糖質などのエネルギー源の蓄積量の変化，それに伴う体水分量の変化などがあるため，体重だけではなく体組成の変化も把握したうえでエネルギー貯蔵の評価をする必要がある。

　1日の総エネルギー消費量を推定する方法にはいくつかあるが，要因加算法は測定

機器等を使わない簡便な方法のためスポーツの現場においては活用しやすい。各種スポーツ活動中のMETs値を巻末資料編に示した(p.191)。METs値を用いてエネルギー消費量を推定するには，身体活動量に体重を乗じればよい。また，二重標識水法（DLW法）により様々な種目の身体活動レベル（PAL）が求められており，スポーツ選手の通常トレーニング期におけるPALは2前後であることが報告されている。各種データをもとに種目系分類別，期別のPALも示されている（表13-1）。トレーニングの目的に合わせた期分けは，トレーニング期（準備期，通常練習期），試合期（調整期），移行期（休養期，オフトレーニング期）に分類されることが多く，エネルギー消費量もそれぞれ異なる。

表13-1　種目系分類別PAL

種目カテゴリー	期分け	
	オフトレーニング期	通常練習期
持久系	1.75	2.50
瞬発系	1.75	2.00
球技系	1.75	2.00
その他	1.50	1.75

（出典）小清水孝子ほか：「スポーツ選手の推定エネルギー必要量」，トレーニング科学, 17, 2005, pp.245-250

スポーツ選手のエネルギー消費量を推定する方法として，除脂肪体重（LBM）に，除脂肪体重1kg当たりの基礎代謝量（BMR）である28.5kcal/日を乗じ，それにPALを乗じる方法がある。この方法では，対象選手の身体組成のデータが必要である。

スポーツ選手の場合には，スポーツ活動によるエネルギーおよび栄養素の需要増加に応じて，各種の栄養素が過不足なく摂取できるように食事量を調整する必要がある。例えば，ビタミンB_1，B_2，ナイアシンなどは1,000kcal当たりの摂取量で維持される

表13-2　エネルギー別の栄養素の目標量例　　　1日当たり

栄養素（算定基礎）	4,500kcal	3,500kcal	2,500kcal	1,600kcal
たんぱく質 (g)（エネルギー比率）	150 (13%)	130 (15%)	95 (15%)	80 (20%)
脂質 (g)（エネルギー比率）	150 (30%)	105 (27%)	70 (25%)	45 (25%)
炭水化物 (g)（エネルギー比率）	640 (57%)	500 (58%)	370 (60%)	220 (55%)
カルシウム (mg)（目安量を適用）	1,000〜1,500	1,000〜1,200	900〜1,000	700〜900
鉄 (mg)（推奨量の15〜20%増）	15〜20	10〜15	10〜15	10〜15
ビタミンA (μgRAE)*（推奨量の20%増）	1,000	900	900	700
ビタミンB_1 (mg)(0.6〜0.8mg/1,000kcal)	2.7〜3.6	2.1〜2.8	1.5〜2.0	1.0〜1.3
ビタミンB_2 (mg)(0.6〜0.8mg/1,000kcal)	2.7〜3.6	2.1〜2.8	1.5〜2.0	1.0〜1.3
ビタミンC (mg)	100〜200	100〜200	100〜200	100〜200
食物繊維 (g)(8〜10g/1,000kcal)	36〜45	28〜35	20〜25	13〜16

＊RAE：レチノール活性当量

表13-3　エネルギー別食品構成（g）

エネルギー (kcal)	穀物	肉類	魚介類	卵類	豆類	乳類	いも類	野菜類		藻類	きのこ類	果実類	砂糖類	油脂類
								緑黄色	その他					
4,500	650	180	80	100	120	800	100	150	250	4	15	250	30	55
3,500	520	130	70	70	100	600	100	150	250	4	15	200	25	40
2,500	350	80	60	50	100	500	80	150	200	4	15	200	15	20
1,600	240	50	40	50	60	250	70	150	200	4	15	150	8	12

（出典）表13-2，3ともに，日本体育協会スポーツ医・科学専門委員会監修：アスリートのための栄養・食事ガイド，第一出版，2014

ため，身体活動量に合わせて増加させる。また，スポーツ選手に多い障害を予防するために鉄やカルシウムの摂取にも気を付ける。表13-2には，エネルギー摂取量別に栄養目標量の例を，表13-3にはその食品構成例を示した。

　スポーツ選手の食事は特別である必要はない。エネルギー消費量に見合う分の食事を種々の食品からとるようにすればよい。欠食をせず，主食，主菜，副菜，乳製品，果物といった区分に配慮した食事をすることによって，スポーツ選手として必要な栄養素を概ね揃えることができる。

2．糖質摂取量とトレーニング

（1）グリコーゲンの回復

　糖質の摂取はトレーニングに必要な筋肉グリコーゲンの補充のために重要である。競技者の体格はそれぞれ異なるので，筋肉グリコーゲン再補充のための糖質摂取量(g)は体重1kg当たりで示す（表13-4）。

表13-4　アスリートのための糖質摂取量のガイドライン（概要）

状況		糖質の目標量
◆エネルギー供給と回復のための1日あたりの必要量：総エネルギー必要量，トレーニング量，トレーニング効果により調整すること		
軽いトレーニング	低強度または技術練習を中心としたトレーニング	3〜5g/kg/日
中程度	中程度のトレーニング（〜1時間/日）	5〜7g/kg/日
ハードトレーニング	持久系のトレーニング（中〜高強度のトレーニングを1〜3時間/日）	6〜10g/kg/日
非常にハードなトレーニング	中〜高強度のトレーニングを4〜5時間/日	8〜12g/kg/日
◆急性のエネルギー供給のための戦略として		
素早いエネルギー供給	8時間以内の回復期	最初の4時間は1〜1.2g/時（その後は1日あたりに必要な摂取量に戻す）

（出典）Thomas, DT, et al. American College of Sports Medicine Joint Position Statment. Nutrition and Athletic Performance. Med Sci Sports Exerc, 48：543-568, 2016

（2）グリコーゲンローディングについて

　食事と運動を組み合わせて体内のグリコーゲン量を通常の濃度よりも高める方法をグリコーゲンローディング（カーボローディング）という。持久的な運動能力を上げることを目的として試合前に実施することがある。

　試合約1週間前に運動量を少なくし（テーパリング），4日前から高炭水化物食を摂取する方法によりグリコーゲン量を高めることができる。高炭水化物食とは1日の総エネルギー摂取量のうち70％以上を糖質で摂取することである。糖質の摂取量が体重1kgあたり10〜12gが目安となる。

　グリコーゲンローディングによりパフォーマンスを向上できるのは，中等度の持久性運動によりグリコーゲン貯蔵が必要と考えられる場合（マラソン，トライアスロン，クロスカントリースキーなど），運動が90分以上にわたり持続する場合，通常の食事や補食からの糖質摂取が十分でない場合などである。筋グリコーゲンの蓄積には大量の水分を必要とするため体重が増えること，下痢など消化器症状が出る場合もあることなどから，実施前には十分な検討が必要である。

3．たんぱく質摂取量とトレーニング

　国際オリンピック委員会のスポーツ栄養に関する声明においては，エネルギー摂取量が十分であれば，除脂肪組織量を維持するだけのたんぱく質は摂取できると説明されている。多量のたんぱく質（2〜3g/kg体重/日）を摂取する必要のあることを示す根拠はほんとどない。筋力トレーニング時では，1.7〜1.8g/kg体重/日，持久性運動時には1.2〜1.4g/kg体重/日が望ましい量であり，体たんぱく質合成に利用されるたんぱく質の上限は体重1kgあたり2g/日程度だろうと考えられている。

　運動時にはグリコーゲンの貯蔵量が少ない場合，体たんぱく質の分解が増加する。たんぱく質が運動時のエネルギー源として利用されるからである。また，運動後速やかに糖質を摂取することで，運動後の筋肉たんぱく質の分解が軽減されることが報告されている。運動後速やかな栄養補給が勧められる。

4．水分・電解質補給

　発汗量には個人差はあるものの，暑熱環境下の運動時には1時間に1〜1.5L以上に達することもある。発汗量が多い場合，循環血液量の減少が著しく，1回拍出量の低下や心拍数の増大がみられる。暑熱環境では2％程度の脱水でも持久的運動能力の低下が起こる。体水分や電解質（とくにナトリウム）の喪失，過度の体温上昇は，パフォーマンスの低下だけではなく熱中症の原因にもなるため，飲料の摂取が必要となる。

　水分補給は短時間の運動では水を基本とするが，多量に発汗し，激しい脱水状態では水だけの摂取では体水分の回復が十分ではない。これは自発的脱水と呼ばれる。運

動時の具体的な水分補給の方法については，日本スポーツ協会より次のように報告されている。

運動時の水分補給のしかた

◆補給量の目安は，体重減少が体重の2％以内におさまること。

◆喉のかわきに応じて自由に飲水できる環境を整える。

◆運動前後の体重を測定し，個々人の発汗量を知り，適切な補給量を判断すること。

◆食塩（0.1～0.2％）と糖質を含んだものが効果的。特に1時間以上の運動の場合には4～8％程度の糖質を含んだものが疲労の予防と水分補給効果に役立つ。

◆勧められる飲料：　・5～15℃に冷やしたもの

　　　　　　　　　　・飲みやすい組成

　　　　　　　　　　・胃にたまりにくい組成および量

（資料）日本スポーツ協会：スポーツ活動中の熱中症予防ガイドブック，2019より作成

　スポーツドリンクには，体水分回復のための電解質とエネルギー源としての糖質が含まれる。糖質の濃度は，持久的運動能力を向上させるための糖質摂取量と運動時の水分吸収速度により決定している。脱水量や脱水の程度は，運動前後の体重変化量，尿の色，尿量，便秘の有無などにより観察することができる。

　最近では，運動中の過剰な飲料摂取による低ナトリウム血症も問題となっている。運動後に体重が増加するほどの水分摂取は避けるべきである。

5．エネルギー不足

　スポーツ選手はエネルギー消費量が多いため，食事からのエネルギー摂取量では消費量を補うことが難しいケースがみられる。また，競技に適した体重，体型のために減量を行う場合も多い。慢性的な利用可能エネルギー不足は，代謝機能，ホルモン分泌，たんぱく質合成，免疫機能，骨量・骨密度，メンタルなど健康に悪影響を及ぼす。利用可能エネルギー不足は，総エネルギー摂取量から運動によるエネルギー消費量を引き，除脂肪量で除して算出され，身体機能を維持するために生体が利用できるエネルギー量を意味する。陸上競技では適切な利用可能エネルギーとして，男性選手で除脂肪量1kgあたり40kcal以上，女性選手45kcal以上が目安となっている。女性選手では除脂肪量1kgあたり30kcal未満が継続すると月経周期異常になることが報告されている。また，成人女性ではBMI 17.5kg/m²以下，思春期では標準体重の85％以下で骨密度低下のリスクが高い。利用可能エネルギー不足，骨粗鬆症，視床下部性無月経は，女性アスリートの三主徴といわれている。

　スポーツ選手のエネルギー摂取不足の原因は，炭水化物摂取量が少ないことが多い。スポーツ選手向けの糖質摂取量（表13-4）を基準に主食や補食を計画するとよい。減量中のたんぱく質摂取量は，体重1kgあたり1.6～2.4g/日と通常より多い量が推奨さ

れている。減量時は脂質の摂取量を減らし，エネルギー摂取量全体を調整する。

6. 貧　　血

　スポーツ選手の貧血では鉄欠乏性貧血が最も多いため，ヘモグロビン濃度，血清フェリチン濃度，トランスフェリン飽和度など血液指標を用いた鉄欠乏状態のアセスメントは重要である。とくに持久系競技やチームスポーツでトレーニング負荷が高い選手，月経異常や過多月経，疲労感や無気力が継続する，原因が特定できない運動能力の低下，ベジタリアンなど食事由来の鉄が不足している，エネルギー制限を行っているなどは鉄欠乏状態になりやすいため，年間に複数回アセスメントを実施することが望ましい。貧血に至る前の潜在的鉄欠乏状態の段階で食事を見直し，栄養摂取状況を改善する必要がある。

　スポーツ選手におけるエネルギー摂取不足は，体たんぱく質分解の促進とたんぱく質合成低下の原因となり，造血機能にも影響を及ぼす可能性がある。また，ヘモグロビンを構成する鉄およびたんぱく質の不足は，ヘモグロビン合成障害につながる。鉄の必要量は食事摂取基準の推奨量を参考とし，耐容上限量を超えないようにする。また，ビタミンB_6，B_{12}，葉酸は赤血球の合成に必要であり，ビタミンCは非ヘム鉄の吸収率を上昇させることが期待される。これらのビタミンは食事摂取基準の推奨量を参考に不足がないようにする。食事からの鉄の摂取源では，非ヘム鉄を含む植物系食品に偏らないよう食事を計画することが望ましい。

7. 栄養補助食品の利用

　サプリメントは，健康とパフォーマンス向上を目的として通常の食事に加えて意図的に摂取する食品，食品成分，栄養素または非食品成分（化合物）である。スポーツ選手が使用する製品の主な成分は，たんぱく質・アミノ酸，糖質，水分，ミネラル・電解質，ビタミンなど多様である。形態はドリンク，ゼリー，バー，粉末，錠剤など用途に応じて使いやすいよう開発されている。サプリメントの利用が有用な場合は，運動中・後の栄養補給，減量など食事制限がある，体調不良で食事が食べられない，アレルギー等摂取できる食品が限定されているときなどである。サプリメントを利用する際には栄養アセスメントを行い，その必要性を評価するべきである。また，安全性やアンチ・ドーピングの基準に反していないかの確認は必要である。ジュニア選手の場合は，将来のために望ましい食習慣の習得を優先し，医療目的以外の摂取はするべきではない。

ケーススタディー

【対象者プロフィール】

プロサッカー選手，年齢20歳，男性

【栄養アセスメント結果】

身体計測：身長176cm，体重66kg，体脂肪率9.0%。

臨床検査：赤血球数415×10^4/μL，ヘモグロビン14g/dL，ヘマトクリット41%，白血球数4.7×10^3（または47×10^2）/μL，MCV85fL，MCH28pg，MCHC32.5%，総タンパク7.0g/dL，空腹時血糖75mg/dL，LDH250U/L/37℃，CPK210U/L/37℃，血圧115/70mmHg。

臨床診査：起床時心拍数55bpm，最近疲労感が強い。

食事調査：食事記録2日分

生活活動記録：睡眠（昼寝を含む）9時間，安静4時間，立位3時間，買い物などゆっくり歩く2時間，歩く1時間，練習5時間（サッカー4時間，ジョギング0.5時間，ストレッチ0.5時間）

競技力：体力テストならびにサッカーのパフォーマンスはチーム内でもトップクラスだが，持久的な運動能力の向上がさらなる競技力向上のために望まれる。

【栄養アセスメントのポイント】

・血液検査項目では，貧血関連項目やたんぱく質などの項目で栄養状態を知ることが重要である。また，血清逸脱酵素であるCPKは，筋力トレーニング，高強度トレーニング，接触プレー等による筋肉への強い衝撃により基準値を超えることがあるが，数日程度で回復する。

・エネルギー消費量の推定値とエネルギー摂取量のバランスは合っているか。また，エネルギー源となる栄養素の摂取量は適切か。

・疲労感が強いとのことだが，理由として考えられることは何か。体内のエネルギー状態，エネルギー産生に関与する栄養の状態，貧血等との関連を検討する。

・持久的な運動能力を向上するという観点から，現在の身体の状態，食事摂取状況で問題点がないかを検討する。

1 食事記録から，1日のエネルギー・栄養素の摂取量を算出してみましょう。

2 栄養アセスメント内容を評価し，結果から対象者の問題点をあげてみましょう。

3 対象者の問題点について，改善目標とケアプランを立ててみましょう。

4 対象者に提案する食事プランを考えてみましょう。

食事記録（1日目）

区分	料理名	食品名	重量(g)
朝食	ライ麦パン	ライ麦パン	60
		はちみつ	15
		あんず・ジャム，高糖度	15
	ハムエッグ	鶏卵・全卵-目玉焼き	43
		ぶた・ロースハム	16
		有塩バター	2
		食塩	0.5
	（つけ合せ）	ブロッコリー・花序-生	36
		ミニトマト-生	20
	青菜とじゃがいものソテー	こまつな・葉-ゆで	44
		じゃがいも，皮なし-電子レンジ調理	28
		えのきたけ-油いため	18
		調合油	4
		食塩	0.3
		こしょう・混合，粉	0.01
		こいくちしょうゆ	2
	牛乳	普通牛乳	100
	果物	キウイフルーツ・緑肉種-生	85
昼食	スパゲッティ	マカロニスパゲッティ-ソテー	154
		トマト-生	80
		固形ブイヨン	0.5
		トマト・缶詰，ホール	100
		ぶどう酒・白	50
		食塩	0.5
		こしょう・混合，粉	0.05
	スープ	ぶた・ひき肉-焼き	21
		ぶた・ロースハム-焼き	16
		にんじん，皮なし-ゆで	17
		根深ねぎ-ゆで	15
		さやえんどう-ゆで	6
		乾しいたけ-ゆで	5.7
		固形ブイヨン	1.5
		食塩	0.5
		こしょう・混合，粉	0.03
		清酒・普通酒	2.5
		こいくちしょうゆ	1
		ごま油	0.5
	鶏肉のから揚げ	若鶏肉・もも，皮つき-から揚げ	68
	（つけ合せ）	サラダな-生	10

区分	料理名	食品名	重量(g)
昼食	豆サラダ	えんどう・全粒-ゆで	20
		いんげんまめ・全粒-ゆで	20
		ひよこまめ・全粒-ゆで	20
		トマト-生	50
		セロリ-生	15
		ナチュラルチーズ・カテージ	25
		調合油	5
		穀物酢	6
		食塩	1
夕食	栗ご飯	水稲めし・精白米，うるち米	100
		くり・日本ぐり-ゆで	49
		ごま-いり	0.3
		食塩	0.3
	みそ汁	絹ごし豆腐	30
		米みそ・淡色辛みそ	8
		なめこ-生	20
		根深ねぎ-生	10
		だいこん・根，皮なし-生	13
	さんまの香り揚げ	さんま，皮つき-焼き	55
		清酒・普通酒	2
		しょうが-生	2
		小麦粉・薄力粉	7
		調合油	7
		根深ねぎ-生	4
		とうがらし・実-乾	0.5
		にんにく-生	1
		こいくちしょうゆ	4
		車糖・上白糖	1
	酢の物	湯通し塩蔵わかめ-塩抜き-ゆで	50
		まだこ-ゆで	20
		きゅうり-生	40
		車糖・上白糖	3
		穀物酢	5
		食塩	0.5
間食1	果物	バナナ-生	100
間食2（練習中）	スポーツドリンク	スポーツドリンク	500
間食3	牛乳	普通牛乳	200
間食4	おにぎり	こめ・おにぎり	110
		しろさけ-焼き	8
		あまのり-焼きのり	0.5

食事記録（2日目）

区分	料理名	食 品 名	重量(g)
朝食	トースト	角形食パン-焼き	55
		ブルーベリー・ジャム	20
		はちみつ	15
	オムレツ	鶏卵・全卵-いり	43
		ぶた・ロースハム-焼き	4
		たまねぎ-油いため	7
		にんじん，皮なし-油いため	4
		青ピーマン-油いため	5
		食塩	0.1
		こしょう・混合，粉	0.01
		調合油	1
		トマトケチャップ	7
	サラダ	レタス-生	30
		トマト-生	100
		きゅうり-生	30
		アスパラガス-ゆで	40
		さつまいも，皮むき-蒸し	39
		マヨネーズ・卵黄型	20
	牛乳	普通牛乳	200
昼食	うどん	うどん-ゆで	230
		蒸しかまぼこ	20
		ほうれんそう-ゆで	35
		にんじん，皮なし-ゆで	9
		根深ねぎ-生	20
		だし類・めんつゆ，ストレート	200
	ぶりの照り焼き	ぶり-焼き	66
		こいくちしょうゆ	6
		みりん・本みりん	9
		清酒・普通酒	5
	きんぴら	ごぼう-ゆで	36
		れんこん-ゆで	36
		にんじん，皮なし-油いため	14
		青ピーマン-油いため	10
		板こんにゃく・精粉こんにゃく	30
		ごま油	2
		こいくちしょうゆ	10
		みりん・本みりん	5
		車糖・上白糖	5
	果物	りんご，皮なし-生	30

区分	料理名	食 品 名	重量(g)
夕食	ご飯	水稲めし・精白米，うるち米	250
	みそ汁	じゃがいも・皮なし-水煮	49
		にんじん，皮なし-ゆで	9
		だいこん・根，皮なし-ゆで	17
		木綿豆腐	40
		根深ねぎ-生	10
		米みそ・淡色辛みそ	15
		顆粒和風だし	2
	ポークソテー	ぶた・ロース，脂身つき-焼き	72
		食塩	0.1
		こしょう・混合，粉	0.01
		小麦粉・薄力粉	2
		調合油	2
	ソース	えのきたけ-ゆで	17
		ぶなしめじ-ゆで	18
		生しいたけ-ゆで	22
		清酒・普通酒	5
		こいくちしょうゆ	10
		じゃがいもでん粉	1
	つけ合せ	ブロッコリー・花序-電子レンジ調理	27
		ミニトマト-生	40
	つけ合せ（フライドポテト）	じゃがいも-生を揚げたもの	43
		食塩	0.3
間食1	果物	バナナ-生	100
間食2	牛乳	普通牛乳	200
間食3（練習中）	スポーツドリンク	スポーツドリンク	500

第14章

環境と栄養管理

1 ストレス時における栄養ケア・マネジメント

1. ストレス応答と栄養

（1）ストレスとストレッサー

　ストレス反応（ストレス）とは，外部からのストレッサーによる刺激が生体に加わることにより生体の恒常性の乱れが起こり，これに対して生体の防御反応が起きることを総称している。ストレッサーはストレス反応の原因となるような外部からの刺激であり，寒冷や暑熱などの温度，振動，騒音，音などの物理的要因や，化学物質などの化学的要因，ウイルスや細菌などの生理学的要因，ほかに不安や緊張などの心理的要因といった種類がある。ハンス・セリエは，1936年に現在のストレスの概念（ストレス学説）の始まりともいえる，外部からの有害な刺激に対する生体の反応を示した[1]。

（2）汎（全身）適応症候群

　汎（全身）適応症候群は，生体にストレス刺激が加わった時の生体の応答の過程を3つの時期に分けて示している。

1）警告反応期

　生体にストレス刺激が加わった初期の反応をショック相といい，体温，血圧，血糖値などが低下し，筋緊張の低下などが認められる。その後，反ショック相となり，生体の適応反応がはたらき，生体防御反応から体温，血圧，血糖値などが上昇

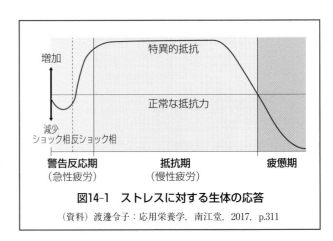

図14-1　ストレスに対する生体の応答

（資料）渡邊令子：応用栄養学，南江堂，2017，p.311

し，筋緊張が高まる。

2）抵　抗　期

生体の防御反応により適応力を獲得しており，ストレスに対して恒常性が保たれ安定した状態である。この間は新たなストレス刺激に対しては，抵抗力が弱くなる。

3）疲　憊　期

抵抗期が長期間続き，生体が適応力を維持できずに抵抗力が低下した状態である。警告反応期のショック相にみられたような生体機能の低下が起こる。

2．生体リズムと栄養

（1）概日リズム

生命の中にはおおよそ24時間のリズムをつくり出す生物時計（体内時計）が備わっているとされている。人の生体リズムでは，おおよそ１日を周期とするものが多く，昼夜変化に適応して変動するするリズムを概日リズムやサーカディアンリズムと呼ぶ。生物時計の固有の周期はフリーラン周期といわれ，個人差が大きいが24.1時間程度であるといわれている。これまで，フリーラン周期は隔離環境下で睡眠を自由に取らせた実験から25時間程度とされていたが，照明の明るさなどの影響で正確に測定できていなかった。そのため現在は，個人差があるが，24時間を少し超えるくらいであると考えられている。このフリーラン周期と１日24時間とのずれを調整するリズム同調が毎日起こっている[2]。この調整には光が大きな役目を果たしているとされる。

（2）時間栄養学

栄養学の分野でも時間栄養学として，概日リズムの調整にかかわる食事の役割などが注目されている。朝の光とともに朝食を組み合わせることでより効率的に生物時計をリセットすることができる可能性も示されている[3]。ほかに，食事誘発性熱産生が朝食に比べて深夜の食事で低いことや朝食からのエネルギー摂取が少ない男性ではBMIが高く間食が多いことなどから，食事を食べる時間や配分によるリズム変調が肥満を誘発する可能性も指摘されている[4]。

2 特殊環境における栄養ケア・マネジメント

1．高温・低温環境と栄養

人は，変化する外部の温度に適応して，ある程度まではホメオスタシスを保つことができ，生体内の温度は一定に保たれている。外部の温度が変化しても核心部の温度である深部体温は，ほぼ一定の37℃に維持される。

（1）高温環境

高温環境下では，熱を身体の外に放出する機構がはたらく。皮膚血管の拡張や発汗などによる熱の放散が進む。この中でも発汗は重要な役割をもつ。高温環境下でのスポーツ活動時には1時間に2Lを超える発汗量となることもある。発汗が著しい中で，適切に水分が補給されないと（適切な水分補給に関しては第13章を参照）脱水が起こることとなる。脱水の状態は，尿量や尿の色，活動前後の体重変化などで確認することが可能である。

また，高温環境下では食欲の低下が起こり，エネルギーやたんぱく質の摂取量が低下しやすいため，エネルギー不足とならないように配慮する。また，代謝が亢進するので糖質代謝に重要なビタミンB群などの摂取も必要になる。

（2）熱中症と水分・電解質補給

高温環境下で体内の水分の不足やNa$^+$のバランスが崩れるなど，体温の調節能力が働かなくなると熱中症が発症する。熱中症を予防するための温度指標として湿球黒球温度（WBGT）を用いることができる。これは，湿球温度（湿度），黒球温度（輻射熱），乾球温度（気温）から次の式により算出される。

① 屋外で日射のある場合：

WBGT ＝ 0.7 × 湿球温度 ＋ 0.2 × 黒球温度 ＋ 0.1 × 乾球温度

② 室内で日射のない場合：

WBGT ＝ 0.7 × 湿球温度 ＋ 0.3 × 黒球温度

日本スポーツ協会により示されている熱中症予防のための運動指針（図14-2）においては，WBGTの温度の使用が望ましいとされている。

WBGTを測定するためには，ISO（国際標準化機構）やJIS（日本産業規格）規格に沿った測定器を使用することが必要だが，このような機器は高価で管理がむずかしいことからも一般的ではない。やや測定値の正確さには問題が懸念されるものの，小型なものや携帯型機器も市販されている。

（3）低温環境

低温環境では，生体の熱放散は減少し熱産生は亢進する。適応が進むにつれて，皮膚血管の収縮による皮膚からの熱放散量の減少や，骨格筋のふるえによる熱産生，非ふるえ熱産生が起こることで，体温を維持する。ふるえは，骨格筋が不随意的に周期的に反復して収縮することで熱生産を起こす。非ふるえ熱産生は，褐色脂肪細胞が主要な部位でありノルアドレナリンが作用している。極度の低温環境下では，凍傷や低体温から凍死に至ることもある。

WBGT℃	湿球温度℃	乾球温度℃		
31	27	35	**運動は原則中止**	特別の場合以外は運動を中止する。特に子どもの場合には中止すべき。
28	24	31	**厳重警戒**（激しい運動は中止）	熱中症の危険性が高いので，激しい運動や持久走など体温が上昇しやすい運動は避ける。10〜20分おきに休憩をとり水分・塩分を補給する。暑さに弱い人※は運動を軽減または中止。
25	21	28	**警　戒**（積極的に休憩）	熱中症の危険が増すので，積極的に休憩をとり適宜，水分・塩分を補給する。激しい運動では，30分おきくらいに休憩をとる。
21	18	24	**注　意**（積極的に水分補給）	熱中症による死亡事故が発生する可能性がある。熱中症の兆候に注意するとともに，運動の合間に積極的に水分・塩分を補給する。
			ほぼ安全（適宜水分補給）	通常は熱中症の危険は小さいが，適宜水分・塩分の補給は必要である。市民マラソンなどではこの条件でも熱中症が発生するので注意。

1) 環境条件の評価にはWBGT（暑さ指数とも言われる）の使用が望ましい。
2) 乾球温度（気温）を用いる場合には，湿度に注意する。湿度が高ければ，1ランク厳しい環境条件の運動指針を適用する。
3) 熱中症の発症のリスクは個人差が大きく，運動強度も大きく関係する。運動指針は平均的な目安であり，スポーツ現場では個人差や競技特性に配慮する。
※暑さに弱い人：体力の低い人，肥満の人や暑さに慣れていない人など。

図14-2　熱中症予防運動指針

（出典）日本スポーツ協会：スポーツ活動中の熱中症予防ガイドブック，2019，p.15

　低温環境下では，熱産生の増加によりエネルギー代謝やたんぱく質の代謝が亢進する。このため，十分な摂取が望まれる。また，円滑な代謝や寒冷ストレスへの対応からビタミンB群やCの摂取も重要である。

2．高圧・低圧環境と栄養

（1）高圧環境

　スキューバダイビングや潜水など水中での活動は高圧環境に曝される。高圧環境では，気体が圧縮され血液や組織中に溶解する。この結果，酸素中毒，窒素中毒，減圧症など様々な症状が引き起こされる。

　酸素中毒は，急性では中枢神経系に有害な作用があるとされ，吐き気，めまいが起こり，痙攣から昏睡に陥る。慢性では，肺炎症状が起こり，呼吸困難などがみられる。

　窒素中毒は，平地では身体機能に影響しない不活性である窒素が高圧下では麻酔効果をもつことから起こる。初期は注意が散漫になるなど判断力，記憶力の低下がみられる。その後自分の状況を認識できない，誤って理解するなどの精神的障害を起こすとされる。

　減圧症は，高圧環境下から正常圧に戻る際に問題となる。高圧環境下で生体の組織や血液に溶解したガスが，速い減圧のために気泡となって血管内に血栓やガス塞栓を起こす。症状としては，四肢の局所的疼痛，めまい，呼吸困難などがある。中枢神経に大きな気泡が生じると麻痺や精神障害が肺の毛細血管で起こると，息切れ，呼吸困難が起こり，肺水腫から死亡することもある。

（2）低圧環境

　低圧環境は，主に高所においてみられる。高所では，低酸素，寒冷，低い湿度，風などの影響がある。高所順化は，慢性的な低酸素状態に対応するための変化であり，換気量，赤血球数，ヘモグロビン濃度の増加，血流量の増大などが認められるとされている。急性高山病は低圧環境で特異的な障害である。一般的な症状としては，食欲不振，吐き気，嘔吐，息苦しさ，めまいなどがあげられる。低圧環境で24時間から数日の間に発症することが多い。症状の発現は，標高1,500mで起こる者もいれば4,500mでも発症しない者もおり，個人差が大きい。

3　無重力環境（宇宙空間）と栄養

1．無重力環境での生体の変化

　地球上では，生体は1Gの重力を受けているが，宇宙空間では無重力環境となり，その影響を考える必要がある（正確には国際宇宙ステーションなどでは微小重力の環境とされる）。無重力環境では，体液の移動が起こる。地球上では下肢に集まっていた血液などの体液が，上半身へ移動し，ムーンフェイスと呼ばれる顔のむくみが起こる。上半身では，移動してきた体液から体液量が過剰であるとみなされて体液の減少が起こるとされている。しかし，この適応は，地球に帰還した際に影響を引き起こす。無重力環境で全身に配分されていた血液は，1Gの重力下では下肢へと移動する。しかし，必要な血液量が減少しているために脳への血液供給が減少して，ひどい場合には失神を起こすことがある。ほかに，無重力環境では体重を支えている抗重力筋に対する負荷がなくなり，身体を移動させるのに必要なエネルギー量も減少する。このため骨格筋への負担が減り，筋の萎縮や筋力の低下が認められる。特に脚骨格筋は筋肉を使わないことで萎縮が起こるとされる。また，骨に対しても機械的刺激が減少することで骨密度の減少が起こる。尿からのカルシウムの排泄も増大するとされている。筋の萎縮や骨密度低下への対応として，適度な運動が効果的であるとされ，宇宙飛行士は運動器具を使用した運動を取り入れている。

2．無重力環境における栄養

　無重力環境における食事では，宇宙食として様々な工夫がされてきた。一口サイズの固形食，クリーム状，ゼリー状の食べ物から始まり，現在では様々な食品が宇宙食として食事に取り入れられている。宇宙食の条件としては，安全であること，長期保存が可能であること，衛生性が高いこと，食べるときに危険要因が発生しないことがあげられる。宇宙飛行士が宇宙に長期滞在する際に必要とされる1日のエネルギー量

は，年齢，性別，体重などから算出される。これは地上で必要な１日のエネルギーとほぼ同様である。船外活動を行う場合には，500kcalを増加させるとされている。

宇宙航空研究開発機構（JAXA）では，国際宇宙ステーションに滞在するクルーに供給する宇宙食として宇宙日本食を開発した[5]。これは，食品メーカーが提案する食品を評価し，基準を満たしている場合に宇宙日本食として認証するものである。これまで，カレーやラーメン，白飯や醤油，味付海苔などが認証されている。現在は16日間のローテーションメニューとなっており，月に１度はボーナス宇宙食を選ぶことができるため，メニューの内容は多彩になっている。冷蔵が不要でアメリカ航空宇宙局（NASA）の微生物検査をパスしたものであれば好きなものを含めることができる。

4 災害時の栄養

2011年の東日本大震災以降，災害時に対応するための仕組みづくりや，実際の災害支援活動などが進められている。厚生労働省では，東日本大震災後の４月には「避難所における食事提供の計画・評価のために当面の目標とする栄養の参照量について」[6]として，被災後３か月までの当面の目標とする栄養の参照量を示し，６月には「避難所における食事提供に係る適切な栄養管理の実施について」[7]として，被災後３か月以降の避難所における食事提供の評価・計画のための栄養の参照量と食事提供にかかわる配慮事項を示した。

その後，2016年には「日本人の食事摂取基準（2015年版）」に対応した「避難所における食事提供に係る適切な栄養管理の実施について」[8]として，栄養の参照量や食事提供にかかわる配慮事項を示した（表14-1）。また，対象特性に応じて配慮が必要な事項については，表14-2のように示されている。

また，日本栄養士会では災害支援として，大規模自然災害発生時，迅速に，被災地での栄養・食生活支援活動を行うために「日本栄養士会災害支援チーム（JDA-DAT）」を設立している。災害発生後72時間以内に行動できる機動性，大規模災害に対応でき

**表14-1 避難所における食事提供の評価・計画のための栄養の参照量
ーエネルギーおよび主な栄養素についてー**

目　　的	エネルギー・栄養素	１歳以上，１人１日あたり
エネルギー摂取の過不足の回避	エネルギー	1,800～2,200kcal
栄養素の摂取不足の回避	たんぱく質	55g以上
	ビタミンB_1	0.9mg以上
	ビタミンB_2	1.0mg以上
	ビタミンC	80mg以上

（注）日本人の食事摂取基準（2015年版）で示されているエネルギーおよび各栄養素の値をもとに，平成22年国勢調査結果（熊本県）で得られた性・年齢階級別の人口構成を用いて加重平均により算出。

表14-2　避難所における食事提供の評価・計画のための栄養の参照量
―対象特性に応じて配慮が必要な栄養素について―

目　　的	栄 養 素	配 慮 事 項
栄養素の摂取不足の回避	カルシウム	骨量が最も蓄積される思春期に十分な摂取量を確保する観点から，特に6～14歳においては，600mg/日を目安とし，牛乳・乳製品，豆類，緑黄色野菜，小魚など多様な食品の摂取に留意すること
	ビタミンA	欠乏による成長阻害や骨及び神経系の発達抑制を回避する観点から，成長期の子ども，特に1～5歳においては，300μgRE/日を下回らないよう主菜や副菜（緑黄色野菜）の摂取に留意すること
	鉄	月経がある場合には，十分な摂取に留意するとともに，特に貧血の既往があるなど個別の配慮を要する場合は，医師・管理栄養士等による専門的評価を受けること
生活習慣病の一次予防	ナトリウム（食塩）	高血圧の予防の観点から，成人においては，目標量（食塩相当量として，男性8.0g未満/日，女性7.0g未満/日）を参考に，過剰摂取を避けること

る広域性，栄養支援トレーニングによる専門的スキルを有する必要があり，これらが研修によって養われている。ほかに，国立研究開発法人医薬基盤・健康・栄養研究所では，国際災害栄養研究室において災害時の栄養情報ツールをまとめて示している（https://www.nibiohn.go.jp/eiken/disasternutrition/info_saigai.html）。このような取り組みが進められている。

■引用文献

1) Selye H. A：syndrome produced by diverse nocuous agents. 1936. *J Neuropsychiatry Clin Neurosci.*, **10**, 2, 1998, 230-231

2) 三島和夫：非24時間睡眠―覚醒リズム障害の病態生理研究の現状，医学のあゆみ，**263**, 9, 2017, 775-782

3) 福田裕美：概日リズム調節における光と食事の影響に関する研究動向，日本生理人類学雑誌，**24**, 1, 2019, 1-7

4) 香川靖雄：概日リズム睡眠障害と関連する諸問題　時間栄養学，睡眠医療，**5**, 1, 2011, 40-46

5) JAXA 宇宙ステーション・きぼう 広報・情報センター：宇宙での生活に関するQ&A〔https://iss.jaxa.jp/iss_faq/life/（2024年2月21日現在）〕

6) 厚生労働省ホームページ〔https://www.mhlw.go.jp/stf/houdou/2r9852000001a159-img/2r9852000001a29m.pdf 「避難所における食事提供の計画・評価のために当面の目標とする栄養の参照量について」（2024年2月21日現在）〕

7) 厚生労働省ホームページ〔https://www.mhlw.go.jp/stf/houdou/2r9852000001fjb3-att/2r9852000001fxtu.pdf 「避難所における食事提供に係る適切な栄養管理の実施について」（2024年2月21日現在）〕

8) 厚生労働省ホームページ〔https://www.nibiohn.go.jp/eiken/disasternutrition/pdf/20160606jimurenraku.pdf「避難所における食事提供に係る適切な栄養管理の実施について」（2024年2月21日現在）〕

■ 日本人の食事摂取基準（2020年版）■

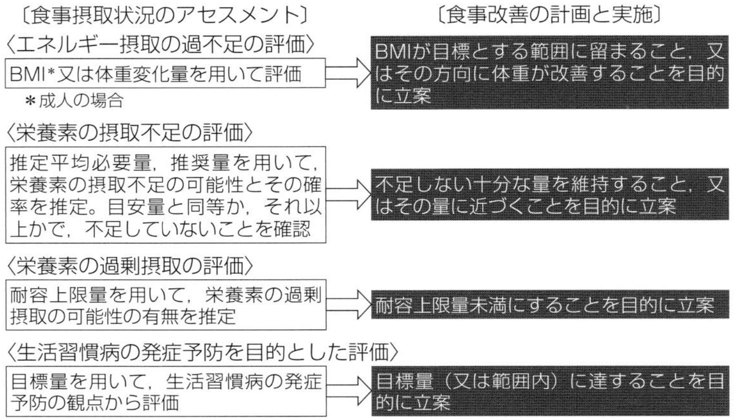

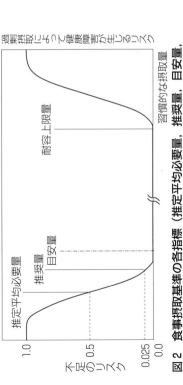

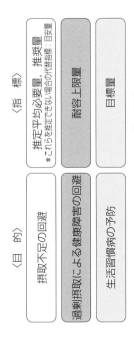

〈目　的〉
〈指　標〉
摂取不足の回避
推定平均必要量，推奨量
＊これらを推定できない場合の代替指標：目安量
過剰摂取による健康障害の回避
耐容上限量
生活習慣病の予防
目標量

図１　栄養素の指標の目的と種類

※十分な科学的根拠がある栄養素については，上記の指標とは別に，生活習慣病の重症化予防及びフレイル予防を目的とした量を設定。

不足のリスク
1.0
0.5
0.025
0.0
推定平均必要量
推奨量
目安量
耐容上限量
習慣的な摂取量
過剰摂取によって健康障害が生じるリスク

図２　食事摂取基準の各指標（推定平均必要量，推奨量，目安量，耐用上限量）を理解するための概念図

表１　食事摂取基準と日本食品標準成分表2015年版（七訂）及び日本食品標準成分表2015年版（七訂）追補2017年版で定義が異なる栄養素とその内容

栄養素	定義		食事摂取基準の活用に際して日本食品標準成分表を用いる時の留意点
	食事摂取基準	日本食品標準成分表	
ビタミンE	α-トコフェロールだけを用いている。	α-，β-，γ-及びδ-トコフェロールをそれぞれ報告している。	α-トコフェロールだけを用いる。
ナイアシン	ナイアシン当量を用いている。	ナイアシンとナイアシン当量をそれぞれ報告している。	ナイアシン当量だけを用いる。

〔食事摂取状況のアセスメント〕
〔食事改善の計画と実施〕
〈エネルギー摂取の過不足の評価〉
BMI*又は体重変化量を用いて評価
＊成人の場合
BMIが目標とする範囲に留まること，又はその方向に体重が改善することを目的に立案
〈栄養素の摂取不足の評価〉
推定平均必要量，推奨量を用いて，栄養素の摂取不足の可能性とその確率を推定。目安量と同等か，それ以上かで，不足していないことを確認
不足しない十分な量を維持すること，又はその量に近づくことを目的に立案
〈栄養素の過剰摂取の評価〉
耐容上限量を用いて，栄養素の過剰摂取の可能性の有無を推定
耐容上限量未満にすることを目的に立案
〈生活習慣病の発症予防を目的とした評価〉
目標量を用いて，生活習慣病の発症予防の観点から評価
目標量（又は範囲内）に達することを目的に立案

図３　食事改善（個人）を目的とした食事摂取基準の活用による食事改善の計画と実施

表2　個人の食事改善を目的として食事摂取基準を用いる場合の基本的事項

目的	用いる指標	食事摂取状態の評価	食事改善の計画と実施
エネルギー摂取の過不足の評価	体重変化量 BMI	○体重変化量を測定 ○測定されたBMIが、目標とするBMIの範囲を下回っていれば「不足」、上回っていれば「過剰」のおそれがないか、他の要因も含め、総合的に判断	○BMIが目標とする範囲内に留まること、又はその方向に体重が改善することを目的として立案 （留意点）おおむね4週間ごとに体重を測定記録し、16週間以上フォローを行う
栄養素の摂取不足の評価	推定平均必要量 推奨量 目安量	○測定された摂取量と推定平均必要量及び推奨量から不足の可能性とその確率を推定 ○目安量を用いる場合は、測定された摂取量と目安量を比較し、不足していないことを確認	○推奨量よりも摂取量が少ない場合は、推奨量をめざす計画を立案 ○摂取量が目安量付近かそれ以上であれば、その量を維持する計画を立案 （留意点）測定された摂取量が目安量を下回っている場合は、不足の有無やその程度を判断できない
栄養素の過剰摂取の評価	耐容上限量	○測定された摂取量と耐容上限量から過剰摂取の可能性の有無を推定	○耐容上限量を超えて摂取している場合は耐容上限量未満になるための計画を立案 （留意点）耐容上限量を超えた摂取は避けるべきであり、それを超えて摂取していることが明らかになった場合は、問題を解決するために速やかに計画を修正、実施
生活習慣病の発症予防を目的とした評価	目標量	○測定された摂取量と目標量を比較。ただし、発症予防を目的としている生活習慣病が関連する他の栄養関連因子及び非栄養性の関連因子の存在とその程度も測定し、これらを総合的に考慮した上で評価	○摂取量が目標量の範囲に入ることを目的とした計画を立案 （留意点）発症予防を目的としている生活習慣病が関連する他の栄養関連因子及び非栄養性の関連因子の存在とその程度を明らかにし、これらを総合的に考慮した上で、対象とする栄養素の摂取量の改善の程度を判断。また、長い年月にわたって実施可能な改善計画の立案と実施が望ましい

表3　集団の食事改善を目的として食事摂取基準を用いる場合の基本的事項

目的	用いる指標	食事摂取状態の評価	食事改善の計画を実施
エネルギー摂取の過不足の評価	体重変化量 BMI	○体重変化量を測定 ○測定されたBMIの分布から、BMIが目標とするBMIの範囲を下回っている、あるいは上回っている者の割合を算出	○BMIが目標とする範囲内に留まっている者の割合を増やすことを目的として計画を立案 （留意点）一定期間をおいて2回以上の評価を行い、その結果に基づいて計画を変更し、実施
栄養素の摂取不足の評価	推定平均必要量 目安量	○測定された摂取量の分布と推定平均必要量から、推定平均必要量を下回る者の割合を算出 ○目安量を用いる場合は、摂取量の中央値と目安量を比較し、不足していないことを確認	○推定平均必要量では、推定平均必要量を下回って摂取している者の集団内における割合をできるだけ少なくするための計画を立案 ○目安量では、摂取量の中央値が目安量付近かそれ以上であれば、その量を維持するための計画を立案 （留意点）摂取量の中央値が目安量を下回っている場合、不足状態にあるかどうかは判断できない
栄養素の過剰摂取の評価	耐容上限量	○測定された摂取量の分布と耐容上限量から、過剰摂取の可能性を有する者の割合を算出	○集団全員の摂取量が耐容上限量未満になるための計画を立案 （留意点）耐容上限量を超えた摂取は避けるべきであり、超えて摂取している者がいることが明らかになった場合は、問題を解決するために速やかに計画を修正、実施
生活習慣病の発症予防を目的とした評価	目標量	○測定された摂取量の分布と目標量から、目標量の範囲を逸脱する者の割合を算出する。ただし、発症予防を目的としている生活習慣病が関連する他の栄養関連因子の存在とその程度を測定し、これらを総合的に考慮した上で評価	○摂取量が目標量の範囲に入る者又は近づく者の割合を増やすことを目的とした計画を立案 （留意点）発症予防を目的としている生活習慣病が関連する他の栄養関連因子の存在とその程度を明らかにし、これらを総合的に考慮した上で、対象とする栄養素の摂取量の改善の程度を判断。また、長い年月にわたって実施可能な改善計画の立案と実施が望ましい

表5　参照体重における基礎代謝量

性別	男性			女性		
年齢（歳）	基礎代謝基準値 (kcal/kg体重/日)	参照体重 (kg)	基礎代謝量 (kcal/日)	基礎代謝基準値 (kcal/kg体重/日)	参照体重 (kg)	基礎代謝量 (kcal/日)
1～2	61.0	11.5	700	59.7	11.0	660
3～5	54.8	16.5	900	52.2	16.1	840
6～7	44.3	22.2	980	41.9	21.9	920
8～9	40.8	28.0	1,140	38.3	27.4	1,050
10～11	37.4	35.6	1,330	34.8	36.3	1,260
12～14	31.0	49.0	1,520	29.6	47.5	1,410
15～17	27.0	59.7	1,610	25.3	51.9	1,310
18～29	23.7	64.5	1,530	22.1	50.3	1,110
30～49	22.5	68.1	1,530	21.9	53.0	1,160
50～64	21.8	68.0	1,480	20.7	53.8	1,110
65～74	21.6	65.0	1,400	20.7	52.1	1,080
75以上	21.5	59.6	1,280	20.7	48.8	1,010

表4　参照体位（参照身長、参照体重）[1]

性別	男性		女性[2]	
年齢等	参照身長 (cm)	参照体重 (kg)	参照身長 (cm)	参照体重 (kg)
0～5（月）	61.5	6.3	60.1	5.9
6～11（月）	71.6	8.8	70.2	8.1
6～8（月）	69.8	8.4	68.3	7.8
9～11（月）	73.2	9.1	71.9	8.4
1～2（歳）	85.8	11.5	84.6	11.0
3～5（歳）	103.6	16.5	103.2	16.1
6～7（歳）	119.5	22.2	118.3	21.9
8～9（歳）	130.4	28.0	130.4	27.4
10～11（歳）	142.0	35.6	144.0	36.3
12～14（歳）	160.5	49.0	155.1	47.5
15～17（歳）	170.1	59.7	157.7	51.9
18～29（歳）	171.0	64.5	158.0	50.3
30～49（歳）	171.0	68.1	158.0	53.0
50～64（歳）	169.0	68.0	155.8	53.8
65～74（歳）	165.2	65.0	152.0	52.1
75以上（歳）	160.8	59.6	148.0	48.8

1 0～17歳は、日本小児内分泌学会・日本成長学会合同標準値委員会による小児の体格評価に用いる身長、体重の標準値を基に、年齢区分に応じて、当該月齢及び年齢区分の中央時点における中央値を引用した。ただし、公表数値が年齢区分と合致しない場合は、同様の方法で算出した値を用いた。18歳以上は、平成28年国民健康・栄養調査における当該の性及び年齢区分における身長・体重の中央値を用いた。
2 妊婦、授乳婦を除く。

表6　年齢階級別に見た身体活動レベルの群分け（男女共通）

身体活動レベル	I （低い）	II （ふつう）	III （高い）
1～2（歳）	—	1.35	—
3～5（歳）	—	1.45	—
6～7（歳）	1.35	1.55	1.75
8～9（歳）	1.40	1.60	1.80
10～11（歳）	1.45	1.65	1.85
12～14（歳）	1.50	1.70	1.90
15～17（歳）	1.55	1.75	1.95
18～29（歳）	1.50	1.75	2.00
30～49（歳）	1.50	1.75	2.00
50～64（歳）	1.50	1.75	2.00
65～74（歳）	1.45	1.70	1.95
75以上（歳）	1.40	1.65	—

表7　身体活動レベル別に見た活動内容と活動時間の代表例

身体活動レベル[1]	低い（I） 1.50 (1.40～1.60)	ふつう（II） 1.75 (1.60～1.90)	高い（III） 2.00 (1.90～2.20)
日常生活の内容[2]	生活の大部分が座位で、静的な活動が中心の場合	座位中心の仕事だが、職場内での移動や立位での作業・接客等、通勤・買い物での歩行、家事、軽いスポーツ、のいずれかを含む場合	移動や立位の多い仕事への従事者、あるいは、スポーツ等余暇における活発な運動習慣を持っている場合
中程度の強度（3.0～5.9メッツ）の身体活動の1日当たりの合計時間（時間/日）[3]	1.65	2.06	2.53
仕事での1日当たりの合計歩行時間（時間/日）[3]	0.25	0.54	1.00

1 代表値。（　）内はおよその範囲。
2 Black, et al., Ishikawa-Takata, et al. を参考に、身体活動レベル（PAL）に及ぼす仕事時間中の労作の影響が大きいことを考慮して作成。
3 Ishikawa-Takata, et al. による。

表10　たんぱく質の食事摂取基準（推定平均必要量，推奨量，目安量：g/日，目標量：％エネルギー）

性別	男性				女性			
年齢等	推定平均必要量	推奨量	目安量	目標量[1]	推定平均必要量	推奨量	目安量	目標量[1]
0~5（月）	—	—	10	—	—	—	10	—
6~8（月）	—	—	15	—	—	—	15	—
9~11（月）	—	—	25	—	—	—	25	—
1~2（歳）	15	20	—	13~20	15	20	—	13~20
3~5（歳）	20	25	—	13~20	20	25	—	13~20
6~7（歳）	25	30	—	13~20	25	30	—	13~20
8~9（歳）	30	40	—	13~20	30	40	—	13~20
10~11（歳）	40	45	—	13~20	40	50	—	13~20
12~14（歳）	50	60	—	13~20	45	55	—	13~20
15~17（歳）	50	65	—	13~20	45	55	—	13~20
18~29（歳）	50	65	—	13~20	40	50	—	13~20
30~49（歳）	50	65	—	13~20	40	50	—	13~20
50~64（歳）	50	65	—	14~20	40	50	—	14~20
65~74（歳）[2]	50	60	—	15~20	40	50	—	15~20
75以上（歳）[2]	50	60	—	15~20	40	50	—	15~20
妊婦（付加量）初期					+0	+0	—	—[3]
中期					+5	+5	—	—[3]
後期					+20	+25	—	—[4]
授乳婦（付加量）					+15	+20	—	—[4]

1　範囲に関しては、おおむねの値を示したものであり、弾力的に運用すること。
2　65歳以上の高齢者について、フレイル予防を目的とした量を定めることは難しいが、身長・体重が参照体位に比べて小さい者や、特に75歳以上であって加齢に伴い身体活動量が大きく低下した者など、必要エネルギー摂取量が低い者では、下限が推奨量を下回る場合があり得る。この場合でも、下限は推奨量以上とすることが望ましい。
3　妊婦（初期・中期）の目標量は、13～20％エネルギーとした。
4　妊婦（後期）及び授乳婦の目標量は、15～20％エネルギーとした。

表8　目標とするBMIの範囲（18歳以上）[1,2]

年齢（歳）	目標とするBMI（kg/m²）
18~49	18.5~24.9
50~64	20.0~24.9
65~74[3]	21.5~24.9
75以上[3]	21.5~24.9

1　男女共通。あくまでも参考として使用すべきである。
2　観察疫学研究において報告された総死亡率が最も低かったBMIを基に、疾患別の発症率とBMIとの関連、死因とBMIとの関連、喫煙や疾患の合併によるBMIや死亡リスクへの影響、日本人のBMIの実態に配慮し、総合的に判断し目標とする範囲を設定。
3　高齢者では、フレイルの予防及び生活習慣病の発症予防の両者に配慮する必要があることも踏まえ、当面目標とするBMIの範囲を21.5~24.9kg/m²とした。

表9　推定エネルギー必要量（kcal/日）

性別	男性			女性		
身体活動レベル[1]	I	II	III	I	II	III
0~5（月）	—	550	—	—	500	—
6~8（月）	—	650	—	—	600	—
9~11（月）	—	700	—	—	650	—
1~2（歳）	—	950	—	—	900	—
3~5（歳）	—	1,300	—	—	1,250	—
6~7（歳）	1,350	1,550	1,750	1,250	1,450	1,650
8~9（歳）	1,600	1,850	2,100	1,500	1,700	1,900
10~11（歳）	1,950	2,250	2,500	1,850	2,100	2,350
12~14（歳）	2,300	2,600	2,900	2,150	2,400	2,700
15~17（歳）	2,500	2,800	3,150	2,050	2,300	2,550
18~29（歳）	2,300	2,650	3,050	1,700	2,000	2,300
30~49（歳）	2,300	2,700	3,050	1,750	2,050	2,350
50~64（歳）	2,200	2,600	2,950	1,650	1,950	2,250
65~74（歳）	2,050	2,400	2,750	1,550	1,850	2,100
75以上（歳）[2]	1,800	2,100	—	1,400	1,650	—
妊婦（付加量）[3]初期				+50	+50	+50
中期				+250	+250	+250
後期				+450	+450	+450
授乳婦（付加量）				+350	+350	+350

1　身体活動レベルは、低い、ふつう、高いの三つのレベルとして、それぞれI、II、IIIで示した。
2　レベルIIは自立している者、レベルIは自宅にいてほとんど外出しない者に相当する。レベルIIは高齢者施設で自立に近い状態で過ごしている者にも適用できる値である。
3　妊婦個々の体格や妊娠中の体重増加量及び胎児の発育状況の評価を行うことが必要である。

注1　活用に当たっては、食事摂取状況のアセスメント、体重及びBMIの把握を行い、エネルギーの過不足は、体重の変化又はBMIを用いて評価すること。
注2　身体活動レベルIの場合、少ないエネルギー消費量に見合った少ないエネルギー摂取量を維持することになるため、健康の保持・増進の観点からは、身体活動量を増加させる必要がある。

表11 脂質の食事摂取基準

性別		脂質（%エネルギー）				飽和脂肪酸（%エネルギー）[1,2]		n-6系脂肪酸（g/日）		n-3系脂肪酸（g/日）	
		男性		女性		男性	女性	男性	女性	男性	女性
年齢等		目安量	目標量[1]	目安量	目標量[1]	目標量	目標量	目安量	目安量	目安量	目安量
0〜5（月）		50	—	50	—	—	—	4	4	0.9	0.9
6〜11（月）		40	—	40	—	—	—	4	4	0.8	0.8
1〜2（歳）		—	20〜30	—	20〜30	—	—	4	4	0.7	0.8
3〜5（歳）		—	20〜30	—	20〜30	10以下	10以下	6	6	1.1	1.0
6〜7（歳）		—	20〜30	—	20〜30	10以下	10以下	8	7	1.5	1.3
8〜9（歳）		—	20〜30	—	20〜30	10以下	10以下	8	7	1.5	1.3
10〜11（歳）		—	20〜30	—	20〜30	10以下	10以下	10	8	1.6	1.6
12〜14（歳）		—	20〜30	—	20〜30	10以下	10以下	11	9	1.9	1.6
15〜17（歳）		—	20〜30	—	20〜30	8以下	8以下	13	9	2.1	1.6
18〜29（歳）		—	20〜30	—	20〜30	7以下	7以下	11	8	2.0	1.6
30〜49（歳）		—	20〜30	—	20〜30	7以下	7以下	10	8	2.0	1.6
50〜64（歳）		—	20〜30	—	20〜30	7以下	7以下	10	8	2.2	1.9
65〜74（歳）		—	20〜30	—	20〜30	7以下	7以下	9	8	2.2	2.0
75以上（歳）		—	20〜30	—	20〜30	7以下	7以下	8	7	2.1	1.8
妊婦				—	20〜30		7以下		9		1.6
授乳婦				—	20〜30		7以下		10		1.8

1 範囲に関しては、おおむねの値を示したものである。（脂質）

1 飽和脂肪酸と同じく、脂質異常症及び循環器疾患に関与する栄養素としてコレステロールがある。コレステロールに目標量は設定しないが、これは許容される摂取量に上限が存在しないことを保証するものではない。また、脂質異常症の重症化予防の目的からは、200mg/日未満に留めることが望ましい。

2 飽和脂肪酸と同じく、冠動脈疾患に関与する栄養素としてトランス脂肪酸がある。日本人の大多数は、トランス脂肪酸に関する世界保健機関（WHO）の目標（1%エネルギー未満）を下回っており、トランス脂肪酸の摂取による健康への影響は、飽和脂肪酸の摂取によるものと比べてかなり小さいと考えられる。ただし、脂質に偏った食事をしている者では、留意する必要がある。トランス脂肪酸は人体にとって不可欠な栄養素ではなく、健康の保持・増進を図る上で積極的な摂取は勧められないことから、その摂取量は1%エネルギー未満に留めることが望ましく、1%エネルギー未満でもできるだけ低く留めることが望ましい。

表12 炭水化物・食物繊維の食事摂取基準

性別		炭水化物（%エネルギー）		食物繊維（g/日）	
		男性	女性	男性	女性
年齢等		目標量[1,2]	目標量[1,2]	目標量	目標量
0〜5（月）		—	—	—	—
6〜11（月）		—	—	—	—
1〜2（歳）		50〜65	50〜65	—	—
3〜5（歳）		50〜65	50〜65	8以上	8以上
6〜7（歳）		50〜65	50〜65	10以上	10以上
8〜9（歳）		50〜65	50〜65	11以上	11以上
10〜11（歳）		50〜65	50〜65	13以上	13以上
12〜14（歳）		50〜65	50〜65	17以上	17以上
15〜17（歳）		50〜65	50〜65	19以上	18以上
18〜29（歳）		50〜65	50〜65	21以上	18以上
30〜49（歳）		50〜65	50〜65	21以上	18以上
50〜64（歳）		50〜65	50〜65	21以上	18以上
65〜74（歳）		50〜65	50〜65	20以上	17以上
75以上（歳）		50〜65	50〜65	20以上	17以上
妊婦			50〜65		18以上
授乳婦			50〜65		18以上

1 範囲に関しては、おおむねの値を示したものである。
2 アルコールを含む。ただし、アルコールの摂取を勧めるものではない。

表13 エネルギー産生栄養素バランス（%エネルギー）（男女）

年齢等	目標量[1,2]			
	たんぱく質[3]	脂質		炭水化物[5,6]
		脂質[4]	飽和脂肪酸	
0〜11（月）	—	—	—	—
1〜2（歳）	13〜20	20〜30	—	50〜65
3〜14（歳）	13〜20	20〜30	10以下	50〜65
15〜17（歳）	13〜20	20〜30	8以下	50〜65
18〜49（歳）	13〜20	20〜30	7以下	50〜65
50〜64（歳）	14〜20	20〜30	7以下	50〜65
65以上（歳）	15〜20	20〜30	7以下	50〜65

1 必要なエネルギー量を確保した上でのバランスとすること。
2 範囲に関しては、おおむねの値を示したものであり、弾力的に運用すること。
3 65歳以上の高齢者について、フレイル予防を目的とした量を定めることは難しいが、身長・体重が参照体位に比べて小さい者や、特に75歳以上であって加齢に伴い身体活動量が大きく低下した者など、必要エネルギー摂取量が低い者では、下限が推奨量を下回る場合があり得る。この場合でも、下限は推奨量以上とすることが望ましい。
4 脂質については、その構成成分である飽和脂肪酸など、質への配慮を十分に行う必要がある。
5 アルコールを含む。ただし、アルコールの摂取を勧めるものではない。
6 食物繊維の目標量を十分に注意すること。
（注）妊婦（初期・中期・後期）及び授乳婦の目標量については、表5-17参照のこと。

表14　脂溶性ビタミンの食事摂取基準

ビタミンA（μgRAE/日）[1]

性別	男性				女性			
年齢等	推定平均必要量[2]	推奨量[2]	目安量[3]	耐容上限量[3]	推定平均必要量[2]	推奨量[2]	目安量[3]	耐容上限量[3]
0〜5（月）	—	—	300	600	—	—	300	600
6〜11（月）	—	—	400	600	—	—	400	600
1〜2（歳）	300	400	—	600	250	350	—	600
3〜5（歳）	350	450	—	700	350	500	—	850
6〜7（歳）	300	400	—	950	300	400	—	1,200
8〜9（歳）	350	500	—	1,200	350	500	—	1,500
10〜11（歳）	450	600	—	1,500	400	600	—	1,900
12〜14（歳）	550	800	—	2,100	500	700	—	2,500
15〜17（歳）	650	900	—	2,500	500	650	—	2,800
18〜29（歳）	600	850	—	2,700	450	650	—	2,700
30〜49（歳）	650	900	—	2,700	500	700	—	2,700
50〜64（歳）	650	900	—	2,700	500	700	—	2,700
65〜74（歳）	600	850	—	2,700	500	700	—	2,700
75以上（歳）	550	800	—	2,700	450	650	—	2,700
妊婦（付加量）初期					+0	+0	—	—
中期					+0	+0	—	—
後期					+60	+80	—	—
授乳婦（付加量）					+300	+450	—	—

1　レチノール活性当量（μgRAE）＝レチノール（μg）＋β-カロテン（μg）×1/12＋α-カロテン（μg）×1/24＋β-クリプトキサンチン（μg）×1/24＋その他のプロビタミンAカロテノイド（μg）×1/24
2　プロビタミンAカロテノイドを含む。
3　プロビタミンAカロテノイドを含まない。

ビタミンD（μg/日）[1]・ビタミンE（mg/日）[1]・ビタミンK（μg/日）

性別	ビタミンD 男性		ビタミンD 女性		ビタミンE 男性		ビタミンE 女性		ビタミンK 男性	ビタミンK 女性
年齢等	目安量	耐容上限量	目安量	耐容上限量	目安量	耐容上限量	目安量	耐容上限量	目安量	目安量
0〜5（月）	5.0	25	5.0	25	3.0	—	3.0	—	4	4
6〜11（月）	5.0	25	5.0	25	4.0	—	4.0	—	7	7
1〜2（歳）	3.0	20	3.5	20	3.0	150	3.0	150	50	60
3〜5（歳）	3.5	30	4.0	30	4.0	200	4.0	200	60	70
6〜7（歳）	4.5	30	5.0	30	5.0	300	5.0	300	80	90
8〜9（歳）	5.0	40	6.0	40	5.0	350	5.0	350	90	110
10〜11（歳）	6.5	60	8.0	60	5.5	450	5.5	450	110	140
12〜14（歳）	8.0	80	9.5	80	6.5	650	6.0	600	140	170
15〜17（歳）	9.0	90	8.5	90	7.0	750	5.5	650	160	150
18〜29（歳）	8.5	100	8.5	100	6.0	850	5.0	650	150	150
30〜49（歳）	8.5	100	8.5	100	6.0	900	5.5	700	150	150
50〜64（歳）	8.5	100	8.5	100	7.0	850	6.0	700	150	150
65〜74（歳）	8.5	100	8.5	100	7.0	850	6.5	650	150	150
75以上（歳）	8.5	100	8.5	100	6.5	750	6.5	650	150	150
妊婦			8.5	—			6.5	—		150
授乳婦			8.5	—			7.0	—		150

1　日照により皮膚でビタミンDが産生されることを踏まえ、フレイル予防を図る者はもとより、全年齢区分を通じて、日常生活において可能な範囲内での適度な日光浴を心掛けるとともに、ビタミンDの摂取については、日照時間を考慮に入れることが重要である。

1　α-トコフェロールについて算定した。α-トコフェロール以外のビタミンEは含んでいない。

表15　水溶性ビタミンの食事摂取基準[1,2]

ビタミンB1（mg/日）[1,2]

性別	男性			女性		
年齢等	推定平均必要量	推奨量	目安量	推定平均必要量	推奨量	目安量
0～5（月）	—	—	0.1	—	—	0.1
6～11（月）	—	—	0.2	—	—	0.2
1～2（歳）	0.4	0.5	—	0.4	0.5	—
3～5（歳）	0.6	0.7	—	0.6	0.7	—
6～7（歳）	0.7	0.8	—	0.7	0.8	—
8～9（歳）	0.8	1.0	—	0.8	0.9	—
10～11（歳）	1.0	1.2	—	0.9	1.1	—
12～14（歳）	1.2	1.4	—	1.1	1.3	—
15～17（歳）	1.3	1.5	—	1.0	1.2	—
18～29（歳）	1.2	1.4	—	0.9	1.1	—
30～49（歳）	1.2	1.4	—	0.9	1.1	—
50～64（歳）	1.1	1.3	—	0.9	1.1	—
65～74（歳）	1.1	1.3	—	0.9	1.1	—
75以上（歳）	1.0	1.2	—	0.8	0.9	—
妊婦（付加量）				+0.2	+0.2	—
授乳婦（付加量）				+0.2	+0.2	—

1　チアミン塩化物塩酸塩（分子量＝337.3）の重量として示した。
2　身体活動レベルⅡの推定エネルギー必要量を用いて算定した。
特記事項：推定平均必要量は、ビタミンB1の欠乏症である脚気を予防するに足る最小必要量からではなく、尿中にビタミンB1の排泄量が増大し始める摂取量（体内飽和量）から算定。

ビタミンB2（mg/日）[1]

性別	男性			女性		
年齢等	推定平均必要量	推奨量	目安量	推定平均必要量	推奨量	目安量
0～5（月）	—	—	0.3	—	—	0.3
6～11（月）	—	—	0.4	—	—	0.4
1～2（歳）	0.5	0.6	—	0.5	0.5	—
3～5（歳）	0.7	0.8	—	0.6	0.8	—
6～7（歳）	0.8	0.9	—	0.7	0.9	—
8～9（歳）	0.9	1.1	—	0.9	1.0	—
10～11（歳）	1.1	1.4	—	1.0	1.3	—
12～14（歳）	1.3	1.6	—	1.2	1.4	—
15～17（歳）	1.4	1.7	—	1.2	1.4	—
18～29（歳）	1.3	1.6	—	1.0	1.2	—
30～49（歳）	1.3	1.6	—	1.0	1.2	—
50～64（歳）	1.2	1.5	—	1.0	1.2	—
65～74（歳）	1.2	1.5	—	1.0	1.2	—
75以上（歳）	1.1	1.3	—	0.9	1.0	—
妊婦（付加量）				+0.2	+0.3	—
授乳婦（付加量）				+0.5	+0.6	—

1　身体活動レベルⅡの推定エネルギー必要量を用いて算定した。
特記事項：推定平均必要量は、ビタミンB2の欠乏症である口唇炎、口角炎、舌炎などの皮膚炎を予防するに足る最小摂取量からではなく、尿中にビタミンB2の排泄量が増大し始める摂取量（体内飽和量）から算定。

ナイアシン（mgNE/日）[1,2]

性別	男性				女性			
年齢等	推定平均必要量	推奨量	目安量	耐容上限量[3]	推定平均必要量	推奨量	目安量	耐容上限量[3]
0～5（月）[4]	—	—	2	—	—	—	2	—
6～11（月）	—	—	3	—	—	—	3	—
1～2（歳）	5	6	—	60（15）	4	5	—	60（15）
3～5（歳）	6	8	—	80（20）	6	7	—	80（20）
6～7（歳）	7	9	—	100（30）	7	8	—	100（30）
8～9（歳）	9	11	—	150（35）	8	10	—	150（35）
10～11（歳）	11	13	—	200（45）	10	10	—	150（45）
12～14（歳）	12	15	—	250（60）	12	14	—	250（60）
15～17（歳）	14	17	—	300（70）	11	13	—	250（65）
18～29（歳）	13	15	—	300（80）	9	11	—	250（65）
30～49（歳）	13	15	—	350（85）	10	12	—	250（65）
50～64（歳）	12	14	—	350（85）	9	11	—	250（65）
65～74（歳）	12	14	—	300（80）	9	11	—	250（65）
75以上（歳）	11	13	—	300（75）	9	10	—	250（60）
妊婦（付加量）					+0	+0	—	—
授乳婦（付加量）					+3	+3	—	—

1　ナイアシン当量（NE）＝ナイアシン＋1/60トリプトファンで示した。
2　身体活動レベルⅡの推定エネルギー必要量を用いて算定した。
3　ニコチンアミドの重量（mg/日）、（　）内はニコチン酸の重量（mg/日）。
4　単位はmg/日。

ビタミンB6（mg/日）[1]

性別	男性				女性			
年齢等	推定平均必要量	推奨量	目安量	耐容上限量[2]	推定平均必要量	推奨量	目安量	耐容上限量[2]
0～5（月）	—	—	0.2	—	—	—	0.2	—
6～11（月）	—	—	0.3	—	—	—	0.3	—
1～2（歳）	0.4	0.5	—	10	0.4	0.5	—	10
3～5（歳）	0.5	0.6	—	15	0.5	0.6	—	15
6～7（歳）	0.7	0.8	—	20	0.6	0.7	—	20
8～9（歳）	0.8	0.9	—	25	0.8	0.9	—	25
10～11（歳）	1.0	1.1	—	30	1.0	1.1	—	30
12～14（歳）	1.2	1.4	—	40	1.0	1.3	—	40
15～17（歳）	1.2	1.5	—	50	1.0	1.3	—	45
18～29（歳）	1.1	1.4	—	55	1.0	1.1	—	45
30～49（歳）	1.1	1.4	—	60	1.0	1.1	—	45
50～64（歳）	1.1	1.4	—	55	1.0	1.1	—	45
65～74（歳）	1.1	1.4	—	50	1.0	1.1	—	40
75以上（歳）	1.1	1.4	—	50	1.0	1.1	—	40
妊婦（付加量）					+0.2	+0.2	—	—
授乳婦（付加量）					+0.3	+0.3	—	—

1　たんぱく質の推奨量を用いて算定した（妊婦・授乳婦の付加量は除く）。
2　ピリドキシン（分子量＝169.2）の重量として示した。

ビタミンB12（µg/日）[1]

性別	男性			女性		
年齢等	推定平均必要量	推奨量	目安量	推定平均必要量	推奨量	目安量
0～5（月）	－	－	0.4	－	－	0.4
6～11（月）	－	－	0.5	－	－	0.5
1～2（歳）	0.8	0.9	－	0.8	0.9	－
3～5（歳）	0.9	1.1	－	0.9	1.1	－
6～7（歳）	1.1	1.3	－	1.1	1.3	－
8～9（歳）	1.3	1.6	－	1.3	1.6	－
10～11（歳）	1.6	1.9	－	1.6	1.9	－
12～14（歳）	2.0	2.4	－	2.0	2.4	－
15～17（歳）	2.0	2.4	－	2.0	2.4	－
18～29（歳）	2.0	2.4	－	2.0	2.4	－
30～49（歳）	2.0	2.4	－	2.0	2.4	－
50～64（歳）	2.0	2.4	－	2.0	2.4	－
65～74（歳）	2.0	2.4	－	2.0	2.4	－
75以上（歳）	2.0	2.4	－	2.0	2.4	－
妊婦（付加量）				+0.3	+0.4	－
授乳婦（付加量）				+0.7	+0.8	－

1 シアノコバラミン（分子量=1,355.37）の重量として示した。

葉酸（µg/日）[1]

性別	男性				女性			
年齢等	推定平均必要量	推奨量	目安量	耐容上限量[2]	推定平均必要量	推奨量	目安量	耐容上限量[2]
0～5（月）	－	－	40	－	－	－	40	－
6～11（月）	－	－	60	－	－	－	60	－
1～2（歳）	80	90	－	200	90	90	－	200
3～5（歳）	90	110	－	300	90	110	－	300
6～7（歳）	110	140	－	400	110	140	－	400
8～9（歳）	130	160	－	500	130	160	－	500
10～11（歳）	160	190	－	700	160	190	－	700
12～14（歳）	200	240	－	900	200	240	－	900
15～17（歳）	220	240	－	900	200	240	－	900
18～29（歳）	200	240	－	900	200	240	－	900
30～49（歳）	200	240	－	1,000	200	240	－	1,000
50～64（歳）	200	240	－	1,000	200	240	－	1,000
65～74（歳）	200	240	－	900	200	240	－	900
75以上（歳）	200	240	－	900	200	240	－	900
妊婦（付加量）[3,4]					+200	+240		
授乳婦（付加量）					+80	+100		

1 プテロイルモノグルタミン酸（分子量=441.40）の重量として示した。
2 通常の食品以外の食品に含まれる葉酸（狭義の葉酸）に適用する。
3 妊娠を計画している女性、妊娠の可能性がある女性及び妊娠初期の妊婦は、胎児の神経管閉鎖障害のリスク低減のために、通常の食品以外の食品に含まれる葉酸（狭義の葉酸）を400µg/日摂取することが望まれる。
4 付加量は、中期及び後期にのみ設定した。

パントテン酸（mg/日）・ビオチン（µg/日）

性別	パントテン酸 男性	パントテン酸 女性	ビオチン 男性	ビオチン 女性
年齢等	目安量	目安量	目安量	目安量
0～5（月）	4	4	4	4
6～11（月）	5	5	5	5
1～2（歳）	3	4	20	20
3～5（歳）	4	4	20	20
6～7（歳）	5	5	30	30
8～9（歳）	6	5	30	30
10～11（歳）	6	6	40	40
12～14（歳）	7	6	50	50
15～17（歳）	7	6	50	50
18～29（歳）	5	5	50	50
30～49（歳）	5	5	50	50
50～64（歳）	6	5	50	50
65～74（歳）	6	5	50	50
75以上（歳）	6	5	50	50
妊婦		5		50
授乳婦		6		50

ビタミンC（mg/日）[1]

性別	男性			女性		
年齢等	推定平均必要量	推奨量	目安量	推定平均必要量	推奨量	目安量
0～5（月）	－	－	40	－	－	40
6～11（月）	－	－	40	－	－	40
1～2（歳）	35	40	－	35	40	－
3～5（歳）	40	50	－	40	50	－
6～7（歳）	50	60	－	50	60	－
8～9（歳）	60	70	－	60	70	－
10～11（歳）	70	85	－	70	85	－
12～14（歳）	85	100	－	85	100	－
15～17（歳）	85	100	－	85	100	－
18～29（歳）	85	100	－	85	100	－
30～49（歳）	85	100	－	85	100	－
50～64（歳）	85	100	－	85	100	－
65～74（歳）	80	100	－	80	100	－
75以上（歳）	80	100	－	80	100	－
妊婦（付加量）				+10	+10	－
授乳婦（付加量）				+40	+45	－

1 L-アスコルビン酸（分子量=176.12）の重量で示した。
特記事項：推定平均必要量は、ビタミンCの欠乏症である壊血病を予防するに足る最小量からではなく、心臓血管…

表16　多量ミネラルの食事摂取基準

ナトリウム（mg/日、（ ）は食塩相当量 [g/日]）[1]

性別	男性			女性		
年齢等	推定平均必要量	目安量	目標量	推定平均必要量	目安量	目標量
0～5（月）	—	100 (0.3)	—	—	100 (0.3)	—
6～11（月）	—	600 (1.5)	—	—	600 (1.5)	—
1～2（歳）	—	—	(3.0未満)	—	—	(3.0未満)
3～5（歳）	—	—	(3.5未満)	—	—	(3.5未満)
6～7（歳）	—	—	(4.5未満)	—	—	(4.5未満)
8～9（歳）	—	—	(5.0未満)	—	—	(5.0未満)
10～11（歳）	—	—	(6.0未満)	—	—	(6.0未満)
12～14（歳）	—	—	(7.0未満)	—	—	(6.5未満)
15～17（歳）	—	—	(7.5未満)	—	—	(6.5未満)
18～29（歳）	600 (1.5)	—	(7.5未満)	600 (1.5)	—	(6.5未満)
30～49（歳）	600 (1.5)	—	(7.5未満)	600 (1.5)	—	(6.5未満)
50～64（歳）	600 (1.5)	—	(7.5未満)	600 (1.5)	—	(6.5未満)
65～74（歳）	600 (1.5)	—	(7.5未満)	600 (1.5)	—	(6.5未満)
75以上（歳）	600 (1.5)	—	(7.5未満)	600 (1.5)	—	(6.5未満)
妊婦				600 (1.5)	—	(6.5未満)
授乳婦				600 (1.5)	—	(6.5未満)

1　高血圧及び慢性腎臓病（CKD）の重症化予防のための食塩相当量の量は、男女とも6.0g/日未満とした。

カリウム（mg/日）

性別	男性		女性	
年齢等	目安量	目標量	目安量	目標量
0～5（月）	400	—	400	—
6～11（月）	700	—	700	—
1～2（歳）	900	—	900	—
3～5（歳）	1,000	1,400以上	1,000	1,400以上
6～7（歳）	1,300	1,800以上	1,200	1,800以上
8～9（歳）	1,500	2,000以上	1,500	2,000以上
10～11（歳）	1,800	2,200以上	1,800	2,000以上
12～14（歳）	2,300	2,400以上	1,900	2,400以上
15～17（歳）	2,700	3,000以上	2,000	2,600以上
18～29（歳）	2,500	3,000以上	2,000	2,600以上
30～49（歳）	2,500	3,000以上	2,000	2,600以上
50～64（歳）	2,500	3,000以上	2,000	2,600以上
65～74（歳）	2,500	3,000以上	2,000	2,600以上
75以上（歳）	2,500	3,000以上	2,000	2,600以上
妊婦			2,000	2,600以上
授乳婦			2,200	2,600以上

カルシウム（mg/日）

性別	男性				女性			
年齢等	推定平均必要量	推奨量	目安量	耐容上限量	推定平均必要量	推奨量	目安量	耐容上限量
0～5（月）	—	—	200	—	—	—	200	—
6～11（月）	—	—	250	—	—	—	250	—
1～2（歳）	350	450	—	—	350	400	—	—
3～5（歳）	500	600	—	—	450	550	—	—
6～7（歳）	500	600	—	—	450	550	—	—
8～9（歳）	550	650	—	—	600	750	—	—
10～11（歳）	600	700	—	—	600	750	—	—
12～14（歳）	850	1,000	—	—	700	800	—	—
15～17（歳）	650	800	—	—	550	650	—	—
18～29（歳）	650	800	—	2,500	550	650	—	2,500
30～49（歳）	600	750	—	2,500	550	650	—	2,500
50～64（歳）	600	750	—	2,500	550	650	—	2,500
65～74（歳）	600	750	—	2,500	550	650	—	2,500
75以上（歳）	600	700	—	2,500	500	600	—	2,500
妊婦（付加量）					+0	+0	—	—
授乳婦（付加量）					+0	+0	—	—

マグネシウム（mg/日）

性別	男性				女性			
年齢等	推定平均必要量	推奨量	目安量	耐容上限量[1]	推定平均必要量	推奨量	目安量	耐容上限量[1]
0～5（月）	—	—	20	—	—	—	20	—
6～11（月）	—	—	60	—	—	—	60	—
1～2（歳）	60	70	—	—	60	70	—	—
3～5（歳）	80	100	—	—	80	100	—	—
6～7（歳）	110	130	—	—	110	130	—	—
8～9（歳）	140	170	—	—	140	160	—	—
10～11（歳）	180	210	—	—	180	220	—	—
12～14（歳）	250	290	—	—	240	290	—	—
15～17（歳）	300	360	—	—	260	310	—	—
18～29（歳）	280	340	—	—	230	270	—	—
30～49（歳）	310	370	—	—	240	290	—	—
50～64（歳）	310	370	—	—	240	290	—	—
65～74（歳）	290	350	—	—	230	280	—	—
75以上（歳）	270	320	—	—	220	260	—	—
妊婦（付加量）					+30	+40	—	—
授乳婦（付加量）					+0	+0	—	—

1　通常の食品以外からの摂取量の耐容上限量は、成人の場合350mg/日、小児では5mg/kg体重/日とした。それ以外の通常の食品からの摂取の場合、耐容上限量は設定しない。

リン（mg/日）

性別	男性		女性	
年齢等	目安量	耐容上限量	目安量	耐容上限量
0～5（月）	120	—	120	—
6～11（月）	260	—	260	—
1～2（歳）	500	—	500	—
3～5（歳）	700	—	700	—
6～7（歳）	900	—	800	—
8～9（歳）	1,000	—	1,000	—
10～11（歳）	1,100	—	1,000	—
12～14（歳）	1,200	—	1,000	—
15～17（歳）	1,200	—	900	—
18～29（歳）	1,000	3,000	800	3,000
30～49（歳）	1,000	3,000	800	3,000
50～64（歳）	1,000	3,000	800	3,000
65～74（歳）	1,000	3,000	800	3,000
75以上（歳）	1,000	3,000	800	3,000
妊婦			800	—
授乳婦			800	—

表17 微量ミネラルの食事摂取基準

鉄 (mg/日)

性別	男性				女性					
					月経なし		月経あり			
年齢等	推定平均必要量	推奨量	目安量	耐容上限量	推定平均必要量	推奨量	推定平均必要量	推奨量	目安量	耐容上限量
0~5（月）	—	—	0.5	—	—	—	—	—	0.5	—
6~11（月）	3.5	5.0	—	—	3.5	4.5	—	—	—	—
1~2（歳）	3.0	4.5	—	25	3.0	4.5	—	—	—	20
3~5（歳）	4.0	5.5	—	25	4.0	5.5	—	—	—	25
6~7（歳）	5.0	5.5	—	30	4.5	5.5	—	—	—	30
8~9（歳）	6.0	7.0	—	35	6.0	7.5	—	—	—	35
10~11（歳）	7.0	8.5	—	35	7.0	8.5	10.0	12.0	—	35
12~14（歳）	8.0	10.0	—	40	7.0	8.5	10.0	12.0	—	40
15~17（歳）	8.0	10.0	—	50	5.5	7.0	8.5	10.5	—	40
18~29（歳）	6.5	7.5	—	50	5.5	6.5	8.5	10.5	—	40
30~49（歳）	6.5	7.5	—	50	5.5	6.5	9.0	10.5	—	40
50~64（歳）	6.5	7.5	—	50	5.5	6.5	9.0	11.0	—	40
65~74（歳）	6.0	7.5	—	50	5.0	6.0	—	—	—	40
75以上（歳）	6.0	7.0	—	50	5.0	6.0	—	—	—	40
妊婦（付加量）初期					+2.0	+2.5	—	—	—	—
中期・後期					+8.0	+9.5	—	—	—	—
授乳婦（付加量）					+2.0	+2.5	—	—	—	—

銅 (mg/日)

性別	男性				女性			
年齢等	推定平均必要量	推奨量	目安量	耐容上限量	推定平均必要量	推奨量	目安量	耐容上限量
0~5（月）	—	—	0.3	—	—	—	0.3	—
6~11（月）	—	—	0.3	—	—	—	0.3	—
1~2（歳）	0.3	0.3	—	—	0.2	0.3	—	—
3~5（歳）	0.3	0.4	—	—	0.3	0.3	—	—
6~7（歳）	0.4	0.4	—	—	0.4	0.4	—	—
8~9（歳）	0.4	0.5	—	—	0.4	0.5	—	—
10~11（歳）	0.5	0.6	—	—	0.5	0.6	—	—
12~14（歳）	0.7	0.8	—	—	0.6	0.8	—	—
15~17（歳）	0.8	0.9	—	—	0.6	0.7	—	—
18~29（歳）	0.7	0.9	—	7	0.6	0.7	—	7
30~49（歳）	0.7	0.9	—	7	0.6	0.7	—	7
50~64（歳）	0.7	0.9	—	7	0.6	0.7	—	7
65~74（歳）	0.7	0.9	—	7	0.6	0.7	—	7
75以上（歳）	0.7	0.8	—	7	0.6	0.7	—	7
妊婦（付加量）					+0.1	+0.1	—	—
授乳婦（付加量）					+0.5	+0.6	—	—

亜鉛 (mg/日)

性別	男性				女性			
年齢等	推定平均必要量	推奨量	目安量	耐容上限量	推定平均必要量	推奨量	目安量	耐容上限量
0~5（月）	—	—	2	—	—	—	2	—
6~11（月）	—	—	3	—	—	—	3	—
1~2（歳）	3	3	—	—	2	3	—	—
3~5（歳）	3	4	—	—	3	3	—	—
6~7（歳）	4	5	—	—	3	4	—	—
8~9（歳）	5	6	—	—	4	5	—	—
10~11（歳）	6	7	—	—	5	6	—	—
12~14（歳）	9	10	—	—	7	8	—	—
15~17（歳）	10	12	—	—	7	8	—	—
18~29（歳）	9	11	—	40	7	8	—	35
30~49（歳）	9	11	—	45	7	8	—	35
50~64（歳）	9	11	—	45	7	8	—	35
65~74（歳）	9	11	—	40	7	8	—	35
75以上（歳）	9	10	—	40	6	8	—	30
妊婦（付加量）					+1	+2	—	—
授乳婦（付加量）					+3	+4	—	—

マンガン (mg/日)

性別	男性		女性	
年齢等	目安量	耐容上限量	目安量	耐容上限量
0~5（月）	0.01	—	0.01	—
6~11（月）	0.5	—	0.5	—
1~2（歳）	1.5	—	1.5	—
3~5（歳）	1.5	—	1.5	—
6~7（歳）	2.0	—	2.0	—
8~9（歳）	2.5	—	2.5	—
10~11（歳）	3.0	—	3.0	—
12~14（歳）	4.0	—	4.0	—
15~17（歳）	4.5	—	3.5	—
18~29（歳）	4.0	11	3.5	11
30~49（歳）	4.0	11	3.5	11
50~64（歳）	4.0	11	3.5	11
65~74（歳）	4.0	11	3.5	11
75以上（歳）	4.0	11	3.5	11
妊婦			3.5	—
授乳婦			3.5	—

ヨウ素 (μg/日)

性別	男性				女性			
年齢等	推定平均必要量	推奨量	目安量	耐容上限量	推定平均必要量	推奨量	目安量	耐容上限量
0～5（月）	—	—	100	250	—	—	100	250
6～11（月）	—	—	130	250	—	—	130	250
1～2（歳）	35	50	—	300	35	50	—	300
3～5（歳）	45	60	—	400	45	60	—	400
6～7（歳）	55	75	—	550	55	75	—	550
8～9（歳）	65	90	—	700	65	90	—	700
10～11（歳）	80	110	—	900	80	110	—	900
12～14（歳）	95	140	—	2,000	95	140	—	2,000
15～17（歳）	100	140	—	3,000	100	140	—	3,000
18～29（歳）	95	130	—	3,000	95	130	—	3,000
30～49（歳）	95	130	—	3,000	95	130	—	3,000
50～64（歳）	95	130	—	3,000	95	130	—	3,000
65～74（歳）	95	130	—	3,000	95	130	—	3,000
75以上（歳）	95	130	—	3,000	95	130	—	3,000
妊婦（付加量）					+75	+110	—	—[1]
授乳婦（付加量）					+100	+140	—	—[1]

1 妊婦及び授乳婦の耐容上限量は、2,000 μg/日とした。

セレン (μg/日)

性別	男性				女性			
年齢等	推定平均必要量	推奨量	目安量	耐容上限量	推定平均必要量	推奨量	目安量	耐容上限量
0～5（月）	—	—	15	—	—	—	15	—
6～11（月）	—	—	15	—	—	—	15	—
1～2（歳）	10	10	—	100	10	10	—	100
3～5（歳）	10	15	—	100	10	10	—	100
6～7（歳）	15	15	—	150	15	15	—	150
8～9（歳）	15	20	—	200	15	20	—	200
10～11（歳）	20	25	—	250	20	25	—	250
12～14（歳）	25	30	—	350	25	30	—	300
15～17（歳）	30	35	—	400	20	25	—	350
18～29（歳）	25	30	—	450	20	25	—	350
30～49（歳）	25	30	—	450	20	25	—	350
50～64（歳）	25	30	—	450	20	25	—	350
65～74（歳）	25	30	—	450	20	25	—	350
75以上（歳）	25	30	—	400	20	25	—	350
妊婦（付加量）					+5	+5	—	—
授乳婦（付加量）					+15	+20	—	—

クロム (μg/日)

性別	男性		女性	
年齢等	目安量	耐容上限量	目安量	耐容上限量
0～5（月）	0.8	—	0.8	—
6～11（月）	1.0	—	1.0	—
1～2（歳）	—	—	—	—
3～5（歳）	—	—	—	—
6～7（歳）	—	—	—	—
8～9（歳）	—	—	—	—
10～11（歳）	—	—	—	—
12～14（歳）	—	—	—	—
15～17（歳）	—	—	—	—
18～29（歳）	10	500	10	500
30～49（歳）	10	500	10	500
50～64（歳）	10	500	10	500
65～74（歳）	10	500	10	500
75以上（歳）	10	500	10	500
妊婦			10	—
授乳婦			10	—

モリブデン (μg/日)

性別	男性				女性			
年齢等	推定平均必要量	推奨量	目安量	耐容上限量	推定平均必要量	推奨量	目安量	耐容上限量
0～5（月）	—	—	2	—	—	—	2	—
6～11（月）	—	—	5	—	—	—	5	—
1～2（歳）	10	10	—	—	10	10	—	—
3～5（歳）	10	10	—	—	10	10	—	—
6～7（歳）	10	15	—	—	10	15	—	—
8～9（歳）	15	20	—	—	15	15	—	—
10～11（歳）	15	20	—	—	15	20	—	—
12～14（歳）	20	25	—	—	20	25	—	—
15～17（歳）	25	30	—	—	20	25	—	—
18～29（歳）	20	30	—	600	20	25	—	500
30～49（歳）	25	30	—	600	20	25	—	500
50～64（歳）	25	30	—	600	20	25	—	500
65～74（歳）	20	30	—	600	20	25	—	500
75以上（歳）	20	25	—	600	20	25	—	500
妊婦（付加量）					+0	+0	—	—
授乳婦（付加量）					+3	+3	—	—

■ 資 料 編 ■

食生活指針（平成28年6月一部改定）

○食事を楽しみましょう。
　・毎日の食事で，健康寿命をのばしましょう。
　・おいしい食事を，味わいながらゆっくりよく噛んで食べましょう。
　・家族の団らんや人との交流を大切に，また，食事づくりに参加しましょう。
○1日の食事のリズムから，健やかな生活リズムを。
　・朝食で，いきいきした1日を始めましょう。
　・夜食や間食はとりすぎないようにしましょう。
　・飲酒はほどほどにしましょう。
○適度な運動とバランスのよい食事で，適正体重の維持を。
　・普段から体重を量り，食事量に気をつけましょう。
　・普段から意識して身体を動かすようにしましょう。
　・無理な減量はやめましょう。
　・特に若年女性のやせ，高齢者の低栄養にも気をつけましょう。
○主食，主菜，副菜を基本に，食事のバランスを。
　・多様な食品を組み合わせましょう。
　・調理方法が偏らないようにしましょう。
　・手作りと外食や加工食品・調理食品を上手に組み合わせましょう。
○ごはんなどの穀類をしっかりと。
　・穀類を毎食とって，糖質からのエネルギー摂取を適正に保ちましょう。
　・日本の気候・風土に適している米などの穀類を利用しましょう。
○野菜・果物，牛乳・乳製品，豆類，魚なども組み合わせて。
　・たっぷり野菜と毎日の果物で，ビタミン，ミネラル，食物繊維をとりましょう。
　・牛乳・乳製品，緑黄色野菜，豆類，小魚などで，カルシウムを十分にとりましょう。
○食塩は控えめに，脂肪は質と量を考えて。
　・食塩の多い食品や料理を控えめにしましょう。食塩摂取量の目標値は，男性で1日8g未満，
　　女性で7g未満とされています。
　・動物，植物，魚由来の脂肪をバランスよくとりましょう。
　・栄養成分表示を見て，食品や外食を選ぶ習慣を身につけましょう。
○日本の食文化や地域の産物を活かし，郷土の味の継承を。
　・「和食」をはじめとした日本の食文化を大切にして，日々の食生活に活かしましょう。
　・地域の産物や旬の素材を使うとともに，行事食を取り入れながら，自然の恵みや四季の変
　　化を楽しみましょう。
　・食材に関する知識や調理技術を身につけましょう。
　・地域や家庭で受け継がれてきた料理や作法を伝えていきましょう。
○食料資源を大切に，無駄や廃棄の少ない食生活を。
　・まだ食べられるのに廃棄されている食品ロスを減らしましょう。
　・調理や保存を上手にして，食べ残しのない適量を心がけましょう。
　・賞味期限や消費期限を考えて利用しましょう。
○「食」に関する理解を深め，食生活を見直してみましょう。
　・子供のころから，食生活を大切にしましょう。
　・家庭や学校，地域で，食品の安全性を含めた「食」に関する知識や理解を深め，望ましい
　　習慣を身につけましょう。
　・家族や仲間と，食生活を考えたり，話し合ったりしてみましょう。
　・自分たちの健康目標をつくり，よりよい食生活を目指しましょう。

（文部省・厚生省・農林水産省，2000，一部改定2016）

妊娠前からはじめる妊産婦のための食生活指針
～妊娠前から，健康なからだづくりを～

●妊娠前から，バランスのよい食事をしっかりとりましょう
●「主食」を中心に，エネルギーをしっかりと
●不足しがちなビタミン・ミネラルを，「副菜」でたっぷりと
●「主菜」を組み合わせてたんぱく質を十分に
●乳製品，緑黄色野菜，豆類，小魚などでカルシウムを十分に
●母乳育児もバランスのよい食生活のなかで
●妊娠中の体重増加はお母さんと赤ちゃんにとって望ましい量に
●無理なくからだを動かしましょう
●たばことお酒の害から赤ちゃんを守りましょう
●お母さんと赤ちゃんのからだと心のゆとりは，周囲のあたたかいサポートから

（厚生労働省子ども家庭局，2021）

「食事バランスガイド」と妊産婦のための付加量

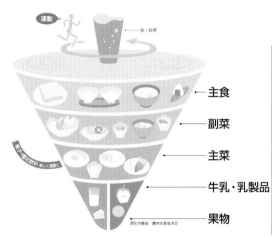

	1日分付加量		
非妊娠時	妊娠初期	妊娠中期	妊娠末期 授 乳 期
5～7 つ(SV)	―	―	+1
5～6 つ(SV)	―	+1	+1
3～5 つ(SV)	―	+1	+1
2 つ(SV)	―	―	+1
2 つ(SV)	―	+1	+1

主食／副菜／主菜／牛乳・乳製品／果物

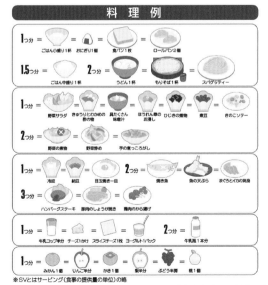

※SVとはサービング（食事の提供量の単位）の略

（厚生労働省・農林水産省合同，2005・厚生労働省雇用均等・児童家庭局，2006）

臨床検査項目と基準値一覧

項目	基準値
血球検査	
赤血球数（RBC）	男性：400〜540万/μL　女性：380〜490万/μL
ヘモグロビン（Hb）	男性：14〜18g/dL　女性：12〜16g/dL
ヘマトクリット（Ht）	男性：38〜52%　女性：34〜45%
血小板数（Plt）	男性：13.1〜36.2×10^4/μL　女性：13.0〜36.9×10^4/μL
白血球数（WBC）	4,000〜9,000/μL
総リンパ球数(TLC)	男性：1,500〜3,200/μL　女性：1,600〜3,400/μL
血液生化学検査	
総たんぱく質（TP）	6.5〜8.0g/dL
アルブミン（Alb）	3.5〜5.0g/dL
トランスフェリン（Tf）	190〜320mg/dL
トランスサイレチン（TTR）	22〜40mg/dL
レチノール結合タンパク（RBP）	3〜7mg/dL
チモール混濁試験（TTT）	1〜7U（Kunkel単位）
硝酸亜鉛混濁試験（ZTT）	1〜10U（Kunkel単位）
アスパラギン酸アミノトランスフェラーゼ（AST）	8〜40U/L
アラニンアミノトランスフェラーゼ（ALT）	4〜40U/L
乳酸脱水素酵素（LDH）	120〜245U/L
アルカリホスファターゼ（ALP）	80〜260U/L
γ-グルタミルトランスペプチダーゼ（γ-GTP）	男性：10〜50U/L　女性：8〜35U/L
コリンエステラーゼ（ChE）	181〜440U/L
アミラーゼ（AMY）	70〜185U/L
リパーゼ（LIP）	11〜53U/L
クレアチニン（Cr）	男性：0.8〜1.3mg/dL　女性：0.5〜1.0mg/dL
尿酸（UA）	男性：4.0〜7.0mg/dL　女性：3.0〜5.5mg/dL
尿素窒素（BUN）	8〜20mg/dL
総コレステロール（T-Chol）	120〜219mg/dL
LDL-コレステロール（LDL-Chol）	60〜139mg/dL
HDL-コレステロール（HDL-Chol）	35〜80mg/dL
トリグリセライド（中性脂肪）(TG)	50〜149mg/dL
non-HDL-コレステロール（nonHDL-Chol）	90〜149
ナトリウム（Na）	136〜147mEq/L
カリウム（K）	3.6〜5.0mEq/L
クロール（Cl）	98〜109mEq/L
マグネシウム（Mg）	1.8〜2.6mg/dL
亜鉛（Zn）	80〜160μg/dL
カルシウム（Ca）	8.7〜10.1mg/dL
無機リン（IP）	2.4〜4.3mg/dL
鉄（Fe）	男性：54〜200μg/dL　女性：48〜154μg/dL
総ビリルビン（T-Bil）	0.3〜1.2mg/dL
直接ビリルビン（D-Bil）	0〜0.3mg/dL
血糖（BG，BS，PG）	空腹時：65〜110mg/dL　食後および随時：140mg/dL 未満
ヘモグロビンA1$_C$（HbA1$_C$）	NGSP値：4.7〜6.2%
1,5-アンヒドログルシトール（1,5-AG）	正常：14.0μg/mL以上
尿検査	
尿たんぱく質	定性検査　陰性：（−）〜（±）　陽性：（＋）　　定量検査　80mg/日以下
尿糖	糖定性：酵素法；試験紙法（−）　糖定量：40〜90mg/日
尿潜血	試験紙法（−）
ケトン体	試験紙法（−）

健康づくりのための身体活動・運動ガイド2023（概要）

　健康日本21（第三次）における身体活動・運動分野の取組の推進に資するよう，「健康づくりのための身体活動基準2013」（以下，「身体活動基準2013」という。）を改訂し，「健康づくりのための身体活動・運動ガイド2023」を策定した。

○今回の推奨事項には，「歩行またはそれと同等以上の強度の身体活動を1日60分以上行うことを推奨する」などの定量的な推奨事項だけでなく，「個人差等を踏まえ，強度や量を調整し，可能なものから取り組む」といった定性的な推奨事項を含むものであるとともに，「基準」という表現が全ての国民が等しく取り組むべき事項であるという誤解を与える可能性等を考慮し，「身体活動基準」から「身体活動・運動ガイド」に名称を変更した。

○身体活動・運動に取り組むに当たっての全体の方向性として，「個人差を踏まえ，強度や量を調整し，可能なものから取り組む」こととしている。

○推奨事項としては，運動の一部において筋力トレーニングを週2～3日取り入れることや，座位行動（座りっぱなし）の時間が長くなりすぎないように注意すること等を示した。

○高齢者について，身体活動基準2013では，強度を問わず10メッツ・時/週以上の身体活動を推奨していたが，本ガイドでは，3メッツ以上の身体活動を15メッツ・時/週以上（歩行またはそれと同等以上の強度の身体活動を1日40分以上）行うことに加え，多要素な運動を週3日以上取り入れることを推奨事項とした。

全体の方向性	個人差を踏まえ，強度や量を調整し，可能なものから取り組む 今よりも少しでも多く身体を動かす		
対象者※1	身体活動※2（＝生活活動※3＋運動※4）		座位行動※6
高齢者	歩行又はそれと同等以上の（3メッツ以上の強度の）身体活動を1日40分以上（1日約6,000歩以上）（＝週15メッツ・時以上）	**運動** 有酸素運動・筋力トレーニング・バランス運動・柔軟運動など多要素な運動を週3日以上 【筋力トレーニング※5を週2～3日】	座りっぱなしの時間が長くなりすぎないように注意する（立位困難な人も，じっとしている時間が長くなりすぎないように少しでも身体を動かす）
成人	歩行又はそれと同等以上の（3メッツ以上の強度の）身体活動を1日60分以上（1日約8,000歩以上）（＝週23メッツ・時以上）	**運動** 息が弾み汗をかく程度以上の（3メッツ以上の強度の）運動を週60分以上（＝週4メッツ・時以上） 【筋力トレーニングを週2～3日】	
こども（※身体を動かす時間が少ないこどもが対象）	（参考） ・中強度以上（3メッツ以上）の身体活動（主に有酸素性身体活動）を1日60分以上行う ・高強度の有酸素性身体活動や筋肉・骨を強化する身体活動を週3日以上行う。 ・身体を動かす時間の長短にかかわらず，座りっぱなしの時間を減らす。特に余暇のスクリーンタイム※7を減らす。		

※1　生活習慣，生活様式，環境要因等の影響により，身体の状況等の個人差が大きいことから，「高齢者」「成人」「こども」について特定の年齢で区切ることは適当でなく，個人の状況に応じて取組を行うことが重要であると考えられる。
※2　安静にしている状態よりも多くのエネルギーを消費する骨格筋の収縮を伴う全ての活動。
※3　身体活動の一部で，日常生活における家事・労働・通勤・通学などに伴う活動。
※4　身体活動の一部で，スポーツやフィットネスなどの健康・体力の維持・増進を目的として，計画的・定期的に実施する活動。
※5　負荷をかけて筋力を向上させるための運動。筋トレマシンやダンベルなどを使用するウエイトトレーニングだけでなく，自重で行う腕立て伏せやスクワットなどの運動も含まれる。
※6　座位や臥位の状態で行われる，エネルギー消費が1.5メッツ以下の全ての覚醒中の行動で，例えば，デスクワークをすることや，座ったり寝ころんだ状態でテレビやスマートフォンを見ること。
※7　テレビやDVDを観ることや，テレビゲーム，スマートフォンの利用など，スクリーンの前で過ごす時間のこと。

生活活動のメッツ表

メッツ	3メッツ以上の生活活動の例		
3.0	普通歩行（平地，67m/分，犬を連れて），電動アシスト付き自転車に乗る，家財道具の片付け，台所の手伝い，梱包，ギター演奏（立位）		
3.3	カーペット掃き，フロア掃き，掃除機，身体の動きを伴うスポーツ観戦		
3.5	歩行（平地，75〜85m/分，ほどほどの速さ，散歩など），楽に自転車に乗る（8.9km/時），階段を下りる，軽い荷物運び，車の荷物の積み下ろし，荷づくり，モップがけ，床磨き，風呂掃除，庭の草むしり，車椅子を押す，スクーター（原付）・オートバイの運転		
4.0	自転車に乗る（≒16km/時未満，通勤），階段を上る（ゆっくり），動物と遊ぶ（歩く/走る，中強度），高齢者や障がい者の介護（身支度，風呂，ベッドの乗り降り），屋根の雪下ろし		
4.3	やや速歩（平地，やや速めに＝93m/分），苗木の植栽，農作業（家畜に餌を与える）		
4.5	耕作，家の修繕		
5.0	かなり速歩（平地，速く＝107m/分），動物と遊ぶ（歩く/走る，活発に）		
5.5	シャベルで土や泥をすくう		
5.8	こどもと遊ぶ（歩く/走る，活発に），家具・家財道具の移動・運搬		
6.0	スコップで雪かきをする	7.8	農作業（干し草をまとめる，納屋の掃除）
8.0	運搬（重い荷物）	8.3	荷物を上の階へ運ぶ
8.8	階段を上る（速く）		
メッツ	3メッツ未満の生活活動の例		
1.8	立位（会話，電話，読書），皿洗い		
2.0	ゆっくりした歩行（平地，非常に遅い＝53m/分未満，散歩または家の中），料理や食材の準備（立位，座位），洗濯，こどもを抱えながら立つ，洗車・ワックスがけ		
2.2	こどもと遊ぶ（座位，軽度）		
2.3	ガーデニング（コンテナを使用する），動物の世話，ピアノの演奏		
2.5	植物への水やり，こどもの世話，仕立て作業		
2.8	ゆっくりした歩行（平地，遅い＝53m/分），こども・動物と遊ぶ（立位，軽度）		

運動のメッツ表

メッツ	3メッツ以上の運動の例
3.0	ボウリング，バレーボール，社交ダンス（ワルツ，サンバ，タンゴ），ピラティス，太極拳
3.5	自転車エルゴメーター(30〜50ワット)，体操（家で，軽・中等度），ゴルフ（手引きカートを使って）
3.8	ほどほどの強度で行う筋トレ（腕立て伏せ・腹筋運動）
4.0	卓球，パワーヨガ，ラジオ体操第1
4.3	やや速歩（平地，やや速めに＝93m/分），ゴルフ（クラブを担いで運ぶ）
4.5	テニス（ダブルス），水中歩行（中等度），ラジオ体操第2
4.8	水泳（ゆっくりとした背泳）
5.0	かなり速歩（平地，速く＝107m/分），野球，ソフトボール，サーフィン，バレエ（モダン，ジャズ），筋トレ（スクワット）
5.3	水泳（ゆっくりとした平泳ぎ），スキー，アクアビクス
5.5	バドミントン
6.0	ゆっくりとしたジョギング，ウェイトトレーニング（高強度，パワーリフティング，ボディビル），バスケットボール，水泳（のんびり泳ぐ）
6.5	山を登る（0〜4.1kgの荷物を持って）
6.8	自転車エルゴメーター(90〜100ワット)
7.0	ジョギング，サッカー，スキー，スケート，ハンドボール
7.3	エアロビクス，テニス（シングルス），山を登る（約4.5〜9.0kgの荷物を持って）
8.0	サイクリング（約20km/時），激しい強度で行う筋トレ（腕立て伏せ・腹筋運動）
8.3	ランニング（134m/分），水泳（クロール，ふつうの速さ，46m/分未満），ラグビー
9.0	ランニング（139m/分）
9.8	ランニング（161m/分）
10.0	水泳（クロール，速い，69m/分）
10.3	武道・武術（柔道，柔術，空手，キックボクシング，テコンドー）
11.0	ランニング（188m/分），自転車エルゴメーター(161〜200ワット)
メッツ	3メッツ未満の運動の例
2.3	ストレッチング，全身を使ったテレビゲーム（バランス運動，ヨガ）
2.5	ヨガ，ビリヤード
2.8	座って行うラジオ体操，楽な強度で行う筋トレ（腹筋運動）

基本的鉄損失の推定

年 齢	男 性				女 性			
	年齢の中間値(歳)	参照体重(kg)	体重増加(kg/年)[1]	基本的鉄損失(mg/日)[2]	年齢の中間値(歳)	参照体重(kg)	体重増加(kg/年)[1]	基本的鉄損失(mg/日)[2]
6～11（月）	0.75	8.8	3.6	0.21	0.75	8.1	3.4	0.19
1～2（歳）	2.0	11.5	2.1	0.25	2.0	11.0	2.2	0.24
3～5（歳）	4.5	16.5	2.1	0.33	4.5	16.1	2.2	0.32
6～7（歳）	7.0	22.2	2.6	0.41	7.0	21.9	2.5	0.41
8～9（歳）	9.0	28.0	3.4	0.49	9.0	27.4	3.6	0.48
10～11（歳）	11.0	35.6	4.6	0.59	11.0	36.3	4.5	0.60
12～14（歳）	13.5	49.0	4.5	0.75	13.5	47.5	3.0	0.73
15～17（歳）	16.5	59.7	2.0	0.86	16.5	51.9	0.6	0.78
18～29（歳）	24.0	64.5	0.4	0.92	24.0	50.3	0.0	0.76
30～49（歳）	40.0	68.1	0.1	0.95	40.0	53.0	0.1	0.79
50～64（歳）	57.5	68.0	—	0.95	57.5	53.8	—	0.80
65～74（歳）	70.0	65.0	—	0.92	70.0	52.1	—	0.78
75以上（歳）	—	59.6	—	0.86	—	48.8	—	0.74

1 比例配分的な考え方によった。
　例：6～11か月の女児の体重増加量（kg/年）＝〔（6～11か月（9か月時）の参照体重－0～5か月（3か月時）の参照体重）/（0.75（歳）－0.25（歳））＋（1～2歳の参照体重－6～11か月（9か月時）の参照体重）/（2（歳）－0.75（歳）〕/2＝〔（8.8－6.3）/0.5＋（11.5－8.8）/1.25〕/2≒3.6。
2 平均体重68.6 kg，基本的鉄損失0.96 mg/日という報告に基づき，体重比の0.75乗を用いて外挿した。
（厚生労働省：日本人の食事摂取基準（2020年版），p.312，2019）

要因加算法によって求めたカルシウムの推定平均必要量と推奨量

性別	年齢(歳)	参照体重(kg)	体内蓄積量(A)	尿中排泄量(B)	経皮的損失量(C)	A＋B＋C	見かけの吸収率(%)	推定平均必要量(mg/日)	推奨量
			(mg/日)						
男性	1～2	11.5	99	37	6	143	40	357	428
	3～5	16.5	114	49	8	171	35	489	587
	6～7	22.2	99	61	10	171	35	487	585
	8～9	28.0	103	73	12	188	35	538	645
	10～11	35.6	134	87	15	236	40	590	708
	12～14	49.0	242	111	19	372	45	826	991
	15～17	59.7	151	129	21	301	45	670	804
	18～29	64.5	38	137	23	197	30	658	789
	30～49	68.1	0	142	24	166	27	615	738
	50～64	68.0	0	142	24	166	27	614	737
	65～74	65.0	0	137	23	160	25	641	769
	75以上	59.6	0	129	21	150	25	600	720
女性	1～2	11.0	96	36	6	138	40	346	415
	3～5	16.1	99	48	8	155	35	444	532
	6～7	21.9	86	61	10	157	35	448	538
	8～9	27.4	135	72	12	219	35	625	750
	10～11	36.3	171	89	15	275	45	610	732
	12～14	47.5	178	109	18	305	45	677	812
	15～17	51.9	89	116	19	224	40	561	673
	18～29	50.3	33	113	19	165	30	551	661
	30～49	53.0	0	118	20	138	25	550	660
	50～64	53.8	0	119	20	139	25	556	667
	65～74	52.1	0	116	19	136	25	543	652
	75以上	48.8	0	111	19	129	25	517	620

（厚生労働省：日本人の食事摂取基準（2020年版），p.280，2019）

妊婦への魚介類の摂食と水銀に関する注意事項

平成17年11月2日
（平成22年6月1日改訂）
薬事・食品衛生審議会食品衛生分科会
乳肉水産食品部会

＜魚介類の有益性＞

　魚介類（鯨類を含む。以下同じ。）は，良質なたんぱく質や，生活習慣病の予防や脳の発育等に効果があるといわれているEPA，DHA等の高度不飽和脂肪酸をその他の食品に比べ一般に多く含み，また，カルシウムを始めとする各種の微量栄養素の摂取源である等，健康的な食生活にとって不可欠で優れた栄養特性を有しています。

　なお，魚介類を全く食べない集団では，高度不飽和脂肪酸が欠乏し，小児の知能低下や成人の心臓病のリスクが上昇することが報告されています。

＜魚介類の水銀＞

　魚介類は自然界の食物連鎖を通じて，特定の地域等にかかわりなく，微量の水銀を含有していますが，その含有量は一般に低いので健康に害を及ぼすものではありません。しかしながら，一部の魚介類については，食物連鎖を通じて，他の魚介類と比較して水銀濃度が高いものも見受けられます。

＜妊婦の方々へ＞

　近年，魚介類を通じた水銀摂取が胎児に影響を与える可能性を懸念する報告がなされています。この胎児への影響は，例えば音を聞いた場合の反応が1/1,000秒以下のレベルで遅れるようになるようなもので，あるとしても将来の社会生活に支障があるような重篤なものではありません。妊娠している方又は妊娠している可能性のある方（以下「妊婦」という。）は，次の事項に注意しつつ，魚介類を摂食するよう心がけてください。

　わが国における食品を通じた平均の水銀摂取量は，食品安全委員会が公表した妊婦を対象とした耐容量の6割程度であって，一般に胎児への影響が懸念されるような状況ではありません。

　魚介類は健やかな妊娠と出産に重要である栄養等のバランスのよい食事に欠かせないものです。本注意事項は，妊婦の方々に水銀濃度が高い魚介類を食べないように要請するものではありません。また，本注意事項は胎児の保護を第一に，食品安全委員会の評価を踏まえ，魚介類の調査結果等からの試算を基に作成しました。水銀濃度が高い魚介類を偏って多量に食べることは避けて，水銀摂取量を減らすことで魚食のメリットを活かすこととの両立を期待します。

妊婦が注意すべき魚介類の種類とその摂食量（筋肉）の目安

摂食量（筋肉）の目安	魚介類
1回約80gとして妊婦は2ヶ月に1回まで （1週間当たり10g程度）	バンドウイルカ
1回約80gとして妊婦は2週間に1回まで （1週間当たり40g程度）	コビレゴンドウ
1回約80gとして妊婦は週に1回まで （1週間当たり80g程度）	キンメダイ メカジキ クロマグロ メバチ（メバチマグロ） エッチュウバイガイ ツチクジラ マッコウクジラ
1回約80gとして妊婦は週に2回まで （1週間当たり160g程度）	キダイ マカジキ ユメカサゴ ミナミマグロ ヨシキリザメ イシイルカ クロムツ

（参考1）　マグロの中でも，キハダ，ビンナガ，メジマグロ（クロマグロの幼魚），ツナ
　　　　　缶は通常の摂食で差し支えありませんので，バランス良く摂食して下さい。
（参考2）　魚介類の消費形態ごとの一般的な重量は次のとおりです。
　　　　　寿司，刺身　　　一貫又は一切れ当たり　　　15g程度
　　　　　刺身　　　　　　一人前当たり　　　　　　　80g程度
　　　　　切り身　　　　　一切れ当たり　　　　　　　80g程度

　目安の表に掲げた魚介類のうち複数の種類を食べる場合には，次のことに御留意く
ださい。
　例えば，表に「週に1回と記載されている魚介類」のうち，2種類または3種類を同
じ週に食べる際には食べる量をそれぞれ2分の1または3分の1にするよう工夫しまし
ょう。また，表に「週に1回と記載されている魚介類」及び「週に2回と記載されてい
る魚介類」を同じ週に食べる際には，食べる量をそれぞれ2分の1にするといった工夫
をしましょう。また，ある週に食べ過ぎた場合は次の週に量を減らしましょう（具体
的な食べ方は，本注意事項に関するQ＆Aの問12を御覧ください。）。

＜子供や一般の方々へ＞
　今回の注意事項は胎児の健康を保護するためのものです。子供や一般の方々につい
ては，通常食べる魚介類によって，水銀による健康への悪影響が懸念されるような状
況ではありません。健康的な食生活の維持にとって有益である魚介類をバランス良く
摂取してください。

＜正確な理解のお願い＞
　魚介類は一般に人の健康に有益であり，本日の妊婦への注意事項が魚介類の摂食の
減少やいわゆる風評被害につながらないように正確に理解されることを期待します。
　なお，今後とも科学技術の進歩にあわせて，本注意事項を見直すこととしています。

乳児用調製粉乳の安全な調乳，保存及び取扱いに関する
ガイドラインについて

平成19年6月4日
厚生労働省医薬食品局安全部

　今般，医療機関及び家庭における乳児用調製粉乳の衛生的な取扱いについて，世界保健機関（WHO）及び国連食糧農業機関（FAO）により「乳児用調製粉乳の安全な調乳，保存及び取扱いに関するガイドライン」（概要，仮訳）が作成，公表されましたのでお知らせします。

概　　要

STEP 1　粉ミルクを調乳する場所を清掃・消毒します。

STEP 2　石鹸と水で手を洗い，清潔なふきん，又は使い捨てのふきんで水をふき取ります。

STEP 3　飲用水を沸かします。電気ポットを使う場合は，スイッチが切れるまで待ちます。なべを使う場合は，ぐらぐらと沸騰していることを確認しましょう。

STEP 4　粉ミルクの容器に書かれている説明文を読み，必要な水の量と粉の量を確かめます。加える粉ミルクの量は説明文より多くても少なくてもいけません。

STEP 5　やけどに注意しながら，洗浄・殺菌した哺乳ビンに正確な量の沸かした湯を注ぎます。湯は70℃以上に保ち，沸かしてから30分以上放置しないようにします。

STEP 6　正確な量の粉ミルクを哺乳ビン中の湯に加えます。

STEP 7　やけどしないよう，清潔なふきんなどを使って哺乳ビンを持ち，中身が完全に混ざるよう，哺乳ビンをゆっくり振るまたは回転させます。

STEP 8　混ざったら，直ちに流水をあてるか，冷水又は氷水の入った容器に入れて，授乳できる温度まで冷やします。このとき，中身を汚染しないよう，冷却水は哺乳ビンのキャップより下に当てるようにします。

STEP 9　哺乳ビンの外側についた水を，清潔なふきん，又は使い捨てのふきんでふき取ります。

STEP10　腕の内側に少量のミルクを垂らして，授乳に適した温度になっているか確認します。生暖かく感じ，熱くなければ大丈夫です。熱く感じた場合は，授乳前にもう少し冷まします。

STEP11　ミルクを与えます。

STEP12　調乳後2時間以内に使用しなかったミルクは捨てましょう。

注意：ミルクを温める際には，加熱が不均一になったり，一部が熱くなる「ホット・スポット」ができ乳児の口にやけどを負わす可能性があるので，電子レンジは使用しないでください。

■参考文献一覧■

■第1～4章
・厚生労働省：日本人の食事摂取基準（2020年版），2019
・瀧本秀美，伊藤節子，渡邊令子編：応用栄養学（改訂第7版），南江堂，2020
・文部科学省：日本食品標準成分表2020年版（八訂）
・全国栄養士養成施設協会・日本栄養士会監修：応用栄養学 第6版，第一出版，2020
・厚生労働省：国民健康・栄養調査（各年）
■第5章
・日本産科婦人科学会：産婦人科診療ガイドライン―産科編，2020
・津田博子，麻見直美編著：Nブックス五訂応用栄養学，建帛社，2020
・市丸雄平，岡純編著：三訂マスター応用栄養学，建帛社，2015
・柳沢幸江，松井幾子編著：改訂 応用栄養学実習書，建帛社，2020
・堀江祥允，片山直美，堀江和代編著：ライフステージ・ライフスタイル栄養学実習書，光生館，2020
・桑守豊美，志塚ふじ子編：五訂 ライフステージの栄養学，みらい，2015
■第6章
・厚生労働省：授乳・離乳の支援ガイド，2019
・五十嵐隆監修：授乳・離乳の支援ガイド（2019年改定版），母子衛生研究会，2020
・国立感染症研究所 感染症情報センターホームページ
■第7章
・津田博子，麻見直美編著：Nブックス五訂応用栄養学，建帛社，2020
・瀧本秀美，伊藤節子，渡邊令子編：応用栄養学（改訂第7版），南江堂，2020
・飯塚美和子，瀬尾弘子，濱谷亮子編著：最新子どもの食と栄養，学建書院，2020
・厚生労働省：日本人の食事摂取基準（2020年版），2019
・厚生労働省：平成27年度乳幼児栄養調査結果の概要，2015
・Scammon, in Harris： The Measurement of Man, The University of Minnesota Press, 1930
・管理栄養士国家試験教科研究会：応用栄養学，第一出版，2007
・宮澤節子，長浜幸子編著：新編 応用栄養学実習，学建書院，2021
・松崎政三，福井富穂，田中明編著：三訂臨床栄養管理ポケット辞典，建帛社，2017
■第8章
・文部科学省：令和4年度学校保健統計調査，2022
・津田博子，麻見直美編著：Nブックス五訂応用栄養学，建帛社，2020
・厚生労働省：日本人の食事摂取基準（2020年版），2019
・竹中優，土江節子編著：応用栄養学 栄養マネジメント演習・実習 第5版，医歯薬出版，2021
・日本肥満学会編：小児の肥満症マニュアル，医歯薬出版，2004
・稲山貴代，小林三智子編著：ライフステージの栄養学，建帛社，2020
■第9章
・瀧本秀美，伊藤節子，渡邊令子編：応用栄養学（改訂第7版），南江堂，2020
・全国栄養士養成施設協会・日本栄養士会監修：応用栄養学 第6版，第一出版，2020
・宮澤節子，長浜幸子編著：新編応用栄養学実習，学建書院，2021
・松崎政三，福井富穂，田中明編著：三訂臨床栄養管理ポケット辞典，建帛社，2017
・津田博子，麻見直美編著：Nブックス五訂応用栄養学，建帛社，2020
■第10章
・津田博子，麻見直美編著：Nブックス五訂応用栄養学，建帛社，2020
・竹中優，土江節子編著：応用栄養学栄養マネジメント演習・実習 第5版，医歯薬出版，2021
・稲山貴代，小林三智子編著：ライフステージの栄養学，建帛社，2020
■第11章
・古谷博編著：新病態栄養学双書「11母性」，第一出版，1982
・大野忠雄，黒沢美枝子，高橋研一，細谷 安彦共訳：トートラ人体の構造と機能，丸善，2004
・藤田美明，池本真二：ライフステージ栄養学，建帛社，2007

・松崎政三，福井富穂，田中明編著：三訂臨床栄養管理ポケット辞典，建帛社，2017
・安井敏之他：「更年期女性にみられる精神神経症状」，四国医誌，56巻(2)，2000
・渡邉早苗，山田哲雄，吉野陽子，旭久美子編著：応用栄養学，朝倉書店，2021

■第12章
・厚生労働統計協会編：国民衛生の動向2021/2022，厚生労働統計協会，2021
・松崎政三，福井富穂，田中明編著：三訂 臨床栄養管理ポケット辞典，建帛社，2017
・日本栄養改善学会監修：食事調査マニュアル 改訂3版，南山堂，2016
・井口昭久編：これからの老年学，名古屋大学出版会，2008
・篠原恒樹編著：新病態栄養学双書「9 老年者」，第一出版，1981

■第13章
・厚生労働省：健康づくりのための身体活動・運動ガイド2023，2024
・E.L.Fox／朝比奈一男・渡部和彦訳：スポーツ生理学，大修館書店，1982
・勝田茂編著：入門運動生理学第4版，杏林書院，2015
・北川薫：競技者の望ましい身体組成とその評価法，臨床スポーツ医学23(4)：341-348，2006
・樋口満編著：新版コンディショニングのスポーツ栄養学，市村出版，2007
・Tarnopoloskyほか，1992，運動と栄養，栄養学レビュー，建帛社，1997
・スポーツ活動中の熱中症予防ガイドブック，日本スポーツ協会，2019
・中野昭一，竹宮隆編：運動とエネルギーの科学，杏林書院，1998
・(財)日本体育協会スポーツ医・科学専門委員会，小林修平，樋口満編著：アスリートのための栄養・食事ガイド 第3版，第一出版，2014
・中村丁次，山本茂編：管理栄養士技術ガイド，文光堂，2008，pp.470-477
・臨床スポーツ医学編集委員会：「臨床スポーツ医学臨時増刊号　スポーツ医学検査測定ハンドブック」，臨床スポーツ医学，21，2004
・岡村浩嗣編著：市民からアスリートまでのスポーツ栄養学〔第3版〕，八千代出版，2021
・Thomas, DT, et al. American College of Sports Medicine Joint Position Statment. Nutrition and Athletic Performance. Med Sci Sports Exerc, 48：543-568（2016）
・Mountjoy M, Sundgot-Borgen J, Burke L, et al. The IOC consensus statement: beyond the Female Athlete Triad—Relative Energy Deficiency in Sport (RED-S). *Br J Sports Med* 48(7): 491-497, 2014
・Melin AK, Heikura IA, Tenforde A, Mountjoy M. Energy Availability in Athletics: Health, Performance, and Physique. *Int J Sport Nutr Exerc Metab* 29(2): 152-164, 2019
・東京大学医学部附属病院：Health Management for Female Athletes Ver.3 ―女性アスリートのための月経対策ハンドブック―，2018
・Beard J, Tobin B. Iron status and exercise. *Am J Clin Nutr* 72: 594S-597S, 2000
・Maughan RJ, Burke LM, et al. IOC Consensus Statement: Dietary supplements and the high-performance athlete. *Int J Sport Nutr Exerc Metab* 28(2): 104-125, 2018
・Larson-Meyer DE, Woolf K, Burke L. Assessment of nutrient status in athletes and the need for supplementation. *Int J Sport Nutr Exerc Metab* 28(2): 139-158, 2018
・ハイパフォーマンススポーツセンターwebサイト：スポーツフード＆サプリメントの種類（https://www.jpnsport.go.jp/hpsc/study/sports_nutrition/tabid/1493/Default.aspx）
・Garth I, Maughan RJ. Athletes and supplements: Prevalence and Perspectives. *Int J Sport Nutr Exerc Metab* 28(2): 126-138, 2018

■第14章
・JAXA　宇宙ステーション・きぼう　広報・情報センター：宇宙での生活に関するQ&A〔https://iss.jaxa.jp/iss_faq/life/（2020年4月10日現在）〕
・山崎昌廣，村木里志，坂本和義，関邦博：環境生理学，培風館，2000
・黒島晨汎：環境生理学（第2版），理工学社，1993
・瀧本秀美，伊藤節子，渡邊令子編：応用栄養学（改訂第7版），南江堂，2020

■ 索　引 ■

〔編著者〕

五関 正江　日本女子大学家政学部 教授　　　　　　　　第1～4章・第6章

小林 三智子　十文字学園女子大学人間生活学部 教授　　　第8章・第10章
　　　　　　　　　　　　　　　　　　　　　　　　　　　ケーススタディーの
　　　　　　　　　　　　　　　　　　　　　　　　　　　活用例

〔著　者〕(五十音順)

旭 久美子　広島国際大学健康科学部 客員教授　　　　　　第11章・第12章

池田 尚子　昭和女子大学食健康科学部 准教授　　　　　　第7章・第9章

中岡 加奈絵　十文字学園女子大学人間生活学部 講師　　　第6章

三浦 綾子　常葉大学健康プロデュース学部 教授　　　　　第5章

本 国子　聖徳大学人間栄養学部 講師　　　　　　　　　　第14章

柳沢 香絵　相模女子大学栄養科学部 教授　　　　　　　　第13章

四訂 応用栄養学実習〔第3版〕
ーケーススタディーで学ぶ栄養マネジメントー

2010年（平成22年）10月15日	初版発行～第4刷
2015年（平成27年） 3月20日	改訂版発行～第2刷
2017年（平成29年） 2月20日	三訂版発行～第3刷
2020年（令和2年） 4月30日	四訂版発行～第2刷
2022年（令和4年） 2月10日	四訂第2版発行～第2刷
2024年（令和6年） 3月15日	四訂第3版発行

編著者　　五関正江
　　　　　小林三智子

発行者　　筑紫和男

発行所　　株式会社 建帛社
　　　　　KENPAKUSHA

〒112-0011　東京都文京区千石4丁目2番15号
　　　　　TEL (03) 3944 - 2611
　　　　　FAX (03) 3946 - 4377
　　　　　https://www.kenpakusha.co.jp/

ISBN 978-4-7679-0749-9 C3047　　　壮光舎印刷／田部井手帳
©五関・小林ほか, 2010, 2015, 2017, 2020, 2022, 2024.　Printed in Japan
(定価はカバーに表示してあります)